P. Lawin (Hrsg.)

Unter Mitarbeit von J. Hansen und E. Hecker

Aktuelle Aspekte und Trends der respiratorischen Therapie

Springer-Verlag
Berlin Heidelberg New York
London Paris Tokyo

Prof. Dr., Dr. h.c. P. Lawin
Klinik für Anästhesiologie
und operative Intensivmedizin
Westfälische Wilhelms-Universität Münster
Albert-Schweitzer-Straße 33
4400 Münster

Dr. J. Hansen
Klinik für Anästhesiologie
und operative Intensivmedizin
Westfälische Wilhelms-Universität Münster
Albert-Schweitzer-Straße 33
4400 Münster

Dr. E. Hecker
Drägerwerk AG
Moislinger Allee 53/55
2400 Lübeck 1

ISBN 3-540-16651-3 Springer-Verlag Berlin Heidelberg New York
ISBN 0-387-16651-3 Springer-Verlag New York Berlin Heidelberg

Druck u. buchb. Verarbeitung: Druckhaus Beltz, 6944 Hemsbach
2119/3140/54321

Zum Geleit

Die respiratorische Therapie ist nach wie vor eine der bedeutsamsten Behandlungsverfahren in Intensivmedizin und Anästhesiologie. Sie ist in den letzten Jahren häufig modifiziert und durch Einführung immer neuer „Beatmungsmuster" ergänzt worden – ungelöste Fragen und schwer lösbare Probleme bestehen aber nach wie vor. Diese treten besonders beim adult respiratory-distress syndrome (ARDS) zutage. Spätestens nach Aufdecken der komplexen pathophysiologischen Vorgänge bei Entstehung und Ablauf des „akuten Lungenversagens" ist klar geworden, daß der Respirator zwar eine unersetzliche Überbrückungsfunktion hat, aber nicht das geeignete Therapeutikum ist zur causalen Behandlung dieser lebensbedrohlichen Erkrankung. Nach wie vor gilt das ARDS als einer der „major killer": 150000 Patienten werden – nach Schätzungen aus den USA – jährlich betroffen und die Hälfte davon stirbt daran, trotz kontinuierlicher Therapie (Rinaldo, JE, Rogers, RM (1982) Adult respiratory-distress syndrome. N Engl J Med 306:900). Bezogen auf die pathophysiologischen Prozesse ist für die Zukunft an die Stelle der aggressiven Beatmung eher an eine medikamentöse Therapie mit „Blockern" zu denken, die gezielt in den Wirbel der „Kaskaden-Systeme" eingreifen könnten.

In einem Workshop in St. Paul-de Vence, in der Stille der Provence, bot sich die einmalige Gelegenheit zu Expertengesprächen über die mit der „Beatmung" verbundenen Probleme. Rückblick, Bestandsaufnahme, "State of the art" und Zukunftsaspekte wurden aus der Sicht der Ärzte verschiedener medizinischer Fachgebiete sowie von Ingenieuren und Technikern dargeboten. Die Beiträge sind in vorliegendem Band zusammengefaßt worden. Allen Referenten und Moderatoren danke ich für die hervorragende Zusammenarbeit und die interessanten Diskussionen.

Herrn Dr. Christian Dräger und seinen Mitarbeitern von der Drägerwerk AG, insbesondere Herrn Prof. Dr. Konecny, Herrn Dipl.-Ing. Wilke und Herrn Dr. Hecker sei für die Vorbereitung, die Planung und die großzügige Unterstützung gedankt, die die Durchführung des Workshops ermöglicht hat.

Dank gebührt dem Springer Verlag für Akzeptanz und Drucklegung dieses Bandes.

P. Lawin St. Paul-de Vence/Münster 1986

Vorwort

Die in diesem Band zusammengefaßten Beiträge wurden auf dem Workshop „Aspekte und Trends der respiratorischen Therapie“ gehalten, der vom 31. 10. bis 03. 11. 1985 in St. Paul de Vence unter Leitung von Herrn Prof. Dr. Dr. h.c. Peter Lawin stattfand.

In den Beiträgen wird deutlich, wie vielschichtig das Gebiet der Intensivmedizin geworden ist, und daß darin die respiratorische Therapie sich in eine weit aufgefächerte Vielfalt klinisch bedingter Randbedingungen eingliedert. Die Konfrontation mit den Extremsituationen in der Intensivmedizin ist dabei für den Mediziner und den Techniker gleichermaßen Anreiz zur Entfaltung forschender und erfinderischer Phantasie. Mediziner und Techniker haben während dieser Tagung gemeinsam kritisch Rückschau gehalten auf das Erreichte, um abgeleitet von den Erfordernissen von heute Hinweise zu geben für die Entwicklung von morgen.

Eine solche Besinnung ist von Zeit zu Zeit notwendig: Die unkoordinierte, schrittweise Erweiterung immer neuerer technischer Möglichkeiten für Therapie und Überwachung verleitet leicht zu Verhältnissen auf der Intensivstation, die sich mehr an den Gegebenheiten eines Forschungsplatzes orientiert als an den Erfordernissen eines klinischen Arbeitsplatzes für Arzt und Schwester. Die ordnende Hand für den Arbeitsplatz scheint äußerlich – zur Elimination des „Spaghettisyndroms“ aus Kabeln und Schläuchen – und innerlich – bezüglich einer Ordnung von Alarmen, Warnungen und Anzeigen – geboten zu sein.

Bezüglich der respiratorischen Therapie ergibt sich für den Techniker das fast paradoxe Bild, daß er die Beatmungsmaschinen am besten so konstruieren soll, daß sie für den Patienten möglichst schnell entbehrlich werden, indem sie die Entwöhnung erleichtern und möglichst früh die Atmungssteuerung dem Patienten selbst überlassen. Aus der Sicht des Patienten – die ich zum Zeitpunkt, als der Workshop stattfand, leider selbst teilen mußte – ist das sicher ein sehr tröstlicher Ausblick.

Die kritische Besinnung der medizinisch Forschenden und Behandelnden und die Aussprache mit Ingenieuren und Naturwissenschaftlern in Muße fernab vom Alltagsgeschäft sollte nicht singuläres Ereignis bleiben, sondern sollte in einiger Zeit wiederholt werden. Die Kontinuität dieses Dialoges wird sich hilfreich erweisen für Kliniker und Gerätekonstrukteure zum Wohle des Patienten.

Lübeck, im Dezember 1986 Prof. Dr. E. Konecny

Inhaltsverzeichnis

Autorenverzeichnis

ACKERN, K. VAN, Prof. Dr.
Institut für Anästhesiologie der medizinischen Universitätsklinik Lübeck,
Ratzeburger Allee 160, D-2400 Lübeck 1

AKEN, H. van, Prof. Dr. med.
Klinik und Poliklinik für Anästhesiologie und operative Intensivmedizin,
Westfälische Wilhelms-Universität Münster, Albert-Schweitzer-Straße 33,
D-4400 Münster

BAUM, M.
Klinik für Anästhesiologie der Universität Innsbruck, Anichstraße 35,
A-6020 Innsbruck

BENZER, H., Univ.-Prof., Dr.
Klinik für Anästhesiologie der Universität Innsbruck, Anichstraße 35,
A-6020 Innsbruck

BOSSLER, R.
Experimentelle Thorax-, Herz- und Gefäßchirurgie der Universität Münster,
Domagkstraße 3, D-4400 Münster

BRYNJOLF, I., Frau Dr.
Department of Anaesthesia, Københavns Amts Sygehus i Herlev, Herlev Ringverj.,
2730 Herlev, Dänemark

BUCHARDI, H., Prof. Dr.
Zentrum Anästhesiologie, Georg-August-Universität Göttingen,
Robert-Koch-Straße 40, D-3400 Göttingen

BURSZTEIN, S., M.D., Prof.
Intensive Care Department, Rambam Medical Center, 35254 Haifa, Israel

DICK, W., Prof. Dr.
Institut für Anästhesiologie, Klinikum der Johannes-Gutenberg-Universität Mainz,
Langenbeckstraße 1, D-6500 Mainz

FALKE, K., Prof. Dr.
Institut für Anästhesiologie, Medizinische Einrichtungen der Universität Düsseldorf,
Moorenstraße 5, D-4000 Düsseldorf 1

Forst, H.
Institut für Anästhesiologie, Ludwig-Maximilians-Universität München, Klinikum Großhadern, Marchioninistraße 15, D-8000 München 70

Hansen, J., Dr.
Klinik und Poliklinik für Anästhesiologie und operative Intensivmedizin, Westfälische Wilhelms-Universität Münster, Albert-Schweitzer-Straße 33, D-4400 Münster

Hecker, E., Dr.
Drägerwerk AG, Moislinger Allee 53/55, D-2400 Lübeck 1

Jensen, U., Frau Dr.
Institut für Anästhesiologie, Ludwig-Maximilians-Universität München, Klinikum Großhadern, Marchioninistraße 15, D-8000 München 70

Kalff, G., Prof. Dr.
Abteilung Anästhesiologie, Medizinische Fakultät an der Rheinisch-Westfälischen Technischen Hochschule Aachen, Goethestraße 27/29, D-5100 Aachen

Kilian, J., Prof. Dr.
Zentrum für Anästhesiologie, Klinikum der Universität Ulm, Prittwitzstraße 43, D-7900 Ulm

Koller, W.
Klinik für Anästhesiologie der Universität Innsbruck, Anichstraße 35, A-6020 Innsbruck

Kroesen, G.
Klinik für Anästhesiologie der Universität Innsbruck, Anichstraße 35, A-6020 Innsbruck

Lachmann, B., Dr. Dr.
Department of Anaesthesiology, Erasmus University Rotterdam, Dr. Molewaterplein 40, 3015 GD Rotterdam, Niederlande

Lawin, P., Prof. Dr., Dr. h.c.
Klinik und Poliklinik für Anästhesiologie und operative Intensivmedizin, Westfälische Wilhelms-Universität Münster, Albert-Schweitzer-Straße 33, D-4400 Münster

Lerman, Y., M.D.
R & D, I.D.F., Rambam Medical Center, 35254 Haifa, Israel

Lunkenheimer, P.P., Prof. Dr.
Experimentelle Thorax-, Herz- und Gefäßchirurgie, Westfälische Wilhelms-Universität Münster, Domagkstraße 3, D-4400 Münster

Mertzlufft, F.
Institut für Anästhesiologie, Klinikum der Johannes-Gutenberg-Universität Mainz, Langenbeckstraße 1, D-6500 Mainz

MUTZ, N., Dozent, Dr.
Klinik für Anästhesiologie der Universität Innsbruck, Anichstraße 35, A-6020 Innsbruck

NEUHOF, H., Prof. Dr.
Zentrum für Innere Medizin, Klinikum der Justus-Liebig-Universität Gießen, Klinikstraße 36, D-6300 Gießen

NIEDERER, P.
Institut für Biomedizinische Technik, CH-8000 Zürich

RÜGHEIMER, E., Prof. Dr.
Institut für Anästhesiologie, Universität Erlangen-Nürnberg, Maximiliansplatz 1, D-8520 Erlangen

SAMODELOV, L. F.
Institut für Anästhesiologie, Medizinische Einrichtungen der Universität Düsseldorf, Moorenstraße 5, D-4000 Düsseldorf 1

SCHNEIDER, U., Dr.
Klinik und Poliklinik für Anästhesiologie und operative Intensivmedizin, Westfälische Wilhelms-Universität Münster, Albert-Schweitzer-Straße 33, D-4400 Münster

SCHUSTER, H.-P., Prof. Dr.
Medizinische Klinik I, Städtisches Krankenhaus Hildesheim, Weinberg 1, D-3200 Hildesheim

SCHWIEGER, I.
Division des Soins Intensifs Chirurgicaux, Departement d'Anesthésiologie, Hôpital Cantonal Universitaire, CH-1211 Genève 4

STROH, N.
Fraunhoferinstitut, D-7000 Stuttgart

SUTER, P. M., Prof. Dr.
Division des Soins Intensifs Chirurgicaux, Département d'Anesthésiologie, Hôpital Cantonal Universitaire, CH-1211 Genève 4

TAITELMAN, U., M. D., Senior Lecturer
Intensive Care Department, Rambam Medical Center, 35245 Haifa, Israel

THEISSEN, J., Dr.
Klinik und Poliklinik für Anästhesiologie und operative Intensivmedizin, Westfälische Wilhelms-Universität Münster, Albert-Schweitzer-Straße 33, D-4400 Münster

WEISSAUER, W., Dr. med. h. c.
Ministerialdirigent a. D., Obere Schmiedgasse 11, D-8500 Nürnberg

WENDT, M., Priv.-Doz. Dr.
Klinik und Poliklinik für Anästhesiologie und operative Intensivmedizin, Westfälische Wilhelms-Universität Münster, Albert-Schweitzer-Straße 33, D-4400 Münster

ZIMMERMANN, P.
Physiologisches Institut der Universität Münster, Robert-Koch-Straße 27a, D-4400 Münster

ZVEIBIL, F. R., M. D.
Direktor Intensive Care Unit, Nahariya Hospital, Nahariya, Israel

Gestörte Lungenfunktion unter Narkosebeatmung

K. van Ackern

Es ist seit langem bekannt, daß Allgemeinanästhesie und Operation bei praktisch allen Patienten zu einer mehr oder weniger deutlich ausgeprägten Störung der Lungenfunktion und der Oxygenierung führen [u. a. 27, 20, 21]. Das bedeutet, der O_2-Partialdruck im arteriellen Blut ist unter den altersentsprechenden Normwert bzw. unter den Wert vor der Operation und Anästhesie abgesunken. Der pO_2 im arteriellen Blut beträgt bei Spontanatmung von Raumluft in Meereshöhe in Abhängigkeit vom Lebensalter näherungsweise: $PaO_2 = 100 - (0{,}3$ Alter in Jahren) mmHg.

Hierzu stellen Rehder et al. [27] fest: "Impaired arteriel oxygenation occurs during general anesthesia. Prolonged intensive work on this problem still leaves the exact mechanism unclear."

Nunn [20] beschreibt dieses Phänomen: "It is now well established that certain changes in pulmonary function are normal consequence of anesthesia in healthy patients. To a large extent, these changes are independent of the anesthetic technique and the drugs that are used ...

However, in most cases the cause of the primary phenomenon remains obscure.

Typische Veränderungen der Lungenfunktion

- Abnahme der funktionellen Residualkapazität (FRK)
- Zunahme der alveoloarteriellen O_2-Druckdifferenz ($D_{Aa}O_2$),
- Zunahme des alveolären Anteils des respiratorischen Totraums (V_{D_A}/V_T)

Abnahme der funktionellen Residualkapazität während Narkose

Die funktionelle Residualkapazität (FRK) ist das Lungenvolumen, das bei Atemruhelage noch in der Lunge verbleibt (Abb. 1). Sie setzt sich zusammen aus dem Residualvolumen (RV) und dem exspiratorischen Reservevolumen (ERV). Die FRK beträgt bei Lungengesunden in aufrechter Körperhaltung annähernd 50% der Gesamtlungenkapazität. Diese beträgt beim 70 kg schweren Mann etwa 3,0–3,5 l. Beim Übergang vom Stehen zur Flachlagerung nimmt die FRK um etwa 700 ml oder ca. 20% ab. Die Abnahme der FRK während Narkose wurde zum ersten Mal von Bergman [2] berichtet. Der Abfall der FRK tritt unmittelbar nach Narkoseeinleitung auf und nimmt nicht mit der Zeit zu. Er ist unabhängig von Anästhesietechnik, F_IO_2,

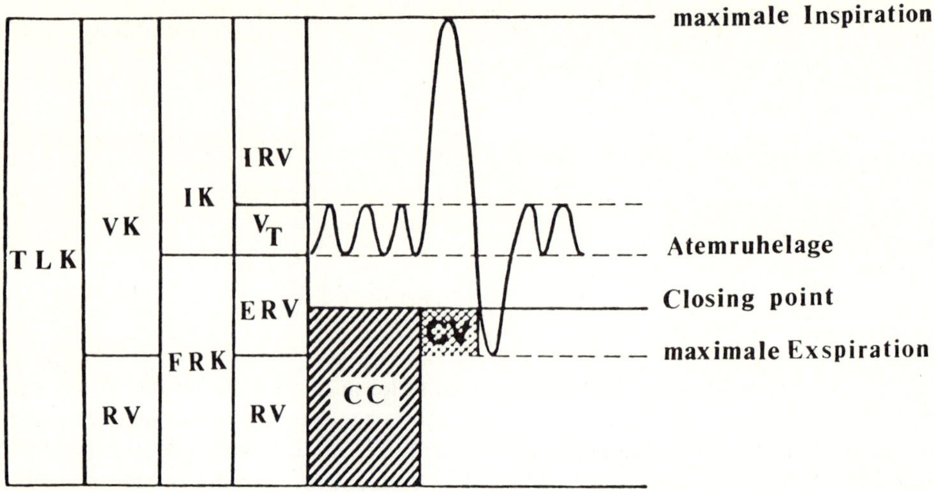

Abb. 1. Lungenvolumina: *TLK* totale Lungenkapazität, *VK* Vitalkapazität, *RV* Residualvolumen, *IK* inspiratorische Kapazität, *IRV* inspiratorisches Reservevolumen, *ERV* exspiratorisches Reservevolumen, V_T Atemzugvolumen ("Tidal volume"), *FRK* funktionelle Residualkapazität, *CC* Closing capacity, *CV* Closing volume

intermittierendem Blähen, Dauer der Narkose oder Muskelrelaxierung. Die Gründe für die Abnahme der FRK während Narkose sind bis heute nicht voll geklärt. Mehrere Gründe werden hierfür diskutiert:

1. Gas-trapping,
2. Kopfwärtsverschiebung des Zwerchfells,
3. Verminderung des Thoraxvolumens,
4. Zunahme des zentralen Blutvolumens,
5. Zunahme der Retraktionskraft der Lunge.

1. Gas-trapping: Ein primärer Verschluß terminaler (kleiner) Luftwege kann zu einem möglichen Einschluß von Alveolargas (Gas-trapping) führen. Messungen der FRK mit der Stickstoffclearance, die das eingeschlossene Gas nicht erfassen und 2 Messungen mit plethysmographischen Methoden, die das ganze intrathorakale Gas einschließlich des „trapped gas" messen, zeigen ähnliche Ergebnisse [34, 11]. Gastrapping ist demnach kein entscheidender Faktor für eine Verminderung der FRK.

2. Kopfwärtsverschiebung des Zwerchfells: Bei wachen Patienten in Rückenlage werden die wirbelsäulennahen Anteile des Zwerchfells am stärksten kopfwärts verdrängt. Nach Muskelrelaxierung und Beatmung stehen diese hinteren Zwerchfellanteile hoch und nehmen an der Atemexkursion nicht teil, wie in Abb. 2 dargestellt ist [10]. Auch Hedenstierna et al. [12] finden unter computertomographischer Messung eine Verschiebung des Zwerchfells nach kranial mit einer Verminderung des intrathorakalen Volumens (Blut- und Gasvolumen) sowie der FRK.

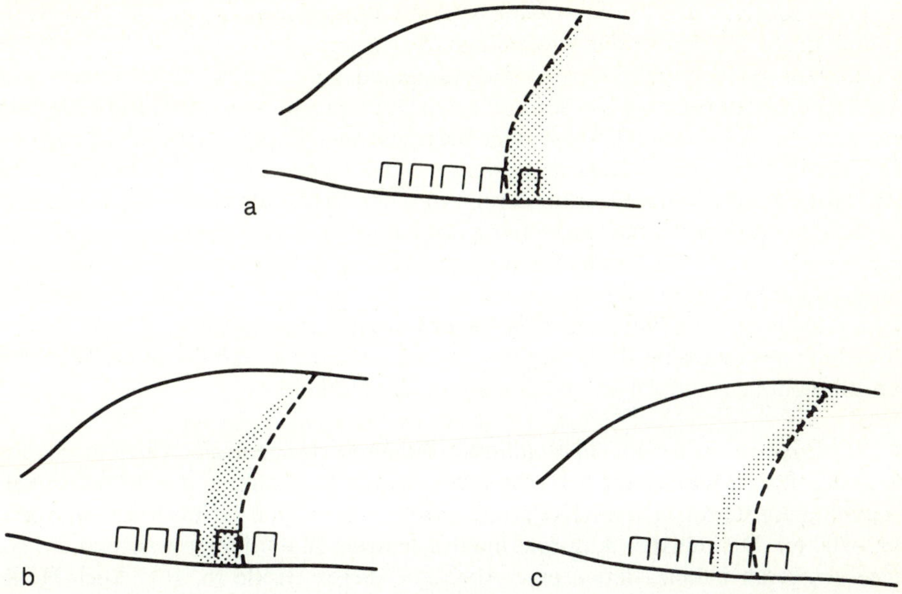

Abb. 2. Schematische Darstellung der Verschiebung des Zwerchfells während Spontanatmung beim wachen Patienten (*a*), beim narkotisierten spontan atmenden Patienten (*b*) und bei Patienten nach Muskelrelaxierung (*c*). Die gestrichelte Linie stellt die Stellung des Zwerchfells in Horizontallage dar. Das gepunktete Feld gibt die Bewegung des Zwerchfells während Atmung bzw. Beatmung wieder. (Nach Froese u. Bryan [10])

Wie läßt sich diese Kopfwärtsverschiebung des Zwerchfells erklären? Im wachen Zustand ist der abdominelle Druck höher als der intrathorakale [1, 14]. Diese Druckdifferenz kann nur aufrecht erhalten werden, wenn das Zwerchfell tonisiert ist. Ist das Zwerchfell relaxiert, kann der Widerstand gegenüber dem abdominellen Druck nicht länger aufrecht erhalten werden. Der abdominelle Druck wird dann auf den Pleuraraum übertragen. Diese Hypothese wird durch einige Messungen unterstützt. So konnte bei willkürlicher Entspannung des Zwerchfells in Horizontallage bei wachen Freiwilligen ein erhöhter Pleuradruckgradient gemessen werden [29]. Bei anästhesierten Patienten in Seitenlage konnte aus regionalen Druckvolumina und Druck-Volumen-Kurven ein Anstieg des Pleuradruckgradienten ermittelt werden [27, 11].

Beim sitzenden Patienten in Allgemeinanästhesie, z. B. in der Neurochirurgie, finden sich jedoch diese deutlichen Zwerchfellverlagerungen nicht. Entsprechend bleibt auch eine deutliche Verminderung der FRK aus [26].

Durch Anästhesie wird demnach in Horizontallage das Zwerchfell relaxiert und durch den höheren intraabdominellen Druck kopfwärts verschoben. Diese Verschiebung vermindert bei offener Glottis das Gasvolumen (und Blutvolumen, s. unten) des Thorax. Die FRK nimmt ab.

3. Verminderung des Thoraxvolumens: Eine Verminderung des Thoraxvolumens könnte durch Einsinken der knöchernen Wand bei Tonusabnahme der Atemhilfsmuskulatur hervorgerufen werden. Hierfür liegen jedoch keine eindeutigen Beweise vor. Hedenstierna et al. [12] bestimmten den Durchmesser von Thorax und Abdomen mit computergesteuerter Tomographie bei 6 gesunden Patienten in Halothannarkose und Muskelrelaxierung. Diese Untersucher fanden, daß das totale Thoraxvolumen um 750 ml abnahm. Diese Verminderung wird hervorgerufen durch einen kombinierten Effekt von Kopfwärtsverschiebung des Zwerchfells (s. oben) (500 ml) und Verminderung des queren Thoraxdurchmessers (250 ml). Rehder et al. [28] fanden mit vergleichbaren Untersuchungsmethoden bei Freiwilligen nur eine Abnahme des Thoraxvolumens von 340 ml und im Gegensatz zu Hedenstierna et al. [12], die eine Abnahme des zentralen Blutvolumens um 300 ml fanden, eine Zunahme des zentralen Blutvolumens um 250 ml mit Einleitung der Narkose.

4. Zunahme des zentralen Blutvolumens: Zunahme des zentralen (intrathorakalen) Blutvolumens während der Narkose würde zu einer Abnahme des intrathorakalen Gasvolumens führen. Die FRK-Verminderung liegt in einer Größenordnung von ca. 300–700 ml. Die meisten Autoren, die das zentrale Blutvolumen während der Narkose gemessen haben, finden eine Abnahme dieser Größe [6, 16]. Auch Hedenstierna et al. [12] finden eine Abnahme des zentralen Blutvolumens um 750 ml. Durch die Kopfwärtsverschiebung des Zwerchfells und die Verminderung des queren Thoraxdurchmessers wird das intrathorakale Blut- und Gasvolumen um insgesamt 750 ml, wie dargestellt, vermindert. Durch diese Verschiebung des Zwerchfells wird das Blut vom Thorax in das Abdomen verschoben. Diese Veränderungen sind 50–20 s nach Beendigung der mechanischen intermittierenden Überdruckbeatmung nicht mehr nachweisbar. Lediglich Rheder et al. [28] finden eine mäßige Erhöhung des zentralen Blutvolumens um 250 ml. Sie haben bei Freiwilligen in Horizontallagerung computertomographisch eine mittlere Abnahme des Thoraxvolumens um 340 ml sowie eine durchschnittliche Abnahme des intrathorakalen Gasvolumens um 590 ml nachgewiesen. Dies würde bedeuten, daß im Gegensatz zu den Messungen von Hedenstierna et al. [12] das zentrale Blutvolumen mit Narkoseeinleitung um 250 ml zunimmt (590 ml − 340 ml). Aber auch diese geringe Zunahme des zentralen Blutvolumens könnte allein die Verminderung der FRK nicht erklären.

Im folgenden sollen die Veränderungen der FRK, des intrathorakalen Gesamt- und des zentralen Blutvolumens anhand der Untersuchungen von Hedenstierna et al. [12] zusammenfassend dargestellt werden, da diese Messungen mit den bisher exaktesten Methoden durchgeführt worden sind: Wie in Abb. 3 dargestellt, führt die Abnahme des queren Thoraxdurchmessers (rc) zu einer intrathorakalen Volumenreduktion von 250 ml. Die Kopfwärtsverschiebung des Zwerchfells bewirkt eine Volumenverminderung von 500 ml. Das bedeutet eine Gesamtabnahme des thorakalen Volumens von 750 ml. Dies entspricht einer Abnahme der FRK von 450 ml und einer Verschiebung des zentralen Blutvolumens vom Thorax in das Abdomen von 300 ml. Damit nimmt das gesamte intrathorakale Gas- und Blutvolumen um 750 ml ab. Die Kopfwärtsverschiebung des Zwerchfells führt im Abdomen zu einer Volumenzunahme von 500 ml. Durch die Abnahme des queren abdominellen Durchmessers nimmt gleichzeitig das Volumen um 100 ml ab. Das bedeutet eine Nettozunahme des abdominellen Volumens um 400 ml. Die Verschiebung des zentralen Blutvolumens in

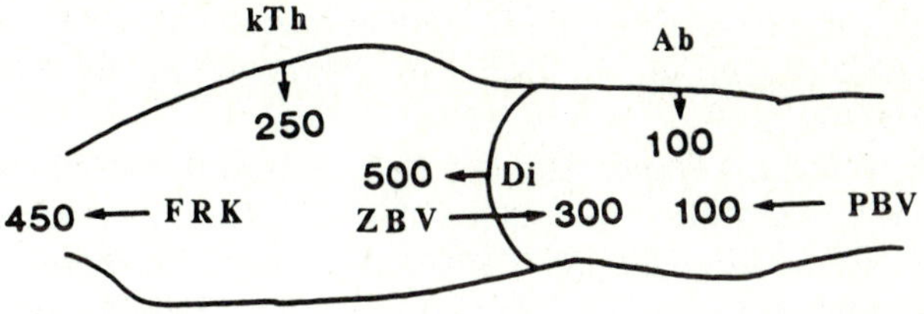

Thoraxvolumen		
knöcherner Thorax	- 250 ml	FRK - 450 ml
Zwerchfellverschiebung	- 500 ml	ZBV - 300 ml
	- 750 ml	
Abdominalvolumen		
Abdomen	- 100 ml	ZBV + 300 ml
Zwerchfellverschiebung	+ 500 ml	PBV + 100 ml
	+ 400 ml	+ 400 ml

Abb. 3. Mittlere Veränderungen von Thorax- und Abdomengröße sowie Gas- und Blutvolumen nach Narkoseeinleitung und mechanischer Beatmung, *kTh* knöcherner Thorax, *Di* Zwerchfell, *Ab* Abdomen, *FRK* funktionelle Residualkapazität, *ZBV* zentrales Blutvolumen, *PBV* peripheres Blutvolumen. (Nach Hedenstierna et al. [11, 12])

der Größenordnung von 300 ml in den abdominellen Raum sowie eine weitere Verschiebung des peripheren Blutvolumens während der Narkose [11] um 100 ml mit einer Gesamtzunahme von 400 ml korrespondiert mit dieser abdominellen Volumenzunahme.

5. *Zunahme der Retraktionskraft der Lunge:* Zahlreiche Untersuchungen konnten nachweisen, daß unter Allgemeinanästhesie eine Zunahme der Retraktionskraft der Lunge mit Abnahme ihrer Volumendehnbarkeit (Compliance der Lunge) auftritt (u.a. [34]). Für die Zunahme der relativen Retraktionskraft werden mehrere Ursachen diskutiert:

- Eine anästhesiebedingte Zunahme des Tonus der glatten Muskulatur im Bronchialraum. Hiergegen spricht, daß die Veränderungen der FRK in sitzender Position nicht auftreten.
- Physikochemische Interferenz der Anästhetika mit dem Surfactant. Dieser Zusammenhang ist bisher nicht sicher geklärt.
- Beeinflussung der Verhältnisse zwischen Retraktionskraft der Lunge und der Brustwandmuskulatur, die für die Dehnung des Thorax verantwortlich ist. Nach Narkoseeinleitung kann die Auswärtsbewegung des Thorax durch Änderungen des Muskeltonus der Atemhilfsmuskulatur vermindert sein. Dieses kann zu einem relativen Überwiegen der Retraktionskraft der Lunge führen [24].

- Atmung bei niedrigen Lungenvolumina [30]. Eine Reduktion des Gesamtlungenvolumens führt zur erhöhten Retraktionskraft der Lunge und zur erniedrigten Compliance.

Wieweit die Veränderung der Retraktionskraft der Lunge für die Verminderung der FRK eine Rolle spielt, läßt sich nicht sicher abschätzen.

Die Veränderungen der FRK während der Narkose lassen sich nach heutigem Erkenntnisstand wie folgt zusammenfassen: Unmittelbar nach Narkoseeinleitung tritt eine Verminderung der FRK auf. Diese Veränderungen sind nicht progressiv, werden nicht beeinflußt durch Muskelrelaxierung und treten bei allen Anästhetika auf. Die Veränderungen sind lageabhängig. Dies wird hervorgerufen durch eine Relaxierung des Zwerchfells, das im relaxierten Zustand bei Horizontallage durch den höheren intraabdominellen Druck kopfwärts gedrückt wird. Gleichzeitig kommt es zu einer Verminderung des Thoraxquerschnittes. Dadurch wird das gesamte intrathorakale Volumen vermindert und führt zu einer Abnahme der FRK. Unsere Kenntnisse über die Wirkung von Anästhetika auf die Kontrolle des Muskeltonus sind bisher jedoch inkomplett. Veränderungen der Retraktionskraft der Lunge sowie Atmung bei niedrigen Lungenvolumina mögen ebenfalls die Verminderung der FRK beeinflussen.

Zunahme der alveoloarteriellen O_2-Druckdifferenz

Als zweiter regelmäßig veränderter pulmonaler Parameter während der Anästhesie findet sich eine Erhöhung der alveoloarteriellen O_2-Druckdifferenz ($D_{Aa}O_2$), die eng mit der Abnahme der FRK korreliert. Die $D_{Aa}O_2$ tritt auf, weil auch beim Lungengesunden nicht in allen Alveolen Belüftung und Durchblutung gleichmäßig sind. Sie ist altersabhängig und steigt mit zunehmendem Lebensalter deutlich an. In Allgemeinanästhesie kommt es bei allen angewandten inspiratorischen O_2-Konzentrationen zu einer deutlichen Erhöhung der $D_{Aa}O_2$.

Die Normwerte für die $D_{Aa}O_2$ liegen beim jugendlichen spontan atmenden Lungengesunden ohne Narkose unter Luftatmung bei 5–10 mmHg, bei einem F_IO_2 von 0,4 bei ca. 50 mmHg und bei Atmung von reinem O_2 bei etwa 140 mmHg. Unter Narkose werden jedoch bei einer Atmung mit einem F_IO_2 von 0,2–0,3 $D_{Aa}O_2$-Werte um ca. 50 mmHg gemessen [22, 3]. Bei einem F_IO_2 von 0,4 werden bei narkotisierten Patienten $D_{Aa}O_2$-Werte um 100 mmHg [18] und für ein F_IO_2 nahe 1,0 um 200 mmHg [3, 15] bestimmt. Es muß also bei einer Atmung mit einem F_IO_2 von 0,2–0,3 bei einem Teil der narkotisierten Patienten mit einer arteriellen Hypoxämie gerechnet werden. Ähnlich wie das Verhalten der FRK ist die $D_{Aa}O_2$ offensichtlich von der Art der Atmung (Spontanatmung, maschinelle Beatmung), der Narkosetechnik sowie den angewandten Anästhetika unabhängig. Als Ursache für eine Erhöhung der $D_{Aa}O_2$ werden 3 Mechanismen diskutiert:

1. Diffusionsstörung für O_2,
2. erniedrigtes Ventilations-Perfusions-Verhältnis in der Lunge ($\dot{V}_A/\dot{Q}$-Störung),
3. venoarterieller intrapulmonaler Shunt ($\dot{V}_A/\dot{Q}$ = O).

Eine generelle Diffusionsstörung für O_2 bei Allgemeinanästhesie ist nach heutiger Erkenntnis offensichtlich nicht von klinischer Bedeutung [4].

Schon bald nach Einführung der Polarographie konnte gezeigt werden, daß ein mäßiger Shunt ein normales Vorkommen bei Patienten in Narkose ist. Bei Patienten mit einem normalen Shunt von 2–6% des Herzzeitvolumens vor Narkose steigt der Shunt nach Narkoseeinleitung auf ca. 10% an [20]. Unter Allgemeinanästhesie kommt es also zu einer Zunahme von Lungenarealen, die im Vergleich zur Norm entweder ein erniedrigtes Ventilations-Perfusions-Verhältnis haben (niedriges $\dot{V}_A/\dot{Q}$, d.h. eine Beimischung von niedrig gesättigtem Blut aus Alveolen, die im Verhältnis zu ihrer Perfusion unterbelüftet sind) oder eine völlig fehlende Ventilation $\dot{V}_A/\dot{Q} = O$, d.h. ein intrapulmonaler venoarterieller Rechts-links-Shunt). Eine Erklärung für diese relative und absolute Abnahme der Ventilation in Teilbereichen der Lunge während Narkose mit daraus folgender Hypoxie glaubt man seit Anfang der 70er Jahre in einem veränderten Verhältnis von FRK zur "closing capacity" gefunden zu haben [25].

Als "closing capacity" (CC; Abb. 1) wird das Luftvolumen bezeichnet, das nach Inspiration und im Verlauf einer normalen oder maximalen Exspiration zu dem Zeitpunkt noch in der Lunge vorhanden ist, an dem erstmals ein Verschluß terminaler Luftwege, der sog. "airway closure" (Verschluß kleiner Luftwege), beginnt. Die CC ist normalerweise beim sitzenden Menschen unter 65 Jahre kleiner als die FRK, so daß während eines normalen Atemzyklus kein "airway closure" und damit keine dadurch bedingte Ventilations-Perfusions-Störung auftritt. Im Liegen ändert sich die CC in der Regel nicht wesentlich, die FRK nimmt jedoch deutlich ab und unterschreitet beim Menschen ab ca. 45 Jahren in dieser Körperhaltung die CC. Es treten damit bereits bei normaler Atmung eine "airway closure", eine Ventilations-Perfusions-Störung und damit eine Beeinträchtigung des pulmonalen Gasaustausches auf. Neben der Lagerung und dem Lebensalter scheinen vorbestehende $\dot{V}_A/\dot{Q}$-Störung, Art des operativen Eingriffes, F_IO_2 und Einflüsse der Anästhetika und der maschinellen Beatmung auf das Herzzeitvolumen weitere wesentliche Faktoren zu sein (zit. nach Finsterer [8]). Auch wenn diese Hypothese, die Zunahme der $D_{Aa}O_2$ während der Narkose durch "airway closure" zu erklären, durch zahlreiche Befunde untermauert wird, ist sie dennoch nicht ganz unumstritten [8].

Auch die Frage, welcher der genannten Mechanismen, echter Shunt oder erniedrigtes $\dot{V}_A/\dot{Q}$, für die $D_{Aa}O_2$-Erhöhung verantwortlich ist, ist bis heute nicht sicher geklärt. Die Diskussion hierüber ist jedoch für die klinische Praxis nicht von Bedeutung. So faßt Nunn [20] die Diskussion wie folgt zusammen: "The distinction between perfusion of areas with zero and very low $\dot{V}/\dot{Q}$ ratio is largely academic and compensation for the defect is normally by increasing the inspired oxygen concentration (F_IO_2) in each case." Für einen gegebenen Shunt ist der alveoloarterielle pO_2-Gradient eine Funktion des F_IO_2. Dies ist in Abb. 4 dargestellt: Es sind die Mittelwerte für den arteriellen pO_2 auf der Ordinate gegen die O_2-Konzentration in der Einatmungsluft auf der Abszisse für 15 publizierte Studien aufgetragen [20]. Die Mittelwerte dieser 15 Untersuchungen verlaufen annähernd auf der Linie eines 10%igen Shunts. Sie zeigen an, daß zur Aufrechterhaltung eines arteriellen pO_2 knapp über dem Normwert während einer unkomplizierten Anästhesie bei kardiopulmonal gesunden Patienten zumindest ein F_IO_2 von 0,3% nötig ist.

Zusammenfassend läßt sich die Zunahme der $D_{Aa}O_2$ während der Narkose dadurch erklären, daß unmittelbar nach Narkoseeinleitung die verminderte FRK die gleichbleibende CC unterschreitet. Dies bewirkt ein "airway closure" mit einem echten

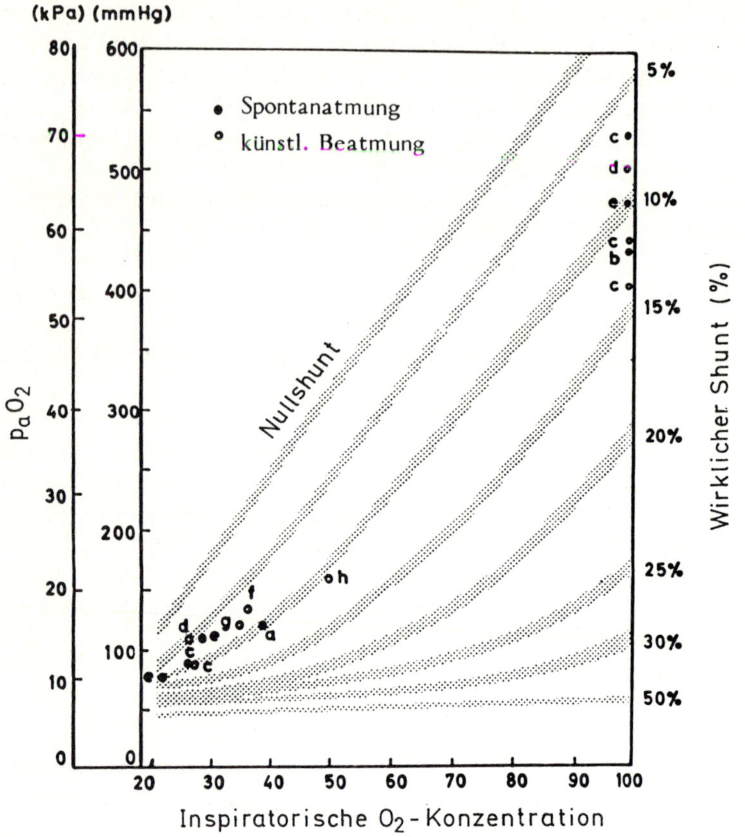

Abb. 4. Mittelwerte des arteriellen pO_2 in Abhängigkeit von der O_2-Konzentration in der Einatmungsluft für 15 publizierte Untersuchungen bei narkotisierten Patienten. Die Buchstaben geben jeweils die einzelnen Studien wieder. (Nach Nunn [20])

venoarteriellen intrapulmonalen Shunt ($\dot{V}_A/\dot{Q} = 0$) oder erniedrigtem Ventilations-Perfusions-Verhältnis (niedriges $\dot{V}_A/\dot{Q}$). Diese Hypothese ist durch zahlreiche Untersuchungen untermauert, jedoch nicht völlig unumstritten.

Zunahme des alveolären Anteils des respiratorischen Totraums

Die Erhöhung des alveolären Teils des Totraums (V_{D_A}/V_T) unter Narkose ist seit den Mitteilungen von Campbel, Nunn und Peckett [5] allgemein bekannt. Diese Autoren konnten nachweisen, daß der physiologische Totraum, gemessen von der Carina abwärts, bei Patienten ohne pulmonale Vorerkrankung etwa 30% des Atemzugvolumens beträgt. Dieses ist doppelt so hoch wie bei normalen wachen Personen. Daraus kann gefolgert werden, daß der alveoläre Anteil des physiologischen Totraums (V_{D_A}/V_T) zunimmt. Der alveoläre Totraum entsteht durch Ventilation von schlecht oder nicht perfundierten Lungenbezirken. Die Ursachen hierfür sind nicht völlig aufgeklärt. Folgende Hypothesen werden angeführt:

1. Unter Narkose, insbesondere unter maschineller Beatmung, erfolgt die bevorzugte Belüftung der abhängigen Lungenpartien nicht mehr, und somit gelangt mehr Gas in die höher gelegenen, nicht abhängigen Lungenpartien, die physiologischerweise weniger durchblutet werden [10].
2. Die Erhöhung der intraalveolären Drücke durch maschinelle Beatmung und die Abnahme des HZV durch Allgemeinanästhesie und maschinelle Beatmung kann in den nicht abhängigen Lungenpartien dazu führen, daß der pulmonalarterielle Druck überschritten wird. Damit sistiert in diesen Bereichen die Lungenperfusion [33]. Diese Erklärung ist jedoch nicht unumstritten [20].

Insgesamt jedoch beeinflußt die Vergrößerung des alveolären Totraums bei lungengesunden Patienten von den 3 genannten Störungen die Lungenfunktion am geringsten, zumal funktionell dem Anstieg der Totraumventilation und dem daraus zu erwartenden Anstieg des pCO_2 teilweise durch den verminderten Stoffwechsel während der Anästhesie, teilweise durch endotracheale Intubation entgegengewirkt werden kann. Darüber hinaus kann bei maschineller Beatmung fast immer das Atemminutenvolumen, wenn nötig, gesteigert werden, um den pCO_2 im Normbereich zu halten.

Zusammenfassung

Eine Allgemeinanästhesie geht mit zahlreichen Veränderungen der Lungenfunktion und der Oxygenierung einher. Die typischen Veränderungen der Lungenfunktion während Allgemeinanästhesie sind:

- Abnahme der FRK durch eine Kopfwärtsverschiebung des Zwerchfells und Abnahme des intrathorakalen Volumens.
- Anstieg der $D_{Aa}O_2$ durch Zunahme von intrapulmonalem Shunt und Lungenarealen mit niedrigem Ventilations-Perfusions-Verhältnis. Als Ursache hierfür wird ein Verschluß der kleinen Luftwege ("airway closure") angenommen, wenn die verminderte FRC während Narkose in Horizontallage die "closing capacity" (CC) unterschreitet.
- Zunahme des alveolären Totraums durch Entstehung von Bereichen in nicht abhängigen Lungenarealen, in denen die Perfusion im Vergleich zur Ventilation vermindert ist.

Die Aufrechterhaltung einer ausreichenden Oxygenierung während der Narkose ist durch eine Vielzahl von einfachen Maßnahmen möglich, wie Erhöhung des F_IO_2, endotracheale Intubation und künstliche Beatmung. In seltenen Situationen jedoch können die Veränderungen der respiratorischen Funktionen während der Anästhesie zum limitierenden Faktor werden, wie z. B. bei vorbestehenden pulmonalen Erkrankungen, bestimmten chirurgischen Eingriffen oder akuter respiratorischer Insuffizienz.

Besonderheiten bei gestörter Lungenfunktion

Die bisherigen beschriebenen Veränderungen der Lungenfunktion sind Folge der Narkose. Es sollen im folgenden nur einige Besonderheiten, die eine zusätzliche Lungenfunktionsstörung bewirken können, kurz dargestellt werden. Dieses sind Lungenfunktionsstörungen durch

1. PEEP,
2. volatile Anästhetika,
3. Obesitas,
4. Alter.

PEEP

Kann PEEP die Lungenfunktion während Narkose beeinflussen und ist es sinnvoll, PEEP während der Narkose anzuwenden?

Es gibt zahlreiche Hinweise dafür, daß PEEP während akuter respiratorischer Insuffizienz den arteriellen pO_2 durch Normalisierung der FRK (Anhebung der FRK über die CC), durch Verminderung des Atemwegwiderstandes sowie durch Reexpansion kollabierter Lungenareale verbessern kann. Bei Lungengesunden in Narkose jedoch führt PEEP nur zu einer geringen Verbesserung des arteriellen pO_2, wie in Tabelle 1 dargestellt ist (Bindslef et al., zit. nach Finsterer [8]). Anwendung von PEEP kann zwar den Shunt vermindern, der während Narkose, wie oben dargestellt, im Mittel ca. 10% beträgt, aber er verringert gleichzeitig auch das HZV. Das erniedrigte HZV führt zu einer Abnahme der O_2-Sättigung des gemischt-venösen Blutes. Das Ergebnis ist zwar ein verringerter Shunt, der nun aber mit extrem niedrig gesättigtem Blut stattfindet, so daß im Endeffekt die Oxygenierung mehr oder weniger gleichbleibt.

Tabelle 1. Herzzeitvolumen (*HZV*) in % des Kontrollwertes (6,1 l/min), alveoloarterielle O_2-Differenz ($D_{Aa}O_2$), Anteil des Shunts am HZV, niedriges $\dot{V}_A/\dot{Q}$ in % des HZV sowie gesamte Totraumventilation (V_D/V_T) von 10 Patienten wach, unter Narkose und Spontanatmung (SPA), unter Narkose und IPPB sowie unter Narkose und PEEP

	HZV (%)	$D_{Aa}O_2$ (mmHg)	Shunt (% des HZV)	$\dot{V}_A/\dot{Q}$ niedrig (0,005–0,1) (% des HZV)	V_D/V_T
Wach ($F_IO_2 = 0{,}21$)	100	28	1,6	6,4	0,30
Narkose und SPA ($F_IO_2 = 0{,}4$)	83	101	6,2	1,0	0,35
Narkose und IPPB	75	98	8,6	1,2	0,38
Narkose und PEEP (13 cm H_2O)	61	94	4,1	–	0,44

Volatile Anästhetika

Von den volatilen Anästhetika Halothan und Enfluran ist bekannt, daß sie die Resistance und Compliance bei Patienten mit normalem Atemwegswiderstand nur wenig beeinflussen. Diese geringen Effekte dürften, wenn sie überhaupt beobachtet werden, keine klinische Bedeutung haben. Für Isofluran konnten Pasch et al. [23] nachweisen, daß es per se ebenfalls nicht zu einer Erhöhung der Resistance und Verminderung der Compliance führt. Ein erhöhter Atemwegswiderstand wird v. a. durch Halothan, aber auch durch Enfluran vermindert. Isofluran scheint, soweit Untersuchungen vorliegen, ebenso einen erhöhten Atemwegswiderstand abzuschwächen wie Halothan [23, 13].

Von besonderem Interesse ist jedoch die W'irkung der volatilen Anästhetika auf die hypoxische pulmonale Vasokonstriktion (HPV). Dieser physiologische Regulationsmechanismus ist z. B. von besonderer Bedeutung bei der sog. „Einlungenventilation (ELV)“ während lungenchirurgischer Eingriffe. Bei Einlungeneingriffen ist eine maximale hypoxische Vasokonstriktion in der nicht belüfteten Lunge wünschenswert. Liegt diese vor, dann ist bei einem F_IO_2 von 1,0 ein P_aO_2 um 200 mmHg zu erwarten. Wird bei ELV dagegen die HPV total aufgehoben, so liegt der P_aO_2 um 50 mmHg. Eine Aufhebung der HPV durch die volatilen Anästhetika könnte den oft ohnehin schon niedrigen arteriellen pO_2 auf kritische Werte fallen lassen. HPV und Anästhesie ist ein relativ neues Forschungsgebiet, so daß noch nicht sehr viel und vor allen Dingen keine eindeutigen Ergebnisse vorliegen. Experimentelle Untersuchungen zeigen, daß Halothan, Enfluran und Isofluran annähernd dosisabhängig die HPV abschwächen bzw. aufheben. Marshall et al. [19] perfundierten isolierte Rattenlungen mit den 3 volatilen Anästhetika. Sie fanden, daß alle 3 volatilen Substanzen die HPV in etwa gleicher Größenordnung herabsetzten. Dieses ist in Abb. 5 dargestellt. Domino et al. [7] untersuchten den Einfluß von Isofluran auf die isolierte beatmete Lunge gesunder Hunde. Dabei zeigte sich ebenfalls, daß Isofluran die HPV vermindert. Diese Autoren warnen davor, daß in hohen Dosen Isofluran zu einer Störung der Oxygenation bei Einlungenanästhesie führen kann.

Über Beobachtungen aus der Klinik, bei der die HPV unter dem Einfluß von volatilen Anästhetika gemessen wurde, liegen bisher nur wenig verwertbare Befunde vor. Scott et al. [31] untersuchten den Einfluß von 1,45 MAC Halothan sowie 1,15 MAC Isofluran auf die arterielle Oxygenierung während einer Einlungenventilation bei Patienten, die sich einer Thorakotomie unterziehen mußten. Sie fanden hierbei keine Änderung der arteriellen Oxygenation unter den volatilen Anästhetika im Vergleich zu einer Barbituratanästhesie.

Bei aller Vorsicht scheinen wir davon ausgehen zu können, daß bei Anwendung einer “balanced anaesthesia”, d. h. Anwendung von niedrig dosierten volatilen Anästhetika, den Patienten während einer Einlungenbeatmung kein erhöhtes Risiko entsteht.

Obesitas

Besondere Beachtung sollen Patienten mit Obesitas im Hinblick auf ihre präoperative und intraoperative Lungenfunktionsstörungen verdienen. O_2-Bedarf und CO_2-

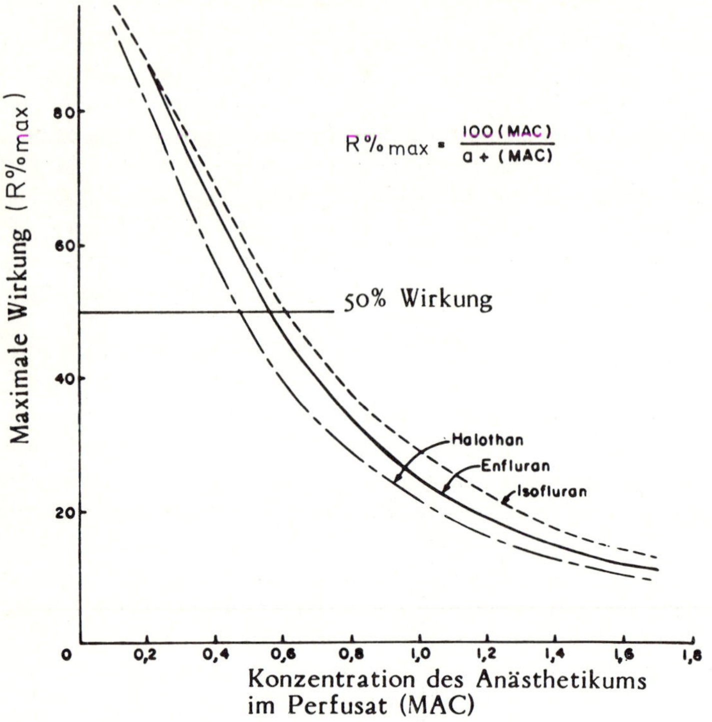

Abb. 5. Dosis-Wirkungs-Kurve für die Hemmung der hypoxischen pulmonalen Vasokonstriktion (HPV) von Halothan, Isofluran und Enfluran. (Nach Marschall et al. [19])

Produktion sind gegenüber einem Normalgewichtigen erhöht. Durch das Fettgewebe sind aber Lungenvolumen und Compliance der Brustwand zusätzlich erniedrigt. Für einen bedarfsdeckenden Gasaustausch ist also eine erhöhte alveoläre Ventilation erforderlich, die wegen der erschwerten Atemarbeit nochmals verstärkt werden muß. Ein niedriges Lungenvolumen, reduzierte Compliance der Thoraxwand und verminderte FRK führen natürlicherweise bei normaler CC zu vorzeitigem "airway closure". Die Folgen davon sind eine erniedrigter Ventilations-Perfusions-Quotient und eine altersentsprechend zu niedrige Oxygenierung des pulmonalvenösen Blutes sowohl in sitzender wie in liegender Position. Aus Abb. 6 wird ersichtlich, daß die FRK des Obesitaspatienten bereits normalerweise und bei aufrechter Körperhaltung kleiner ist als die CC.

Das bedeutet: Im Normalzustand ist bereits ein Teil der terminalen Luftwege verschlossen. Liegende Körperposition und Trendelenburg-Lagerung verstärken diese Gasaustauschstörung in der Lunge erheblich. Im Vergleich zu Normalgewichtigen weisen Obesitaspatienten neben einer präoperativen arteriellen Hypoxie auch während der ersten postoperativen Tage erniedrigte P_aO_2-Werte auf. Aus den vorgenannten Befunden ergibt sich also die Schlußfolgerung, daß beim fettsüchtigen

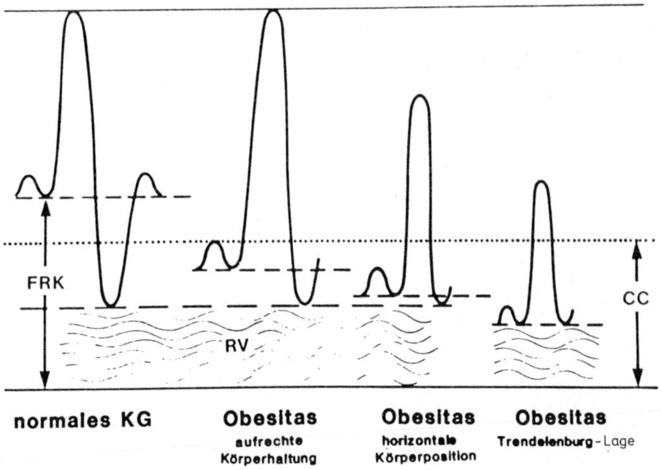

Abb. 6. Darstellung der Lungenfunktionswerte für übergewichtige Patienten

Patienten der Sicherung einer ausreichenden Lungenfunktion Priorität einzuräumen ist. Einer Allgemeinanästhesie mit Intubation ist daher bei diesen großzügig der Vorzug zu geben.

Alter

Die Lungenfunktion alter Patienten zeigt zahlreiche Einschränkungen. Alte Menschen haben einen erniedrigten arteriellen pO_2 und eine erhöhte $D_{Aa}O_2$. Dies ist in Abb. 7 nach Lewin et al. [17] dargestellt. Der Abfall des pO_2 im Alter tritt auch ohne Zeichen einer kardiorespiratorischen Erkrankung auf. Die Gründe hierfür liegen darin, daß das sog. "closing volume" (CV), die Differenz von CC und Residualvolumen, im Alter ansteigt. Der Grund liegt wohl darin, daß die elastischen Zugelemente der Lunge, die Fähigkeit zur Retraktion, Alterungsprozessen unterliegen. So überschreitet etwa ab dem 65. Lebensjahr das CV in aufrechter Körperhaltung die FRK. Dieses führt dann auch bei normaler Atmung zur "airway closure". Das dürfte der entscheidende Grund für die fortschreitende Hypoxämie des alten Menschen sein. Dieses "airway closure" führt zur konsekutiven Erhöhung der $D_{Aa}O_2$ (s. oben). Weiterhin kann die Verminderung des pulmonalen Kapillarbettes mit daraus resultierendem Abfall der pulmonalen Diffusionskapazität ebenfalls zu einer Erhöhung der $D_{Aa}O_2$ und zu einem Abfall des arteriellen pO_2 führen. Die Atemhilfsmuskulatur wird schwächer, die maximale inspiratorische und exspiratorische Kraft vermindert sich auf etwa 50–60% des Wertes in jüngeren Jahren. Die Thoraxwand wird rigider, die neuromuskuläre Koordination wird verschlechtert [9].

Bei diesen Patienten gilt die gleiche Vorsicht wie bei den Patienten mit Fettsucht: Wichtigste Maßnahme während der Anästhesie ist die Sicherung einer ausreichenden Lungenfunktion bei vorbestehender Einschränkung dieser Größen. Deshalb ist auch bei diesen Patienten, abgesehen von Operationen an Extremitäten oder am Unterbauch, die Indikation zu einer Allgemeinanästhesie großzügig zu stellen.

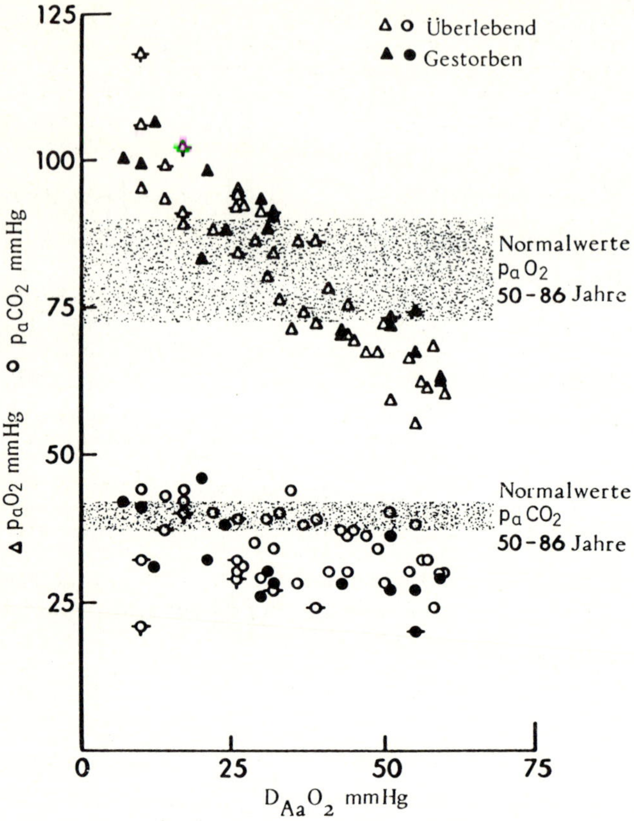

Abb. 7. Das Verhältnis von p_aO_2 und p_aCO_2 zu $D_{Aa}O_2$, präoperativ gemessen bei 57 alten Patienten mit hohem operativen Risiko. Die gepunktete Linie gibt die Normalwerte p_aO_2 und p_aCO_2 wieder. △p_aO_2, ○p_aCO_2, △○ Überlebend, ▲● Gestorben. (Nach Lewin et al. [17])

Literatur

1. Agostini E, Miserochi G (1970) Vertical gradient of transpulmonary pressure with active and artificial lung expansion. J Appl Physiol 29: 705
2. Bergman NA (1963) Distribution of inspired gas during anesthesia and artificial ventilation. J Appl Physiol 18: 1085
3. Bergman NA (1967) Components of the alveolar-arterial oxygen tension difference in anesthetized man. Anesthesiology 28: 517
4. Bergman NA (1979) Pulmonary diffusing capacity and gas exchange during halothane anesthesia. Anesthesiology 32: 317
5. Campbell EJM, Nunn JF, Peckett BW (1958) A comparison of artificial ventilation and spontaneous respiration with particular reference to ventilation-blood flow relationships. Br J Anaesth 30: 166
6. Etsten B, Li TH (1955) Hemodynamic changes during thiopental anesthesia in humans: CO, stroke volume, total peripheral resistance, and intrathoracic blood volume. J Clin Invest 34: 500

7. Domino KB, Borowec L, Alexander LM et al. (1984) Influence of cardiac output on hypoxic pulmonary vasoconstriction during isoflurane anesthesia. Anesthesiology 61: 3A A481
8. Finsterer U (1983) Lungenfunktion unter Narkose. Anästh Intensivmed 24: 227
9. Friedman I, Stoklosa JC (1976), Preoperative clinical evaluation and management of chronic respiratory disease in the aged surgical patient. In: Siegel JH, Chodoff P (eds) The aged and high risk patient: Medical, surgical and anesthetic management. Grune & Stratton New York San Francisco London, p 185
10. Froese AB, Bryan AC (1974) Effects of anesthesia and paralysis of diaphragmatic mechanics in man. Anesthesiology 41: 242
11. Hedenstierna G, Löfström B, Lundh R (1981) Thoracic gas volume and chest-abdomen dimensions during anesthesia and muscle paralysis. Anesthesiology 55: 499
12. Hedenstierna G, Strandberg Å, Brismar B, Lundquist H, Svensson L, Tokics L (1985) Functional residual capacity, thoracoabdominal dimensions, and central blood volume during general anesthesia with muscle paralysis and mechanical ventilation. Anesthesiology 62: 247
13. Hirshman CA, Edelstein G, Peetz S, Wayne R, Downes H (1982) Mechanism of action of inhalational anesthesia on airways. Anesthesiology 56: 107
14. Hoppin FG, Green ID, Mead J (1976) Distribution of pleural surface pressure in dogs. J Appl Physiol 27: 863
15. Hyckey RF, Visick WD (1973) Effect of halothane anesthesia on functional residual capacity and alveolar-arterial oxygen tension difference. Anesthesiology 38: 20
16. Johnson SR (1951) The effect of some anesthetic agents on the circulation in man. Acta Chir Scand [Suppl] 158
17. Lewin I, Lerner AG, Green SH, Del Guerico LRM, Siegel JH (1971) Physical class and physiologic status in the prediction of operative mortality in the aged sick. Ann Surg 174: 217
18. Lundh R, Hedenstierna G (1983) Ventilation-perfusion relationships during anaesthesia and abdominal surgery. Acta Anaesthesiol Scand 27: 167
19. Marshall C, Lindgren L, Marshall BE (1984) Effects of halothane, enflurane, and isoflurane on hypoxic pulmonary vasoconstriction in rat lungs in vitro. Anesthesiology 60: 304
20. Nunn JF (1980a) The effects of anaesthesia on respiration. In: Gray TC, Nunn JF, Utting JE (eds) General Anaesthesia, 4th edn, vol 1. Butterworth, London pp 493–509
21. Nunn, JF (1980b) Anesthesia and the lung. Editorial views. Anesthesiology 52: 107
22. Nunn JF, Bergman NA, Coleman AJ (1965) Factors influencing the arterial oxygen tension during anaesthesia with artificial ventilation. Br J Anaesth 37: 898
23. Pasch T, Kamp HD, Grimm H, Petermann H (1985) Der Einfluß von Inhalationsanästhetika auf die Atemmechanik. In: Peter K, Brown BR, Martin E, Norlando O (Hrsg) Inhalationsanaesthetika, Neue Aspekte. Springer, Berlin Heidelberg New York Tokyo, S 127
24. Rehder K (1979) Anaesthesia and the respiratory system. Can Anaesth Soc J 26: 451
25. Rehder K, Knopp TK (1977) Airway closure. Anesthesiology 47: 40
26. Rheder K, Sittipong R, Sessler AD (1972) The effects of thiopental-meperidine anesthesia with succinylcholine paralysis on functional residual capacity and dynamic lung compliance in normal sitting man. Anesthesiology 37: 395
27. Rehder K, Sessler AD, Rodarte JR (1977) Regional intra-pulmonary gas distribution in awake and anesthetized-paralyzed man. J Appl Physiol 42: 391
28. Rehder K, Cameron PD, Krayer S (1985) Editorial views. New dimensions of respiratory system. Anesthesiology 62: 230
29. Roussos CS, Yoshinosuke F, Macklem PT, Engel LA (1976) Influence of diaphragmatic contraction on ventilation distribution in horizontal man. J Appl Physiol 40: 417
30. Scheidt M, Haytt RE, Rehder K (1981) Effect of rib cage or abdominal restriction on lung mechanics. J Appl Physiol 51: 1115
31. Scott DA, Benumof JL (1984) Halothane and isoflurane do not impair arterial oxygenation during one lung ventilation in patients undergoing thoracotomy. Anesthesiology 61: 3A A484
32. Tenney SM, Miller R.M (1956) Deadspace ventilation in old age. J Appl Physiol 9: 321
33. West JB, Dollery CT, Naimark A (1964) Distribution of blood flow in isolated lung; relation to vascular and alveolar pressures. J Appl Physiol 19: 713
34. Westbrook PR, Stubbs SE, Sessler AD, Rehder K, Hyatt RE (1973) Effects of anesthesia and muscle paralysis on respiratory mechanics in normal man. J Appl Physiol 34: 81

Postoperative Beatmung

J. Kilian

Pulmonale Komplikationen gehören zu den Hauptursachen postoperativer Morbidität und Mortalität [17]. Die Angaben über die Häufigkeit pulmonaler Infektionen nach Oberbaucheingriffen schwanken zwischen 5% und 70%, wobei in Übersichtsarbeiten meist eine Zahl von ca. 20% genannt wird [6]. Als Hauptdeterminanten für das Auftreten pulmonaler Komplikationen werden genannt:
- Eingriffe im Thorax und oberen Abdomen,
- vorbestehende respiratorische Insuffizienz (z. B. chronisch-obstruktive Atemwegserkrankungen),
- Übergewicht (über 120 kg),
- Alter (über 70 Jahre),
- Raucheranamnese,
- Operationsdauer über 4 h,
- Massentransfusion.

Pathophysiologische Veränderungen

Die Ursachen der postoperativen pulmonalen Störungen sind mannigfaltig. Drei Hauptkomponenten sind zu nennen:
- mechanische Faktoren,
- Gasaustauschstörungen,
- Depression des Atemzentrums.

Mechanische Faktoren

Unter den mechanischen Faktoren stehen die restriktiven Störungen mit einer Einschränkung der Vitalkapazität und der funktionellen Residualkapazität (FRK) an oberster Stelle [5]. Die Patienten atmen rasch und flach und sind unwillig oder unfähig, tief durchzuatmen. Die verminderte inspiratorische Kapazität verhindert einen effektiven Hustenstoß.

Die Reduktion der FRK muß als die klinisch wichtigste Veränderung der Lungenvolumina angesehen werden, da sie funktionelle Konsequenzen hat. Die Werte liegen während der ersten 24 h postoperativ bei etwa 70% des Ausgangswertes und normalisieren sich im postoperativen Verlauf erst nach 7–10 Tagen [14]. Die Bedeutung dieser Veränderung wird klar, wenn man das Phänomen des "closing volume" betrachtet. Nunn et al. [18] beschrieben 1965 erstmals einen Verschluß kleiner Atemwege während der Exspiration, wodurch das in den poststenotischen Bereichen eingeschlossene Gas für den Rest der Ausatmung nicht mehr am Gasaustausch teilnimmt. Während das Lungenvolumen, bei dem es zu einem Verschluß terminaler Luftwege kommt, bei jungen und lungengesunden Patienten deutlich unter der FRK liegt, tritt dieser Verschluß im Alter, aber auch bei Rauchern, wesentlich früher auf. Kritisch wird diese Störung spätestens dann, wenn – wie intra- und postoperativ üblich – sich eine Abnahme der FRK hinzuaddiert.

Gasaustauschstörungen

Sie treten normalerweise zeitlich zweigipflig auf, wobei der 1. Gipfel direkt postoperativ zu beachten ist und sich in einer Hypoxämie äußert [15]. Die Ursachen sind überwiegend anästhesiebedingt und zeigen sich als alveoläre Hypoventilation und Ventilations-Perfusions-Störungen. Zusätzliche Faktoren sind die Diffusionshypoxie durch den Wechsel von Lachgas-O_2-Atmung auf Raumluftatmung und die Hypoventilation durch die vorausgegangene intraoperative Hyperventilation, die zu einer Entspeicherung der CO_2-Vorräte geführt hat. Der 2. Gipfel der Hypoxämie liegt ab dem 1. postoperativen Tag und korreliert gut mit der verminderten FRK.

Depression des Atemzentrums

Ebenso wie die Gasaustauschstörung kann auch die Störung des Atemzentrums in 2 Phasen untergliedert werden. Die erste ist anästhesierelevant, die zweite kann durch Analgetika ausgelöst werden. Eine Atemdepression ist nicht nur für Analgetika, sondern auch für alle Inhalationsanästhetika bekannt. Sie verursachen nicht nur eine alveoläre Hypoventilation und eine verminderte Ansprechbarkeit auf CO_2, sondern reduzieren auch den Atemantrieb auf Hypoxämie. Enfluran und Halothan führen bereits in einer Konzentration von 0,1 MAC zu einer verminderten Atemantwort auf eine Hypoxämie [11, 12].

Indikationen zur postoperativen Nachbeatmung

Neben den eigentlichen pulmonalen Risikofaktoren, die intraoperativ entstehen, sich aber massiv postoperativ auswirken können, müssen eine Reihe anderer Faktoren beachtet werden, die Einfluß auf die Entscheidung einer postoperativen Nachbeatmung haben können.

Allgemein anerkannt sind die von Hack u. Rommelsheim [7] genannten Kriterien:
- thorakale Eingriffe,
- Eingriffe im oberen Abdomen (Dauer über 4 h),
- intraoperative Massentransfusion,
- Relaparotomie innerhalb von 5 Tagen,
- Patienten mit Koronarsklerose, Hypertonie und Hypothermie ($\leq$ 35 °C).

Tabelle 1. Postoperatives Muskelzittern und O_2-Verbrauch. (Nach Bay et al. [2])

	Temperatur [°C]	O_2-Verbrauch [ml/min]	$\dot{V}_E$ [l/min]	P_aO_2 [mm Hg]	P_aCO_2 [mm Hg]
Mit Shivering (n = 8)	36,2	531 ± 216	13,7 ± 4,7	77 + 9	36,2 ± 4,0
Ohne Shivering (n = 11)	36,3	230 ± 47	8,0 ± 2,7	76 ± 9	39,9 ± 5,5
Signifikanz		p < 0,001	p < 0,01	n.s.	n.s.

Während in den ersten beiden Fällen die Störung der Atemmechanik und die schmerzbedingte Einschränkung der Atemfunktion im Vordergrund stehen, sind es bei der Massentransfusion pulmonale Gründe, die zu einer Nachbeatmung raten lassen. Eine Relaparotomie innerhalb von 5 Tagen nach dem Ersteingriff erfolgt zu einem Zeitpunkt, bei dem gehäuft mit Atelektasen gerechnet werden muß. Schließlich zeigen die Untersuchungen von Karliczek et al. [9], daß der durch eine Hypothermie ausgelöste Hypertonus eine Gefahr für den Patienten mit Koronarinsuffizienz darstellt. Nach größeren Eingriffen mit Wärmeverlusten muß bei ca. 60% aller Koronarpatienten mit dem Auftreten hypertensiver Blutdruckwerte gerechnet werden [23]. Weiterhin ist bei Patienten mit Temperaturen unter 35 °C mit Umsatzsteigerungen in der Wiederaufwärmphase von mindestens 70% zu rechnen [23]. Ähnliches gilt auch für normotherme Patienten mit postoperativem Muskelzittern. Bay et al. fanden bei diesen Patienten einen durchschnittlichen O_2-Verbrauch von 533 ml/min gegenüber normalen, nicht zitternden Patienten, deren Sauerstoffverbrauch bei 230 ml/min lag (Tabelle 1) [2].

Bei der Durchsicht der Literatur ist auffällig, daß einerseits über die Indikationen und Notwendigkeiten einer postoperativen Nachbeatmung vergleichsweise Einigkeit herrscht, daß die Autoren aber zu sehr unterschiedlichen Ergebnissen hinsichtlich der Effektivität kommen. Während ältere Arbeiten häufig über günstige postoperative Verläufe berichten und eine Senkung pulmonaler Komplikationen beobachten [1, 3, 13], werden in den neueren Arbeiten die Vorteile eher in einer frühen Extubation gesehen [19, 21]. Eigene Ergebnisse bei 51 Patienten nach großen abdominellen Eingriffen an der Aorta zeigen, daß sich aufgrund der prä- und intraoperativen Risiken die Indikation zur Nachbeatmung sehr häufig stellt [10]. Die Dauer der Nachbeatmung lag überwiegend unter 24 h. Gemessen an den P_aO_2-Werten zeigte sich jedoch, daß der Abfall auf auch altersbezogene subnormale Werte häufig nicht verhindert werden konnte. Dennoch sind wir der Meinung, daß die postoperative Nachbeatmung indiziert ist, da wir damit die Zeit der Hypothermie, der eventuellen Volumeninstabilität und der höchsten kardialen Belastung überbrücken können. Wir halten es für außerordentlich wichtig, die vitale Funktion Atmung solange zu stabilisieren, bis die anderen Funktionen Herz-Kreislauf und Wasser-Elektrolyt-Haushalt wieder normalisiert werden konnten.

In diesem Zusammenhang erscheinen die Untersuchungen von Turner et al. [23] von besonderer Bedeutung, die durch eine postoperative Nachbeatmung mit Lachgas-O_2 die O_2-Aufnahme im Normbereich halten konnten. Als Erklärung führten sie

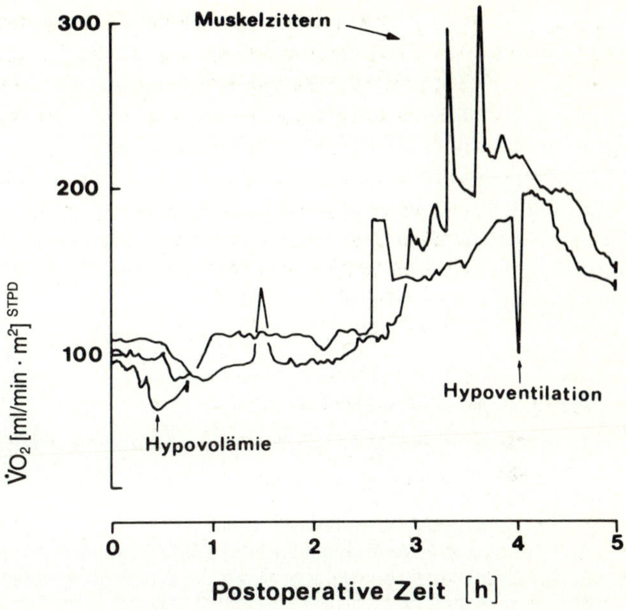

Abb. 1. O_2-Verbrauch in der direkten postoperativen Phase und der Einfluß von Muskelzittern ohne Lachgas-O_2-Beatmung (nach Turner et al. [23])

die Unterdrückung des sonst in der Aufwärmphase üblichen Kältezitterns an, das mit einer starken Erhöhung des O_2-Verbrauchs einhergeht. Turner et al. empfehlen daher, bei Risikopatienten die Lachgas-O_2-Beatmung bis zum Erreichen der Normothermie fortzusetzen (Abb. 1).

Verfahren zur postoperativen Nachbeatmung

Prinzipiell kann als Ziel einer Beatmungstherapie gelten, jene Teilfunktionen der Atmung wiederherzustellen, die als Folge des Krankheitsgeschehens ausgefallen sind. Je nachdem, ob es sich um Störungen der Atemsteuerung, um eine erhöhte Atemarbeit aufgrund einer eingeschränkten Atemmechanik oder um eine Gasaustauschstörung handelt, werden sich unterschiedliche Anforderungen an das einzuschlagende Therapieregime ergeben. Übersicht s. unten. Eine kontrollierte Beatmung wird nur dann notwendig, wenn die Atemsteuerung ausgefallen ist. Kann die

Dies umfaßt folgende Verfahren zur postoperativen Nachbeatmung:

- intermittierende Überdruckbeatmung (IPPV),
- intermittierende maschinelle Beatmung (IMV),
- assistierte Spontanatmung (ASB),
- Spontanatmung mit CPAP.

Atemarbeit nicht oder nur unvollständig vom Patienten erbracht werden, bieten sich unterstützende Verfahren an, die die Spontanatmung teilweise (IMV) oder ganz (assistierte Beatmung) übernehmen. Störungen des Gasaustausches können am ehesten durch Sicherstellung eines kontinuierlichen positiven Atemwegsdrucks unter Spontanatmung (CPAP) behandelt werden.

In der postoperativen Phase, in der meist eine Mischform dieser Störungen vorliegt, sollte immer versucht werden, die Mitarbeit des Patienten möglichst optimal zu nutzen. Dies kann in Form der intermittierenden maschinellen Beatmung (IMV) am intubierten Patienten erfolgen, deren Vor- und Nachteile von Weisman et al. zusammenfassend dargestellt wurden [24].

Als Nachteile sind bekannt:

1. Erhöhtes Risiko einer CO_2-Retention (IMV kann einen erhöhten Atembedarf nicht ausgleichen),
2. Erhöhte Atemarbeit,
3. Ermüdung der Muskulatur,
4. Verlängerte Entwöhnung, wenn die IMV-Frequenz zu langsam gesenkt wird,
5. Erhöhte Wahrscheinlichkeit eines Herzversagens unter der Entwöhnung.

Als Vorteile sind zu nennen:

1. Verhinderung einer respiratorischen Alkalose,
2. verminderter Bedarf an Sedierung zur Adaptation an das Gerät,
3. verminderter mittlerer Beatmungsdruck,
4. gleichmäßige intrapulmonale Gasverteilung,
5. raschere Entwöhnung,
6. Verhindern von Muskelatrophie oder Diskoordination,
7. verminderte Wahrscheinlichkeit eines Herzversagens unter der Entwöhnung.

Als weitere Form der partiellen Übernahme der Atemarbeit durch den Respirator können wir heute die assistierte Spontanatmung (ASB) einsetzen. Bei diesem Verfahren wird jeder Spontanatemzug durch einen einstellbaren, zusätzlich wirksam werdenden Überdruck unterstützt, so daß auch hier ein Teil der Atemarbeit abgenommen wird. Der Übergang zur assistierenden Beatmung ist dabei fließend [8].

Die Applikation eines kontinuierlich positiven Atemwegsdruckes dürfte die älteste Methode der Atemassistenz sein. Über einen Tubus oder eine dicht sitzende Maske appliziert, kann CPAP besonders bei Lungenerkrankungen mit erhöhter Verschlußtendenz der kleinen Atemwege, d. h. also z. B. in der direkten postoperativen Phase, eingesetzt werden. Besonders wichtig erscheint, daß der positive Druck auch während der Inspiration aufgebaut bleibt, um die funktionelle Residualkapazität konstant erhöht zu halten und damit den Gasaustausch zu verbessern [14, 22]. Voraussetzung ist natürlich eine normale Ansprechbarkeit des Atemzentrums und ausreichende Atemexkursionen, Bedingungen, auf deren Einhaltung besonders postoperativ zu achten ist. Der Vorteil der Methode liegt zweifelsohne darin, daß in vielen Fällen eine längerfristige Intubation umgangen werden kann [22]. Dennoch sind die Erfolge auch mit dieser Methode nicht unumstritten [4, 16].

Zusammenfassung

Die postoperative pulmonale Funktionseinschränkung besteht ohne Zweifel. Sie äußert sich in einer Verminderung der FRC und der Vitalkapazität sowie in einer Hypoxämie. Während diese Veränderungen für den primär gesunden Patienten meist tolerabel sind, stellen sie für den pulmonalen und kardialen Risikopatienten eine erhöhte Gefahr dar. Eine postoperative Unterstützung der Spontanatmung ist zumindest bis zum Erreichen einer Normothermie, stabiler Kreislaufverhältnisse und eines ausreichenden pulmonalen Gasaustausches anzuraten.

Literatur

1. Anderson WH, Dossett BE, Hamilton GL (1963) Prevention of postoperative pulmonary complications. Jama 6: 763
2. Bay J, Nunn JF, Prys-Roberts C (1968) Factors influencing arterial pO_2 during recovery from anaesthesia. Brit J Anaesth 40:398
3. Bjork VO, Engström CG (1957) The treatment of ventilatory insufficiency by tracheostomy and artifical ventilation. J Thorac Cardiovasc Surg 34: 228
4. Carlsson C, Sonden B, Thylen U (1981) Can postoperative continuous positive airway pressure (CPAP) prevent pulmonary complications after abdominal surgery? Intensive Care Med 7: 225
5. Craig DB (1981) Postoperative recovery of pulmonary function. Anesth Analg 60: 46
6. Garibaldi RA, Britt MR, Coleman ML, Reading JC, Pace NL (1981) Risk factors for postoperative pneumonia. Am J Med 70: 677
7. Hack G, Rommelsheim K (1976) Respiratorbehandlung als Beginn der postoperativen Rehabilitation nach großen chirurgischen Eingriffen. Prakt Anästh 11: 17
8. Hansen J, Wendt M, Lawin P (1984) Ein neues weaning-Verfahren (Inspiratory flow assistance – IFA). Anaesthesist 33: 428
9. Karliczek G, Birks RJS, Brenken U, Agnew M (1980) Termination of anaesthesia – Do we pay enough attention to its consequences? Anaesthesist 29: 370
10. Kilian J, Martin E, Dell U, Kuppe H (1983) Aufgaben im postoperativen Bereich nach gefäßchirurgischen Eingriffen einschließlich der Intensivmedizin. In: Nobbe F, Rudofsky G (Hrsg) Probleme der Vor- und Nachsorge und der Narkoseführung bei invasiver angiologischer Diagnostik und Therapie. Pflaum München, S. 54
11. Knill RL, Gelb AW (1978) Ventilatory responses to hypoxia and hypercapnia during halothane sedation and anesthesia in man. Anesthesiology 49: 244
12. Knill RL, Manninen PH, Clement JL (1979) Ventilation and chemoreflexes during enflurane sedation and anaesthesia in man. Can Anaesth Soc J 26: 353
13. Lefemine AA, Harken DE (1966) Postoperative care following open-heart operations: routine use of controlled ventilation. J Thorac Cardiovasc Surg 52: 207
14. Lindner KH, Lotz P, Bowdler I, Kloos H (1984) Die Beeinflussung von funktioneller Residualkapazität und ihren Untereinheiten durch intermittierende Anwendung von CPAP bis zum fünften postoperativen Tag nach Oberbaucheingriffen. Anaesthesist 33: 471
15. Lotz P, Doering S, Erdle HP, Wollinsky KH, Spilker E (1984a) Klinische Untersuchungen im Aufwachraum einer chirurgischen Operationseinheit. Anästhesiologie und Intensivmedizin 25: 12

16. Lotz P, Heise U, Schäfer J, Wollinsky KH (1984b) Die Wirkung einer intraoperativen PEEP-Beatmung und einer postoperativen CPAP-Atmung auf die postoperative Lungenfunktion nach Oberbaucheingriffen. Anaesthesist 33: 177
17. Moore FD, Lyons JH, Pierce EC et al. (1969) Post-traumatic pulmonary insufficiency. Saunders, Philadelphia
18. Nunn JF, Coleman AJ et al. (1965) Hypoxaemia and atelectasis produced by forced expiration. Br J Anaesth 37: 3
19. Quasha AL, Loeber N, Feeley TW, Ullyot DJ, Roizen MF (1980) Postoperative respiratory care: A controlled trial of early and late extubation following coronary-artery bypass grafting. Anesthesiology 52: 135
20. Roe CF, Goldberg MJ, Blair CS, Kinney JM (1966) The influence of body temperature on early postoperative oxygen consumption. Surgery 60: 85
21. Shackford SR, Virgilio RW, Peters RM (1981) Early extubation versus prophylactic ventilation in the high risk patient: A comparison of postoperative management in the prevention of respiratory complications. Anesth Analg 60: 76
22. Suter PM, Kobel M (1981) Treatment of acute pulmonary failure by CPAP via face mask: when can intubation be avoided? Klin Wochenschr 59:613
23. Turner E, Braun U, Leitz KH, Hilfiker O (1982) Überwachung der Gesamtsauerstoffaufnahme bei koronarchirurgischen Eingriffen. Anaesthesist 31:280
24. Weisman IM, Rinaldo JE, Rogers RM, Sanders MH (1983) Intermittent mandatory ventilation. Am Rev Respir Dis 127:641

Postoperative Atemtherapie

E. Rügheimer

Operativer Eingriff und Anästhesie, einschließlich Lagerung und maschineller Beatmung, verändern Atemmechanik und Gasaustausch anhaltend bis in die postoperative Phase hinein und können den Weg für Komplikationen mit Krankheitswert bereithalten. Besonders gefährdet sind Patienten, die sich einem Thorax-, Oberbauch- bzw. Zweihöheneingriff unterziehen müssen. Es gilt das Postulat: je enger die anatomische Beziehung zwischen Operationsgebiet und Atemsystem, desto größer die pulmonale Gefährdung.

Geprägt ist die pulmonale Funktionseinbuße, wie eigene Untersuchungen [4, 21] im Einklang mit anderen Autoren [2, 8, 12, 13, 26] zeigen, durch eine Abnahme der Vitalkapazität auf bis zu 25% (Abb. 1). Zu dieser akuten Verminderung der Vitalka-

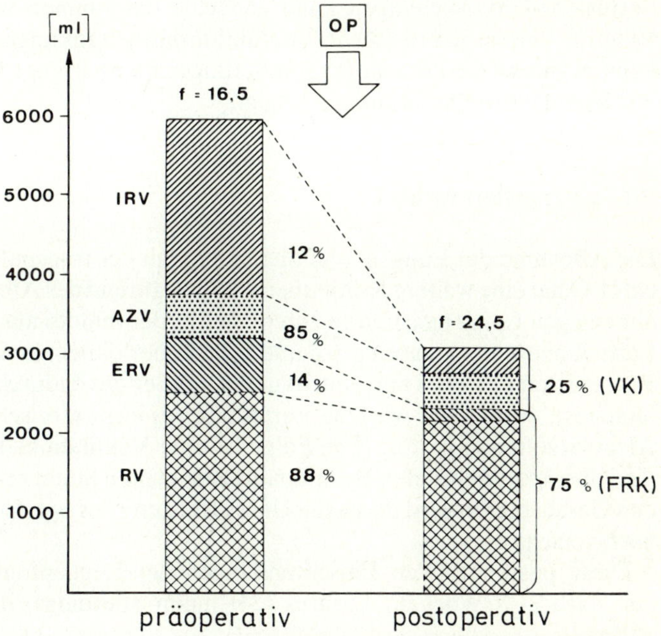

Abb. 1. Prä- und postoperative (1 h postoperativ) Lungenvolumina bei 20 Patienten mit Whipple-Operation. Die Zahlenangaben zeigen, auf wieviel Prozent des Ausgangswertes die einzelnen Volumina reduziert sind ± Atemfrequenz, *VK*, Vitalkapazität, *FRK* funktionelle Residualkapazität, *IR*V inspiratorisches Reservevolumen, *AZ*V Atemzugsvolumen, *ER*V exspiratorisches Reservevolumen, *RV* Residualvolumen. (Aus [21])

pazität („akute Restriktion") – sie ist im wesentlichen durch eine Einschränkung des inspiratorischen Reservevolumens bedingt – addiert sich eine erhebliche Reduktion der funktionellen Residualkapazität auf etwa 75% des Ausgangswertes. Die Ursache ist eine Änderung der thorakoabdominellen Mechanik und Geometrie bei vermindertem Inspirationstonus mit Abnahme des transpulmonalen Druckes besonders im Bereich des höhertretenden Zwerchfells [24].

Diese möglichen Erklärungen sagen jedoch nichts aus über das Ausmaß und den Ort ihrer Wirkung. Wir haben deshalb damit begonnen, mit Hilfe lungenszintigraphischer Untersuchungen topographische Vorstellungen über die Entstehung und das Ausmaß der Verteilungsinhomogenitäten zu gewinnen[1] (Abb. 2). Die Ventilationsuntersuchung wurde mit ^{81m}Kr, die Untersuchung der Perfusion mit ^{99m}Tc durchgeführt [23].

Bei einem Patienten mit aortofemoralem Bypass zeigt der präoperative Befund (Abb. 2a) eine normale Ventilation und Perfusion. Postoperativ (Abb. 2b) sind trotz längerer Operationsdauer keine wesentlichen Einschränkungen beider Funktionen erkennbar. Aber dieses Bild ändert sich völlig, wenn sich der Patient einem Oberbauch-, Thorax- oder Zweihöhleneingriff unterziehen muß. Bei einem Patienten mit linksthorakaler Ösophagusresektion konnten wir präoperativ eine altersentsprechende Ventilation und Perfusion dokumentieren (Abb. 2c). Postoperativ (Abb. 2d) zeigt sich hier ein fast vollständiger Ventilationsausfall links mit leichten Ventilationsinhomogenitäten rechts. Die Perfusion ist nicht in gleichem Umfange reduziert.

Aus dem Vergleich von präoperativ und postoperativ angefertigten Ventilations-Perfusions-Untersuchungen kann zunächst entnommen werden, daß die Art des Eingriffs einseitige erhebliche Ventilationseinschränkungen der Lunge hervorrufen kann, während die Perfusionsveränderungen keine strenge Korrelation zum Ausmaß der Ventilationseinschränkung zeigen.

Was also passiert wirklich?

Die Abnahme der Lungenvolumina und damit des transpulmonalen Drucks um 1–4 cm H_2O hat eine weitere Konsequenz [35]. Während des Atemzyklus kommt es in den abhängigen Lungenpartien zu einem mehr oder minder ausgeprägten Einschluß von Luftvolumen, dem "closing volume". Je früher dabei ein Verschluß der terminalen Bronchiolen unter 0,8 mm eintritt und je größer das dadurch eingeschlossene Luftvolumen ist, desto mehr wird die Verteilung des inspiratorischen Gasvolumens auf das Alveolarvolumen gestört. Die Folge ist eine Ventilations-Perfusion-Mißverteilung, die von minderbelüfteten Bezirken bis zum echten Shunt reicht. Die Auswirkung auf den Gasaustausch wird durch die Unterdrückung des sog. Euler-Liljestrand-Reflexes noch verschärft.

Diese postoperativen Einschränkungen der Lungenfunktion normalisieren sich erst nach 2–3 Wochen. Lazarus [24] meint allerdings, daß sich die funktionelle

[1] Wir danken Herrn Prof. Dr. F. Wolf, Direktor des Instituts und der Poliklinik für Nuklearmedizin der Universität Erlangen–Nürnberg, für die Durchführung der szintigraphischen Untersuchungen und die freundliche Überlassung der Abbildungen.

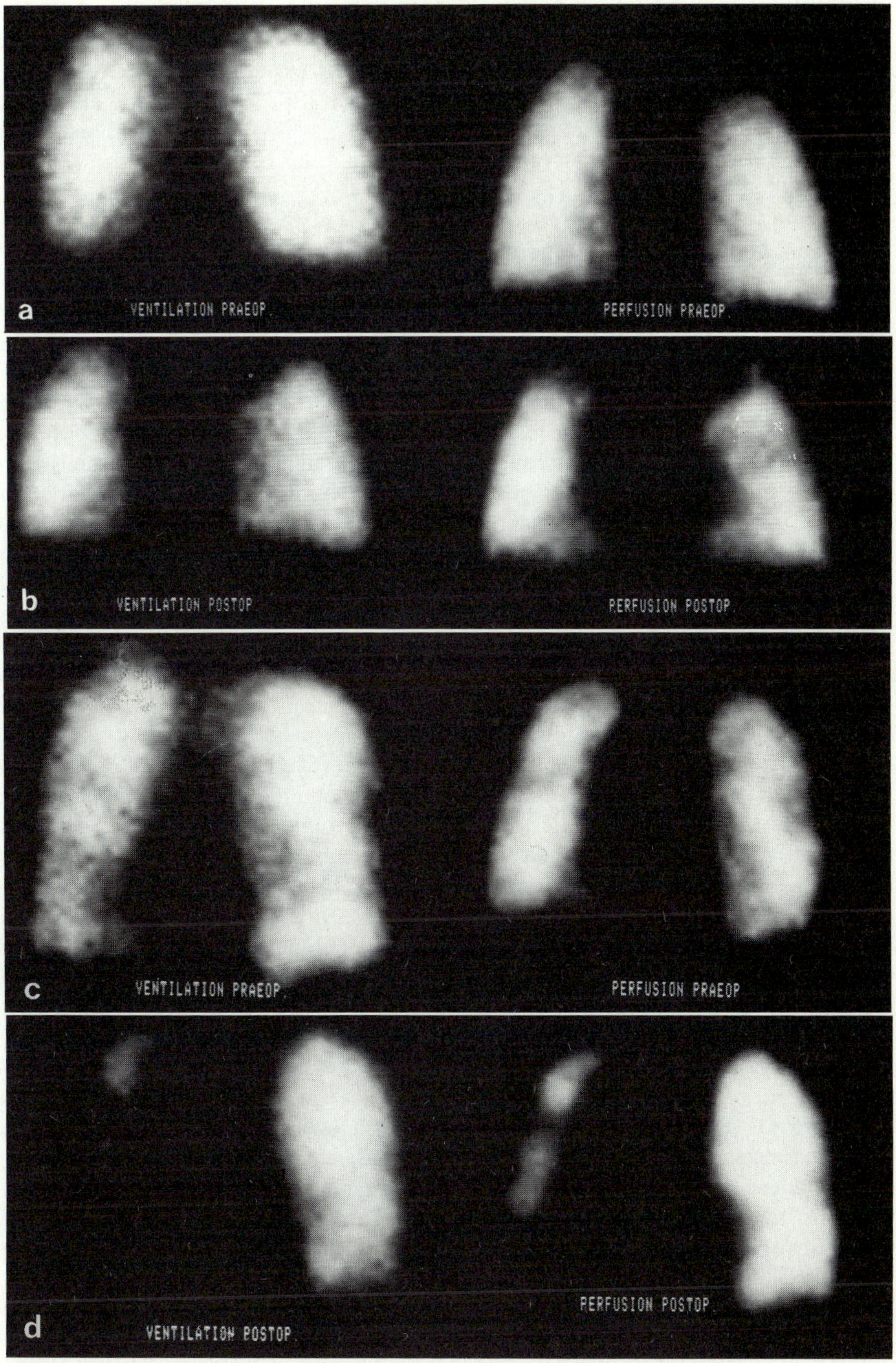

Abb. 2a–d. Prä- und postoperative szintigraphische Untersuchungen der Ventilation (jeweils *links*) und Perfusion (jeweils *rechts*) der Lunge bei einem Patienten mit aortofemoralem Bypass rechts (**a, b**) und bei einem Patienten mit linksthorakaler Ösophagusresektion (**c, d**)

Residualkapazität (FRK) bereits innerhalb der ersten 2 h nach Operation erhole, um dann nach einem scheinbar freien Intervall von 12–16 h erneut abzufallen. Er interpretiert dieses freie Intervall als einen Hinweis auf eine mögliche intra- oder postoperative Surfactantbeeinträchtigung (vgl. auch [8]). Wir konnten bei unseren postoperativen Lungenfunktionsmessungen – 3–5 h nach Whipple-Operation und am 1. postoperativen Tag – diesen biphasischen Verlauf der FRK nicht finden [21].

Der Krankheitswert einer präoperativ eingeschränkten Lungenfunktion

Die prozentualen Einschränkungen der Lungenfunktionsparameter nach Oberbauchlaparatomien bzw. Thoraxeingriffen gleichen sich bei Patienten mit normaler Lungenfunktion und mit präexistenten Atemwegserkrankungen. Die Ursache hierfür ist, daß an der Ausbildung der postoperativen Restriktion Komponenten beteiligt sind, die alle Operierten gleichermaßen treffen, v.a. der postoperative Schmerz sowie die chirurgisch bedingte Traumatisierung. Daraus wird häufig – beispielsweise von Klose et al. [22] – der Schluß gezogen, daß dem präoperativ gesunden Patienten postoperativ von Seiten des bronchopulmonalen Systems die gleiche Gefahr drohe wie dem Patienten mit präexistenter Lungenfunktionseinschränkung. Abgesehen davon, daß eine solche These erst einmal zu beweisen wäre, sind wir allein schon aufgrund pathophysiologischer Überlegungen zu einer anderen Auffassung gekommen.

Unseres Erachtens wiegt eine mäßige Einschränkung der Lungenvolumina bei Patienten mit präexistenten Vorerkrankungen ungleich gravierender als die – absolut gesehen – größere Absenkung bei Patienten mit normaler Lungenfunktion. Dieser Sachverhalt sei in Abb. 3 exemplarisch am postoperativen Verlauf der Sekundenkapazität (FEV_1) demonstriert [7]. Das absolute Einsekundenvolumen sinkt auf etwa 30–40% des Normalwertes. Die Kollektive mit normaler Lungenfunktion bzw. mit präexistenter Vorerkrankung zeigen also vergleichbare Abfälle. Vergegenwärtigt man sich jedoch, daß 5% des Normalwertes des FEV_1 ein absolutes Volumen von ca. 200 ml und 10% ein Volumen von ca. 400 ml repräsentieren, dann wird ein entscheidender Unterschied deutlich. Denn es dürfte nicht unerheblich sein, ob in der postoperativen Phase das absolute Einsekundenvolumen beispielsweise 500 ml, 900 ml oder 1300 ml beträgt. In Abb. 4 sind diese Zusammenhänge graphisch veranschaulicht.

Eine vergleichende Darstellung der postoperativen Änderung der Lungenvolumina und des Gasverteilungsindex von Voigt u. Schorer [35] weist in die gleiche Richtung. Die Patienten wurden thorakotomiert. Die Ergebnisse bei Patienten ohne primäre Einschränkung der Lungenfunktion sind denen bei Patienten mit präoperativ bestehender Einschränkung der Lungenfunktion im Sinne einer kombinierten Ventilationsstörung in Abb. 5 gegenübergestellt. Während der Gasverteilungsindex bei den lungengesunden Patienten praktisch konstant bleibt, steigt er bei den Patienten mit präexistenten Lungenerkrankungen signifikant an.

Die prozentual zwar geringen, absolut betrachtet jedoch bedeutenden Unterschiede im postoperativen Verhalten der ventilatorischen Lungenfunktionsparameter zwischen Kollektiven mit normaler bzw. nicht normaler Lungenfunktion sind daher als deutliche Anhaltspunkte für eine größere Gefährdung von Patienten mit

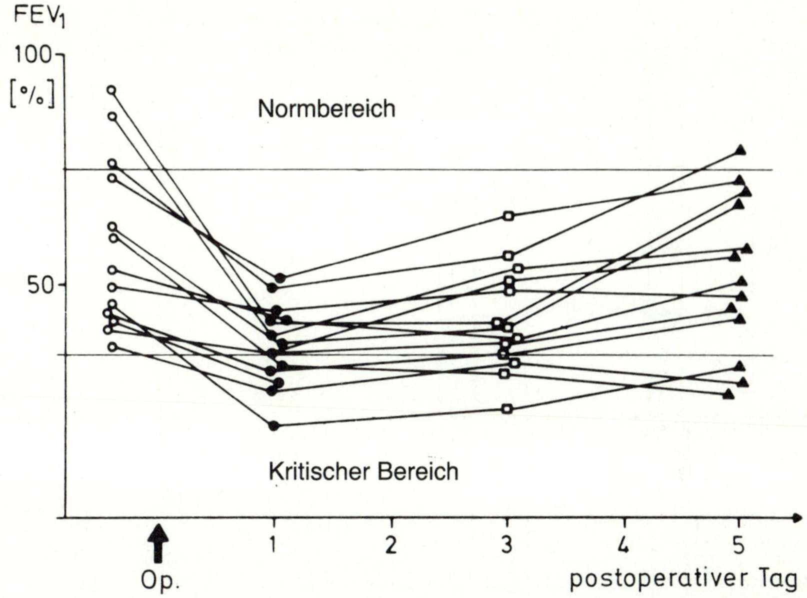

Abb. 3. Prozentuale Beeinträchtigung des Lungenfunktionsparameters Sekundenkapazität (FEV_1) im postoperativen Verlauf (1.–5. Tag, Einzelmessungen an 13 Patienten. (Aus [7])

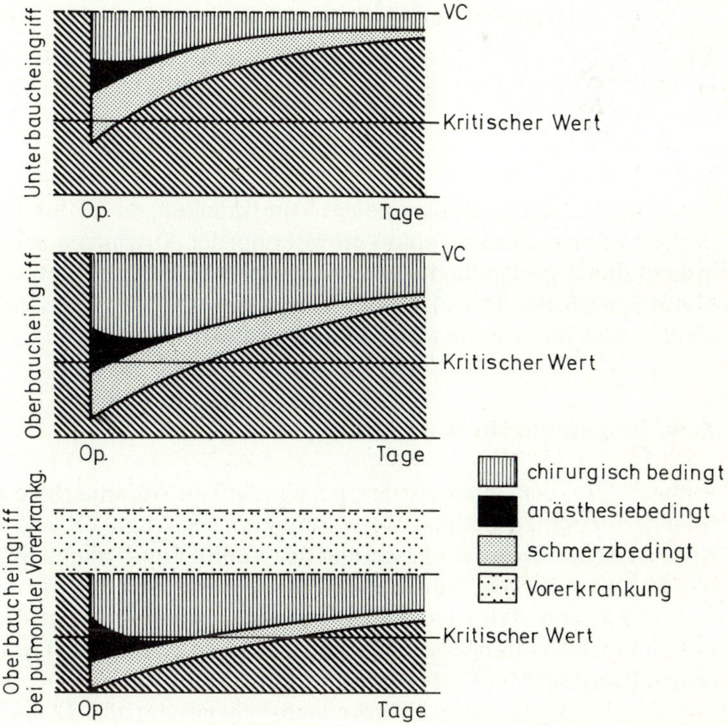

Abb. 4. Beteiligung verschiedener restriktiver Komponenten an der perioperativen Einschränkung der Vitalkapazität (*VK*) (Aus [20])

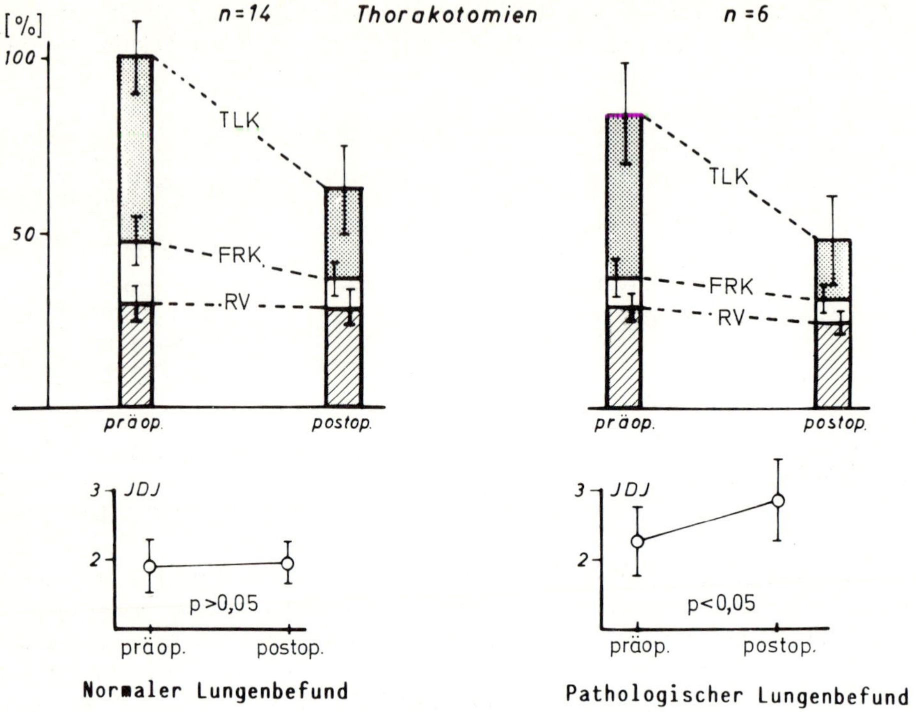

Abb. 5. Postoperative Änderung der Lungenvolumina (*TLK, FRK, RV*) und des Gasverteilungsindex (*JDJ*). (Aus [35])

präexistenten bronchopulmonalen Vorerkrankungen zu interpretieren. Entscheidende Voraussetzung für eine Verbesserung der Ausgangssituation dieser Patientengruppe durch geeignete atemtherapeutische Maßnahmen ist also eine lungenfunktionsdiagnostische Identifizierung dieser Patienten vor der Operation und ein entsprechendes Monitoring während und nach der Operation.

Ziele der postoperativen Atemtherapie

Primäres Ziel der unmittelbaren postoperativen Atemtherapie ist eine Normalisierung der operationsbedingt eingeschränkten FRK und VK und ein Offenhalten des Bronchialsystems zur Verbesserung der Ventilationsbedingungen in minderbelüfteten Alveolarbezirken. Nur so kann einer sekretorischen Obstruktion und damit der Entstehung von atelektatischen Lungenbezirken vorgebeugt werden. Zur Vermeidung bzw. Behandlung einer sekretorischen Obstruktion mit konsekutiven entzündlichen und infektiösen Prozessen sind zusätzlich medikamentöse und andere Maßnahmen wie Atemgymnastik, Hochfrequenzbehandlung oder Bronchoskopie angezeigt, um den Mukustransport zu fördern, die verschlossenen Lungenareale wieder zu belüften sowie Entzündung und Infektion zu behandeln [15].

Die Atemtherapie umfaßt eine Reihe therapeutischer Prinzipien, deren Ziel es ist, die Homöostase der äußeren Atmung aufrecht zu erhalten bzw. wiederherzustellen [39]:

- Anfeuchtung/Erwärmung,
- Sekretolyse,
- lokale Pharmakotherapie,
- Änderung der inspiratorischen O_2-Konzentration,
- Erhöhung der FRK,
- Übernahme der Atemarbeit,
- Beeinflussung der Gasdistribution.

Dabei ist zu berücksichtigen, daß die Indikationsstellung patientenbedingt und/oder operationsbedingt erfolgt.

Für Patienten mit präexistenten bronchopulmonalen Begleiterkrankungen beginnt die Therapie auf jeden Fall vor der Operation. Das gilt insbesondere für Patienten mit chronisch-obstruktiven Atemwegserkrankungen, da diese dank der guten Beeinflußbarkeit der obstruktiven Komponente besonders gut zu optimieren sind.

Aber auch Patienten, die aufgrund der geplanten Operation eine wesentliche Reduktion ihrer Lungenvolumina erfahren, also bei Thorax- und Oberbaucheingriffen, müssen in einem präoperativen Trainingsprogramm mit den Methoden vertraut gemacht werden, mit deren Hilfe ihre Lungenfunktionseinschränkung behandelt und die Inzidenz pulmonaler Komplikationen gesenkt werden kann. Die Patienten sind postoperativ viel eher dazu bereit, atemtherapeutische Bemühungen auch unter Schmerzen durchzuführen, wenn sie präoperativ über deren Stellenwert unterrichtet wurden und durch die Erfahrung einer hier erreichten Verbesserung – selbst wenn sie nur subjektiv ist – motiviert sind. So konnten beispielsweise Tiefel u. Seibt [33] im Rahmen ihrer Untersuchungen zum therapeutischen Husten zeigen, daß sich der Peak-flow-Wert (PEF) als Maß für die Effizienz des Hustens durch sachgerechte und geduldige Unterweisung erheblich steigern läßt.

Verfahren der postoperativen Atemtherapie

Die angewandten Verfahren, die sich systematisch in 4 Gruppen zusammenfassen lassen, kombinieren meist mehrere der zur Verfügung stehenden pharmakologischen, apparativen und physikalischen Prinzipien (s. Übersicht, Seite 30). Allerdings müssen diese, um eine Transparenz der Therapie zu gewährleisten, unabhängig voneinander variiert werden können [39].

Das Spektrum reicht von einfachen atemgymnastischen Übungen mit tiefem Durchatmen und kräftigem Husten über Atemübungen mit maximaler willkürlicher Inspiration unter Anwendung von Incentive spirometers, die Inhalationstherapie und die Therapie der sekretorischen Obstruktion bis hin zur kontrollierten Beatmung mit PEEP. Ihr Einsatz erfolgt stufenweise eskalierend bzw. deeskalierend in Anpassung an die jeweilige Situation des Patienten.

Übersicht: Systematik atemtherapeutischer Verfahren

1. Physikalische Atemtherapie:
   - Atemgymnastik,
   - Husten,
2. Inhalationstherapie:
   - willkürliche maximale Inspirationsmanöver (SMI),
   - Spontanatmungsinhalation (EPAP, CPAP),
   - Beatmungsinhalation ("coached" IPPB).
3. Therapie der sekretorischen Obstruktion:
   - Erhalt des Bioklimas,
   - Medikamentenapplikation,
   - Hochfrequenzbehandlung,
   - bronchoskopische Absaugung.
4. Adaptierte Beatmungstherapie.

Postoperative Schmerztherapie

Voraussetzung für den erfolgreichen Einsatz atemtherapeutischer Verfahren ist ein schmerzfreier, kooperativer Patient. Das Standardverfahren ist immer noch die systemische Applikation von Opioiden nach dem subjektiven Bedarf des Patienten. Nach großen Oberbauch- bzw. Thorakoabdominaleingriffen bevorzugen wir allerdings die kontinuierliche Periduralanalgesie.

Wenn auch die peridurale Morphingabe nach Untersuchungen von Kamp u. Müller [21] in den gemessenen Lungenvolumina keine statistisch signifikanten Unterschiede zur systemischen Applikation von Analgetika zeigte, so ist doch bei der Periduralanalgesie v. a. die Mobilität des Patienten von Vorteil. Er bleibt wach, ist kooperativ und häufig auch günstig stimuliert, was die Anwendung atemtherapeutischer Maßnahmen erleichtert. Bei Thoraxeingriffen haben wir Interkostalblockaden und – mit weitaus besserem Erfolg – die Kryoanalgesie eingesetzt [37]. Jedoch muß man sich immer wieder vor Augen halten, daß auch eine optimale Schmerztherapie als alleinige Prophylaxe bronchopulmonaler Komplikationen nicht ausreicht, da die postoperativen Ventilationsstörungen überwiegend durch Änderungen der thorakoabdominellen Mechanik und Geometrie bedingt sind.

Physiotherapeutische Maßnahmen

Die Basis aller atemtherapeutischer Konzepte sind einfache physikalische Maßnahmen wie Atemübungen, Perkussions- und Vibrationsmassagen, Lagerungsdrainagen, Hustentechnik und frühzeitige Mobilisierung. Der therapeutische Wert des Abhustens kann gar nicht hoch genug eingeschätzt werden. Wir sehen das tagtäglich bei unseren operierten Patienten.

Husten muß aber in der richtigen Körperhaltung vorgenommen werden, Oberkörper gering nach vorn geneigt, Hände und Füße auf der Bettkante bzw. auf einem

Schemel abgestützt. Einleiten sollt man das Husten durch eine möglichst tiefe, dabei aber langsame Inspiration. Dann sollten 2–3 Hustenstöße ohne erneute Inspiration dazwischen erfolgen (s. Übersicht).

Übersicht: Voraussetzungen zum effektiven Husten bei chirurgischen Patienten. (Aus [33])

I. *Richtige Position:*
- a) Möglichst:
  - auf der Bettkante sitzend,
  - Oberkörper leicht vornübergebeugt,
  - Füße aufgestützt,
  - Hände aufgestützt.
- b) Sonst:
  - Oberkörper angehoben,
  - Knie angewinkelt,
  - Füße abgestützt.

II. *Richtige Atemtechnik:*
- a) Mehrere tiefe, aber langsame Inspirationen zunächst durch die Nase, dann durch den Mund.
- b) Nach tiefer Inspiration mehrmalige Hustenstöße *ohne* erneute Inspiration zwischen den einzelnen Hustenstößen.

III. *Zusätzliche Hilfen:*
- a) Schmerztherapie,
- b) ausreichende Befeuchtung der Einatemluft,
- c) Gegenhalten im Wundbereich.

IV. *Übungen zur Stärkung der Atemmuskulatur.*

Husten zu provozieren kann aber auch von Nachteil sein: Liegt beispielsweise bei Asthma und schwerer chronischer Bronchitis eine Instabilität des Tracheobronchialsystems vor, so kann die beim Husten auftretende intrapleurale Druckerhöhung bis zum subtotalen Verschluß weit peripher gelegener Bronchialabschnitte wie auch der größeren Atemwege führen. Der Husten wird dann zum Nachteil, da bei falsch angesetzter Hustentherapie die erhöhte gasdynamische Atemarbeit vorwiegend aus flußunwirksamer kompressiver Blindarbeit besteht [3].

Spezielle Verfahren aktiver Atemtherapie

Neben den einfachen physikalischen Routinemaßnahmen und der O_2-Therapie in der 1. postoperativen Phase stehen im wesentlichen 3 spezielle Verfahren für eine aktive Atemtherapie zur Verfügung:

1. maximale willkürliche Inspirationsmanöver (SMI) unter Anwendung von Incentive spirometers,
2. Beatmungsinhalation mit intermittierendem positivem Druck (IPPB) und
3. Spontanatmung mit positivem Atemwegsdruck (EPAP/CPAP) über Maske oder Mundstück.

Wie bereits erwähnt, ist das erste Ziel der postoperativen Atemtherapie eine möglichst weitgehende Erhaltung bzw. Wiederherstellung ausreichender Lungenvolumina und Ventilationsbedingungen. Nun gibt es seit langem einen Meinungsstreit, ob dieses Ziel allein mit willkürlichen Inspirationsmanövern zu erreichen ist oder ob der Effekt durch Beatmung verbessert werden kann.

Spontaninhalation vs. Beatmungsinhalation

Wir haben eine Studie durchgeführt, die klären sollte, ob bei Patienten nach einem abdominellen bzw. thorakoabdominellen Eingriff die Spontaninhalation oder die Beatmungsinhalation ohne Medikamentenzusätze den besseren Erfolg zeitigt.

Die Patienten wurden in die Kontroll- und 3 Therapiegruppen eingeteilt (Tabelle 1):

- Die Patienten der Kontrollgruppe und der Gruppe B und C hatten präoperativ eine leere pulmonale Anamnese und eine unauffällige Lungenfunktion.
- Gruppe B erhielt nach einem festen zeitlichen Schema Spontaninhalationen von physiologischer Kochsalzlösung mit dem Heyer-Düsenvernebler.
- Gruppe C wurde mit IPPB therapiert.
- Patienten mit präoperativem pathologischem Befund wurden der Gruppe D zugeordnet und wie Gruppe C behandelt.

Bei allen Patienten zeigte sich unmittelbar postoperativ die bereits bekannte massive Einschränkung aller atemmechanischen Parameter, die sich innerhalb der ersten 3 postoperativen Tage nur unwesentlich änderten. Beispielhaft sind in Abb. 6 die Meßwerte für die FRK und die Diffusionskapazität (DCOSB) aufgetragen. Es konnten zwar bei den Nachmittagsmessungen gelegentlich in der Tendenz leichte Verbesserungen gemessen werden, die möglicherweise einen Therapieeffekt andeuten. Aber konservieren ließ sich dieser „Erfolg“ nicht. Im Gegenteil: bei Patienten mit obstruktiven Erkrankungen war die Beatmung ohne Medikamente eher von Nachteil.

Nun könnte man ob dieser Ergebnisse in therapeutischen Nihilismus verfallen, der sogar eine gewisse Begründung in der Literatur fände [1, 28], wäre da nicht unsere langjährige Erfahrung mit erfolgreich behandelten Patienten.

Tabelle 1. Vergleichende Untersuchung verschiedener Verfahren zur Atemtherapie. Biometrische Daten der Patienten in den einzelnen Therapiegruppen. *Gruppe A:* Kontrollgruppe ohne spezifische Atemtherapie; *Gruppe B:* Inhalation unter Spontanatmung bei präoperativ normalem Lungenbefund; *Gruppe C:* IPPB-Beatmungstherapie bei präoperativ normalem Lungenbefund; *Gruppe D:* IPPB-Beatmungstherapie bei präoperativ pathologischem Lungenbefund

	n	Alter (Jahre)	Größe [m]	Gewicht [kg]	Op.-Dauer [min]	abdominale Op.	abdomino-thorakale Op.
Gruppe A	13	50	1,73	72	220	12	1
Gruppe B	7	55	1,74	74	210	5	2
Gruppe C	5	58	1,69	63	215	5	–
Gruppe D	7	63	1,70	65	200	7	–

a
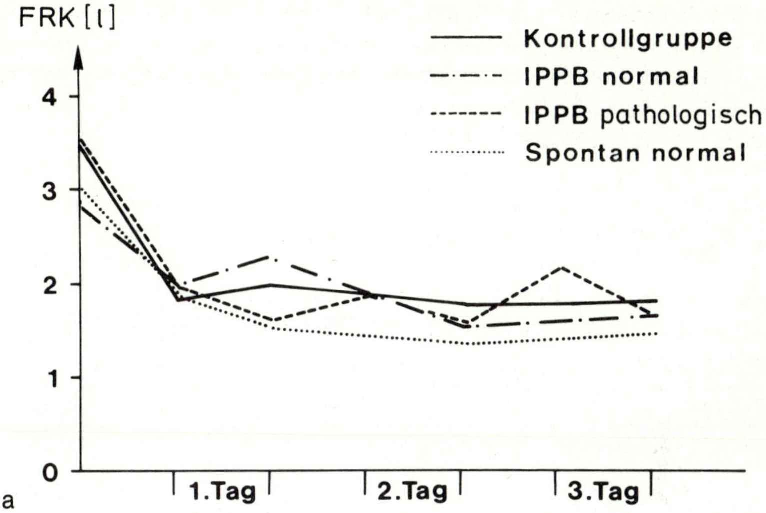

b
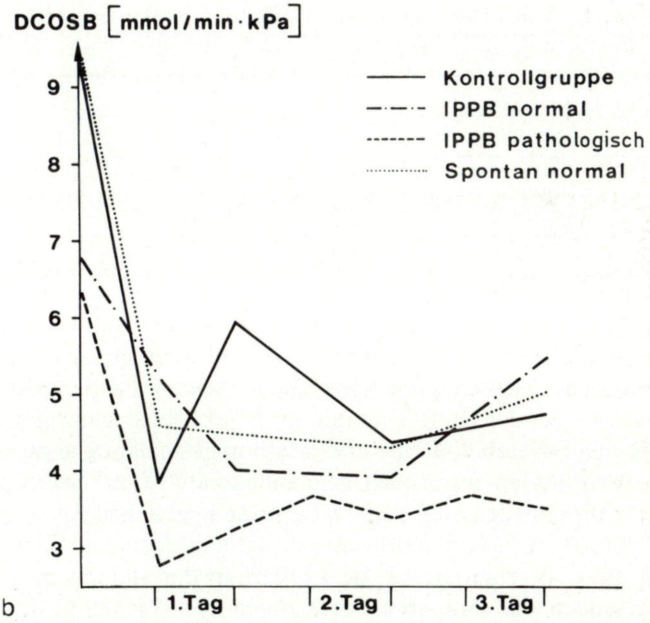

Abb. 6a, b. Prä- und postoperativer Verlauf der funktionellen Residualkapazität (*FRK*, **a**) und der Diffusionskapazität bei (*DCOSB*, **b**) bei Anwendung verschiedener atemtherapeutischer Verfahren

SMI- vs. IPPB-Therapie

Wir haben deshalb in einer 2. Studie unseren Untersuchungsansatz geändert und den Erfolg der IPPB-Therapie – ebenfalls ohne Zusatzmedikation – mit willkürlichen maximalen Inspirationsmanövern (SMI) im unmittelbaren Anschluß an die jeweilige

Tabelle 2. Verbesserung von Lungenfunktionsparametern vor und nach einmaliger IPPB-Therapie bzw. SMI-Therapie (n = 25). (Aus [7])

IPPB-Therapie

Variable	Vor IPPB	Nach IPPB	△ V	[%]	
FVK [ml]	1462	1716	254	17	$p < 0{,}01$
IRV [ml]	545	660	115	21	$p < 0{,}05$
ERV [ml]	324	434	120	37	$p < 0{,}01$
FEV_1 [ml]	1125	1319	194	17	$p < 0{,}01$
PEFR [ml/s]	3300	4076	776	24	$p < 0{,}01$
FRK [ml]	2197	2498	301	14	$p < 0{,}05$

SMI-Therapie

Variable	Vor SMI	Nach SMI	△ V	[%]	
FVK [ml]	1435	1508	73	5	$p < 0{,}05$
IRV [ml]	560	614	54	10	n.s.
ERV [ml]	299	306	7	2,5	n.s.
FEV_1 [ml]	1148	1218	70	6	$p < 0{,}05$
PEFR [ml/s]	3352	3572	220	6,5	$p < 0{,}01$
FRK [ml]	2055	2132	77	4	n.s.

Anwendung verglichen [7]. Die Ergebnisse in Tabelle 2 zeigen, daß sowohl die IPPB-Therapie als auch die SMI-Therapie grundsätzlich geeignet sind, die Lungenvolumina zu vergrößern, wobei die IPPB-Therapie im Effekt sogar günstiger erscheint. Mit anderen Worten: Tiefatemübungen und Beatmungsinhalation sind grundsätzlich in der Lage, die Ventilation – wenn auch nicht anhaltend – zu verbessern. Es muß jedoch darauf hingewiesen werden, daß sich die besseren Ergebnisse der Beatmungsinhalation nur mit der sog. “coached IPPB with ventilator adjustment” [7] erreichen lassen. Das Prinzip dieses Verfahrens ist die Förderung der spontanen inspiratorischen Atemanstrengungen der Patienten durch einen zusätzlichen Beatmungsanteil (s. Übersicht).

Mit anderen Worten: physiologische Eigenatmung so viel wie möglich, unphysiologische Beatmung soviel wie nötig. Dabei sollen sich die Patienten nicht einfach aufblasen lassen, sondern erst nach Erreichen der maximalen – aber eben zu geringen – spontanen Inspiration vom Gerät auf ein eingestelltes Sollvolumen beatmen lassen und endexspiratorisch 3–5 s anhalten. Mit diesem Verfahren können – wohlgemerkt postoperativ! – Tidalvolumina erreicht werden, die ca. 25% über der inspiratorischen Kapazität bei aktiver Einatmung liegen [7]. Voraussetzung ist allerdings, daß der Inspirationsspitzendruck des Respirators nicht bei 15–20 cm H_2O fixiert, sondern den individuellen Bedürfnissen der Patienten angepaßt wird. Besonders bewährt hat sich

Übersicht: Kenngrößen für die IPPB-Behandlung

Atemfrequenz:	10–12/min,
Atemzeitverhältnis:	I:E = 1:1,
Steuerprinzip:	druckgesteuert,
Beginn der Inspiration:	Triggerdruck – 1,5 mbar,
Inspirationsdruck:	stufenlos 10–45 mbar,
Inspirationsflow:	stufenlos 22–45 l/mbar,
Flowverhalten:	dezelerierend,
Verneblerflow:	ca. 5 l/min,
Verneblerleistung:	ca. 4 ml/10 min Beatmung,

variable exspiratorische Atemstenosen.

bei dieser Form der Beatmung wie auch beispielsweise beim Husten der Handkontakt durch die Atemtherapeutin [10]. Ängstliche Patienten und solche mit starkem Wundschmerz lassen sich dann ohne Gegenspannen und Gegenatmen aufblasen.

Den positiven Wirkungen der IPPB-Behandlung stehen mögliche Nebenwirkungen gegenüber (s. Übersicht). Wir haben zwar in unserem Krankengut bislang noch keine gravierenden Zwischenfälle beobachtet, dennoch muß auf potentielle Gefahren geachtet werden.

Übersicht: Positive physiologische Auswirkungen und mögliche Nebenwirkungen der IPPB-Beatmungstherapie

Positive Auswirkungen:
- Zunahme des mittleren Atemwegsdrucks,
- Zunahme der inspiratorischen mechanischen Bronchodilatation,
- Abnahme der Atemarbeit,
- Manipulation des Inspirations-Exspirations-Verhältnisses,
- Zunahme des AZV.

Mögliche Nebenwirkungen:
1. Respiratorische Nebenwirkungen
   - Hyperventilation,
   - Hypoxiegefahr,
   - Hyperkapnie (bei F_1O_2 = 1,0),
   - Airtrapping,
   - Barotrauma (Pneumothorax),
   - Resistanceerhöhung (bei Patienten mit COPD).
2. Kardiovaskuläre Nebenwirkungen
   - Verminderung des venösen Rückstromes,
   - Erhöhung des Pulmonalisdrucks,
   - Abnahme des HZV.
3. Gastrointestinale Nebenwirkungen
   - Magenüberblähung,
   - Übelkeit.
4. Andere potentielle Nebenwirkungen
   - Steigerung des Hirndruckes,
   - Antidiurese durch Aldosteron und ADH,
   - nosokomiale Infektionen.

Medikamentöse Therapie

Nun, wenn es auch schwierig ist, den objektiven Wert der IPPB-Therapie nachzuweisen, so überzeugt doch, daß zumindest während der Beatmung, wie die vergrößerten Ventilationsparameter beweisen, mehr Lunge einer Therapie zugänglich gemacht wird. Dieser Effekt der Rekanalisierung verschlossener Bronchialabschnitte durch IPPB-Beatmung muß durch Einbringung geeigneter Medikamente konserviert werden. Das heißt: durch die Wahl entsprechender Partikelgrößen das Medikament am vorgesehenen Wirkort zu deponieren, das einer Obstruktion der Bronchiallumina infolge entzündlicher Schleimhautschwellung, Hyper- und Dyskrinie mit Mukostase, Spasmen der glatten Muskulatur und einer Keim- und Pilzbesiedlung entgegenwirkt [18]. Zur Therapie stehen je nach Genese die in Tabelle 3 in Auswahl aufgeführten Medikamente zur Verfügung.

Die für die systemische Gabe von Sekretolytika empfohlenen Dosierungen sollten allerdings nach unseren klinischen Erfahrungen erhöht werden, da in der Regel keine wesentlichen Nebenwirkungen zu erwarten sind, vorausgesetzt, der Patient kann husten.

Die systemische Gabe von Methylxanthinen ist dann indiziert, wenn β-Mimetika und andere Maßnahmen zur Besserung einer Obstruktion nicht ausreichen. Therapeutisch haben v. a. die Theophylline Bedeutung. Zu beachten ist der relativ schmale therapeutische Bereich, der durch regelmäßige Theophyllinspiegelbestimmungen im Serum zwischen 8–20 mg/l gehalten werden sollte [19]. Bei Überschreiten dieses Bereiches können sich – individuell sehr unterschiedliche – klinisch auffällige Nebenwirkungen zeigen: Unruhe, Kopfschmerzen, Brechreiz, Herzrhythmusstörungen,

Tabelle 3. Medikamentöse Therapie der chronischen Atemwegsobstruktion. (Aus [7])

Störfaktor	Medikamentengruppe	Medikamente
Bronchospasmus	β-Sympathikomimetika	Orciprenalin Fenoterol Salbutamol Reproterol
	Vagolytika	Ipratropiumbromid
	Phosphodiesterasenhemmer	Theophyllin u. a.
Hyper- und Dyskrinie	Sekretolytika (Detergenzien/Mukolytika)	Hypertone Salzlösungen Guajakol Tyloxapol N-Acetylcystein Bromhexin Ambroxol Mesna u. a.
Entzündliche Schleimhautschwellung	Kalzium	Calcium chloratum 10%
	Kortikoide	Dexamethason Beclomethasone
Infektionen bakteriell	Antibiotika	Neomycinsulfat Bacitracin Gentamycin
Mykosen	Antimykotika	Amphotericin B

Schlaflosigkeit bis hin zu zerebralen Krampfanfällen (meist oberhalb von Blutspiegeln von 40 mg/l). Außer der bronchospasmolytischen konnten noch andere wesentliche Wirkungen nachgewiesen werden, die für die postoperativ eingeschränkte pulmonale Leistungsbreite von Bedeutung sein können:
- Gefäßdilatation mit Entlastung des rechten Ventrikels,
- Verminderung einer durch erhöhte Atemarbeit bedingten Überlastung der Zwerchfellmuskulatur,
- Verbesserung der mukoziliaren Clearance,
- Abschwächung der Histaminfreisetzung aus Mastzellen,
- eine zentrale Atemstimulation und
- ein positiv inotroper Effekt auf die Atemmuskulatur [30].

Die i. v.-Dosierung sollte – individuell abhängig von den Nebenwirkungen, den Blutspiegeln und der therapeutischen Wirkung – in einem relativ weiten Bereich von 5–16 mg/kg KG/24 h liegen [29].

Patienten mit chronisch-obstruktiven Atemwegserkrankungen, die präoperativ unter einer Kortikoidlangzeitmedikation stehen, sollten perioperativ und postoperativ unbedingt mit Kortikoiden weiter therapiert werden. Nach unseren klinischen Erfahrungen hat sich ein Bolus präoperativ, am Operationstag und am 1. postoperativen Tag bewährt, um prophylaktisch und protektiv überschießende Reaktionen des bereits hoch empfindlichen Bronchialsystems abfangen zu können [34].

Hochfrequenzverfahren in der Atemtherapie

Ist mit diesen Maßnahmen keine Besserung der sekretorischen Obstruktion zu erreichen, so empfiehlt sich der Einsatz der in jüngster Zeit entwickelten Hochfrequenzverfahren (s. Übersicht).

Übersicht: Atemtherapie mit Hochfrequenzbeatmungssystemen
- Intrapulmonale Perkussion (IUP),
- intrapulmonale perkussive Ventilation (IPV),
- High-frequency-pulsation-Bronchialtoilette (HFP)

bewirken
- Sekretolyse durch Thixotropie,
- Aufbau eines positiven Atemwegdrucks,
- Wiedereröffnen atelektatischer Alveolarbezirke.

Bei den unter dem Begriff Hochfrequenzbeatmung zusammengefaßten Beatmungs- und Inhalationsverfahren wird das eingeatmete Atemgas in Schwingungen versetzt. Die dadurch hervorgerufenen Scherkräfte bewirken eine Absenkung der Sekretviskosität, d. h. zähflüssiges, elastisches Bronchialsekret löst sich unter diesen Vibrationen zu dünnflüssigem, leicht expektorierbarem Sekret auf – man spricht delikaterweise vom sog. „Ketchupeffekt“. Allerdings findet ein selbständiger Transport oralwärts normalerweise nicht statt, weil nach Untersuchungen verschiedener Autoren

[38] selbst bei Hochfrequenzoszillation die inspiratorische Gasströmung höher ist und somit der Schlagrichtung der Zilien und damit der Mukustransportrichtung entgegengesetzt ist. Verglichen mit der Spontanatmung fällt die mukoziliare Clearance auf 74% ab. Appliziert man die Schwingungen über eine Druckmanschette von außen am Brustkorb, so führt dies zu einer Steigerung der Mukusclearance auf 240%, wobei allerdings noch unklar ist, ob die extern applizierten Schwingungen das Sekret nicht nur verflüssigen, sondern möglicherweise zusätzlich die Produktion von Schleim vermehren. Die Steigerung der Mukusclearance ist plausibel, weil bei der extern applizierten Hochfrequenzbeatmung die maximale Flußgeschwindigkeit oralwärts gerichtet ist. Es käme also darauf an, auch bei der oral über den Tubus applizierten Hochfrequenzbeatmung den Mechanismus des Hustenstoßes zur Reinigung der Atemwege nachzuahmen [38].

Bronchoskopisches Absaugen

Kommt es dennoch zu Sekretretention, obstruktiver Atelektase und Pneumonie, die sich beim Thoraxröntgen oder auch durch klinische Zeichen wie Fieber, purulentes Sputum u. a. zeigen, dann ist eine bronchoskopische Absaugung indiziert. Man kann sich zu diesem Eingriff um so leichter entschließen, weil sie mit der Fiberoptik in der Hand des Geübten weniger belastend ist als das blinde endobronchiale Absaugen, aber weitaus effizienter [36]. Gelegentlich läßt sich stark eingedicktes zähes Sekret nicht durch den dünnen Absaugkanal des Fiberbronchoskops entfernen. In solchen Fällen sollte man nach wie vor mit dem starren Bronchoskop absaugen und anschließend die atelektatische Lunge mit CO_2 aufblähen (Abb. 7). Der Erfolg läßt sich auch in der Blutgasanalyse sofort ablesen. Die Indikation zur Bronchoskopie kann allerdings nicht allein vom Thoraxröntgenbild abhängig gemacht werden, denn es kann eine erhebliche Sekretretention ohne röntgenologisches Korrelat vorliegen. Auffällige röntgenologische Befunde sollten jedoch stets Anlaß zur diagnostischen Bronchoskopie sein.

CPAP-Atmung

Lassen sich durch Anwendung physiotherapeutischer Verfahren, von SMI- und IPPB-Therapie sowie von Bronchoskopie Hypoxämie, erhöhte $D_{Aa}O_2$ und damit erhöhtes Shuntvolumen nicht beseitigen, dann empfiehlt es sich, den Patienten über eine Maske oder ein Mundstück gegen einen Ausatemwiderstand atmen zu lassen [11]. Diese Spontanatmung mit endexspiratorischem positivem Atemwegsdruck (EPAP) oder mit kontinuierlichem positivem Atemwegsdruck (CPAP) hat sich als adäquate Maßnahme zur Reexpansion ganz oder teilweise verschlossener Gasräume bewährt, aber der Erfolg läßt sich auch dabei nicht konservieren [25]. Wegen des Ausatemwiderstandes setzt dieses Atemtherapieverfahren allerdings eine leistungsfähige Spontanatmung voraus. Andererseits sind die hämodynamischen Auswirkungen einer CPAP-Atmung geringer als die einer kontrollierten Beatmung mit PEEP, der letzten Eskalationsstufe ventilatorischer Therapie.

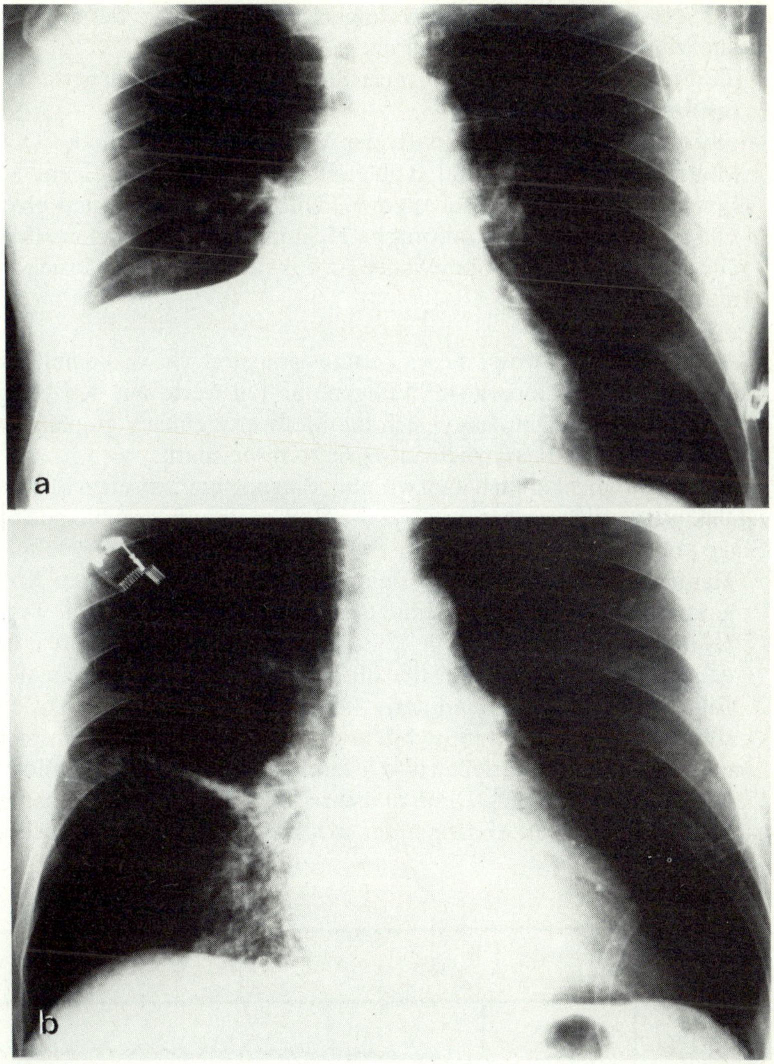

Abb. 7a, b. Atelektatische Lunge vor (**a**) und nach (**b**) der Absaugung mit dem starren Bronchoskop

Diagnostik und Monitoring zur Atemtherapie

Für die Indikation zur Atemtherapie und zur Dokumentation des Erfolgs sind 2 Dinge wichtig: Diagnostik und Monitoring der pulmonalen Parameter sowie eine langfristige Nachuntersuchung der behandelten Patienten [9, 17].

Wir benutzen für unsere pneumologische Diagnostik einen mobilen Lungenfunktionsmeßplatz Transfer-Screen (Fa. Jäger, Würzburg). Folgende Parameter können damit bestimmt werden:

- die Spirometrie mit Atemzugvolumen, Atemfrequenz, der inspiratorischen Vitalkapazität und dem exspiratorischen Reservevolumen;
- die Flußvolumenkurve mit forcierter Exspiration und langsamer und forcierter Inspiration;
- der Atemwegswiderstand nach der Verschlußdruckmethode. Die Single-breath-Methode mit Helium und Kohlenmonoxid erlaubt in einem Meßvorgang die Bestimmung von Residualvolumen, Diffusionskapazität und alveolärer Ventilation durch in- und exspiratiorische Helium- bzw. Kohlenmonoxidgasanalysen.
- Die Bestimmung der Compliance ist aus der Ösophagus-Druck-Volumen-Kurve meßbar.

Als besonderen Vorteil dieses Gerätes erachten wir, daß damit ein direkter Vergleich prä- und postoperativer Lungenfunktionswerte mit den gleichen Methoden möglich ist. Außerdem lassen sich die Meßwerte einfach graphisch und numerisch dokumentieren und zusätzlich auf Disketten speichern.

Welche Möglichkeiten haben wir nun, diagnostisch zwischen Minderbelüftung und Atelektase zu differenzieren, da ja die Bodyplethysmographie postoperativ nicht in Frage kommt?

1. Häufig wird durch reine O_2-Beatmung versucht, die beiden Komponenten der gesamten venösen Beimischung quantitativ zu trennen [16]. Typische arterielle O_2-Sättigungskurven sind in Abb. 8 unter I für echt geshuntete und unter II mit dem charakteristischen Anstieg für minderbelüftete Lungenareale aufgezeichnet.
2. Eine qualitativ und quantitativ bessere Möglichkeit zur Differenzierung von shuntähnlichen Effekten und dem echten Rechts-links-Shunt bietet die Bestimmung der alveoloarteriellen N_2-Differenz als Maß für die Zunahme von minderbelüfteten Alveolen [27]. Denn in diesen Alveolen mit eingeschränkter Ventilation kommt es zu einer Abnahme des pO_2 und einer Zunahme des pN_2. Sie können

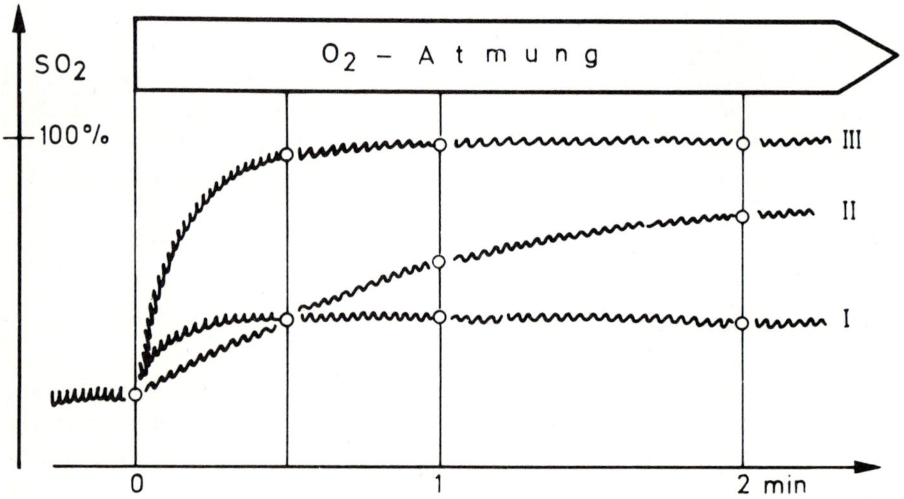

Abb. 8. Typische Anstiegskurven der arteriellen O_2-Sättigung (SO_2) nach O_2-Atmung bei verschiedenen Hypoxämieformen. *I* Shunt *II* Verteilungsstörung, *III* Diffusionsstörung. (Aus [16])

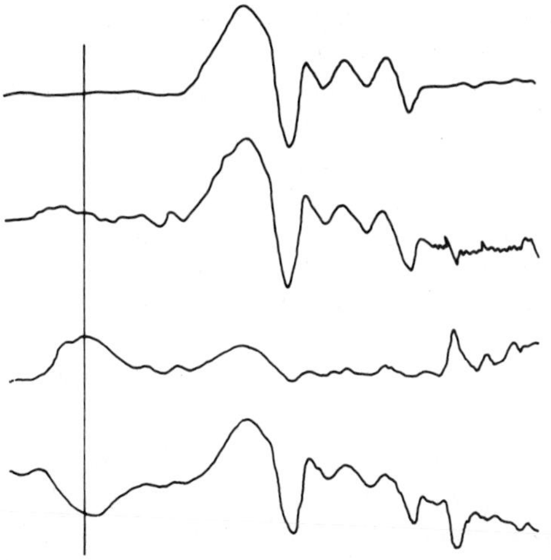

Abb. 9. Induktionsplethysmographische Registrierung des Atemzugvolumens durch getrennte Erfassung thorakaler und abdominaler Bewegungen bei paradoxer Atmung. (Nach [32])

dadurch vom echten Rechts-links-Shunt unterschieden werden, der nur zu einer Erhöhung der $D_{Aa}O_2$ führt. Allerdings steht diese Methode bisher nur für den klinisch-experimentellen Einsatz zur Verfügung.

Eine neue Möglichkeit zur kontinuierlichen Überwachung spontanatmender Patienten eröffnet die induktive Plethysmographie, bei der die Thoraxwandbewegungen pro Zeiteinheit registriert werden [32]. Durch Umwandlung dieser mechanischen Signale in elektrische Impulse erhält man eine fortlaufende Registrierung von Atemfrequenz und Atemminutenvolumen. Auf dem Meßprotokoll in Abb. 9 sind beispielhaft die Atemzyklen eines Patienten bei paradoxer Atmung wiedergegeben. Diese Meßmethode wird zwar bereits mit Erfolg in der klinischen Forschung eingesetzt, sie ist allerdings noch nicht für die klinische Routineanwendung geeignet.

Trägt man die Meßwerte für die relative Sekundenkapazität in Prozent und den Prozentsatz der Vitalkapazität vom Sollwert in ein Vierquadrantenschema nach Miller ein, so läßt sich darauf die Art und der Gefährdungsgrad der gestörten Atemmechanik direkt ablesen (Abb. 10).

Durch die Einbeziehung von Blutgaswerten sind wir in der Lage, Aussagen zur quantitativen Beurteilung einer respiratorischen Insuffizienz zu machen. Voraussetzung ist eine korrekt abgenommene arterielle Blutprobe. Trägt man, wie in Abb. 11 gezeigt, die arterielle O_2-Sättigung und den arteriellen CO_2-Druck in ein Koordinatensystem ein, so erlaubt dieses Schema eine Differenzierung der Gasaustauschstörung und eine Beurteilung des Schweregrades. So kann beispielsweise abgelesen werden, ob es sich im vorliegenden Falle um eine Globalinsuffizienz mit Hypoxämie und Hyperkapnie oder um eine Partialinsuffizienz mit alleiniger Hypoxie handelt.

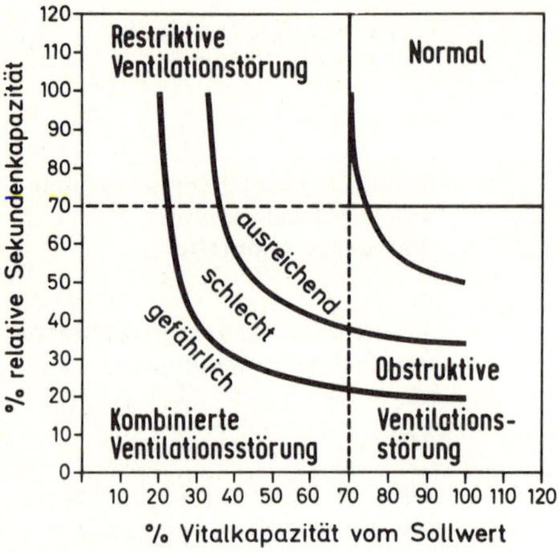

Abb. 10. Differentialdiagnose der Ventilationsstörung aus Vitalkapazitäts- und exspiratorischem Tiffeneau-Wert in %, bezogen auf das Operationsrisiko. (Nach [14])

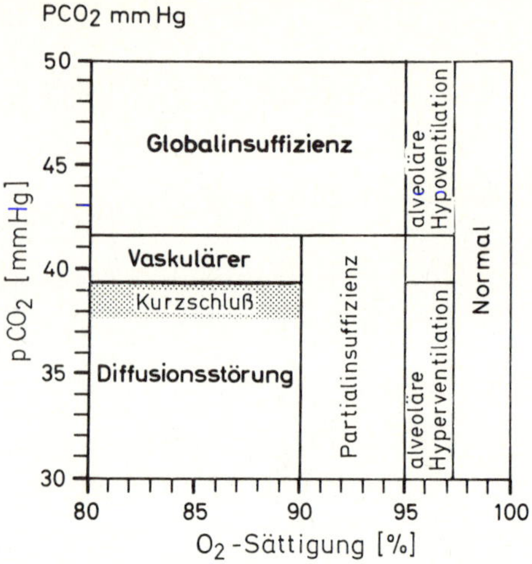

Abb. 11. Beurteilung einer respiratorischen Insuffizienz aus arterieller O_2-Sättigung und arteriellem CO_2-Druck. (Nach [14])

Der Effekt der Atemtherapie

Brandl et al. [7] sind im Rahmen einer retrospektiven Studie bei 177 Patienten – ebenfalls nach abdominellen bzw. transthorakalen Gastrektomien – einmal der Frage nachgegangen, ob sich ein Effekt unserer atemtherapeutischen Bemühungen letztlich auch in einer veränderten postoperativen Morbidität zeigt. Sie fanden, daß bei Patienten mit guter Lungenfunktion ein deutlich höherer Anteil komplikationsloser Verläufe festzustellen war. Schlüsselt man das gleiche Patientenkollektiv nach dem Kriterium mit und ohne Atemtherapie auf, so ist der Anteil komplikationsloser Verläufe in beiden Gruppen etwa gleich. Bezieht man jetzt aber die unten aufgetragene signifikant schlechtere Lungenfunktion der Gruppe mit Atemtherapie ein, so läßt sich feststellen, daß die positive Wirkung der Atemtherapie die prinzipiell zu erwartende höhere Komplikationsdichte bei dieser Patientengruppe abgefangen hat (Abb. 12). Dies wird auch von anderen Autoren bestätigt [31].

Organisation der Atemtherapie

Bleibt noch die Frage zu beantworten: Wo sollte die Therapie stattfinden?

Eine optimale atemtherapeutische Behandlung der Patienten ist am besten durch eine zentrale Abteilung zu gewährleisten, wie wir sie an unserem Institut in Anlehnung an angloamerikanische Vorstellungen 1980 eingerichtet haben [6]. Die pneumologische Funktionsdiagnostik und die gesamte Atemtherapie wird von einem Arzt für Pneumologie betreut. Das hat zweifellos Vorteile, weil sein professionelles Urteil bei

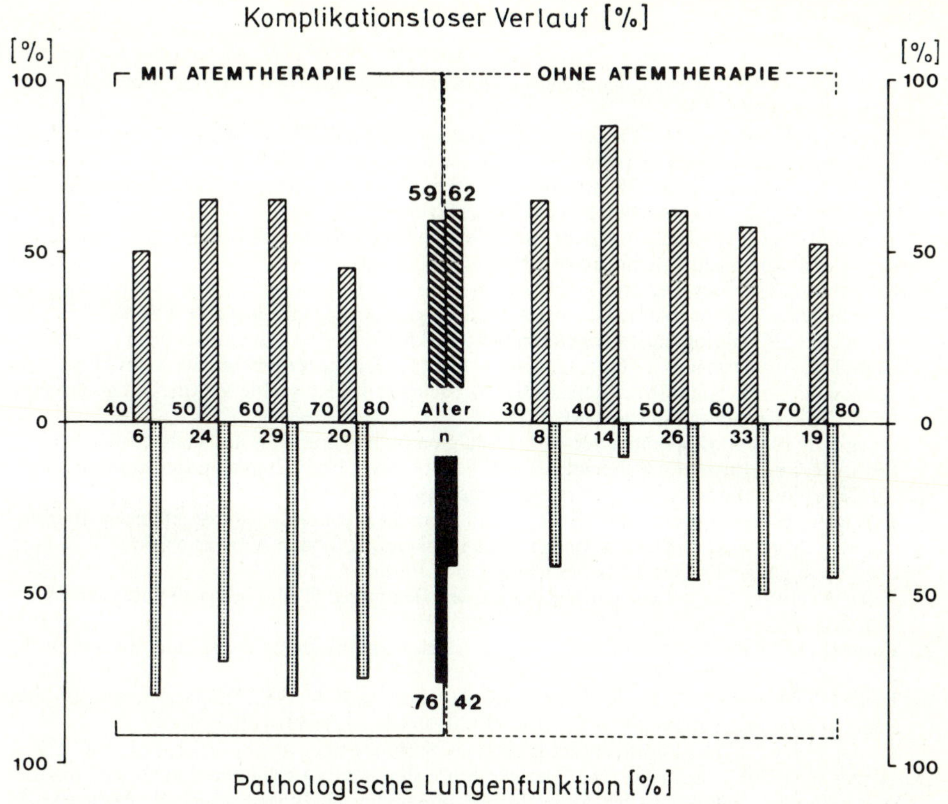

Abb. 12. Veränderung der postoperativen Morbidität durch Atemtherapie: Häufigkeiten einer präexistenten pathologischen Lungenfunktion und komplikationsloser Verläufe bei Patienten ohne bzw. mit präoperativer Atemtherapie. (Nach [7])

anderen Fachkollegen eher anerkannt wird und weil er sich ausschließlich dieser Aufgaben widmen kann. Allerdings müssen die lokalen Gegebenheiten dafür vorhanden sein.

Die atemtherapeutische Betreuung wird von 2 speziell ausgebildeten Vollkräften sowie 2 Halbtagskräften wahrgenommen. Bettlägerige Patienten, die nicht in die Abteilung für Atemtherapie kommen können, werden von diesen ausgebildeten Schwestern auf ihren Stationen behandelt. Eine Mitarbeiterin der Krankengymnastikschule führt mit unseren Patienten täglich atemgymnastische Übungen durch. Zur reibungslosen Planung des Operationsprogramms wäre es allerdings vorteilhaft, die präoperative pulmonale Diagnostik und Vorbereitung von Patienten im Rahmen einer sog. „Anästhesiesprechstunde“ vorzunehmen.

Die Erfahrungen der letzten Jahre zeigen, daß unsere chirurgischen Partner erkannt haben, daß atemtherapeutische Maßnahmen ein effizientes Mittel darstellen – selbstverständlich in Kombination oder Ergänzung mit anderen Maßnahmen –, im postoperativen Verlauf pulmonale Komplikationen zu reduzieren.

Literatur

1. Bartlett RH (1984) Respiratory therapy to prevent pulmonary complications of surgery. Resp. Care 29: 667–679
2. Bartlett RH, Brennan ML, Gazzaniga AB, Hanson EL (1973) Studies on the pathogenesis and prevention of postoperative pulmonary complications. Surg Gynecol Obstet 137: 925–933
3. Berger D, Nolte D (1978) Die atemmechanischen Grundlagen des gestörten Hustenmechanismus beim Emphysempatienten. Atemw Lungenkrkh 4: 178–180
4. Brandl M (1983) Die Bedeutung der Atemtherapie für die postoperativen Lungenkomplikationen. Habilitationsschrift, Universität Erlangen-Nürnberg
5. Brandl M (1983) Perioperative Inhalationstherapie. In: Rügheimer E (Hrsg) Intubation, Tracheotomie und bronchopulmonale Infektion. Springer, Berlin Heidelberg New York, S 252–262
6. Brandl M (1983) Präoperative Atemtherapie. Anästhesiologie und Intensivmedizin 24: 206–213
7. Brandl M, Ammermann C, Müller G, Seibt J (1985) Einfluß der präoperativen Atemtherapie auf pulmonale Komplikationen. In: Just OH, Wiedemann K (Hrsg) Die anästhesiologische Poliklinik. Thieme, Stuttgart New York, S 25–35
8. Craig DB (1981) Postoperative recovery of pulmonary function. Anesth Analg 60: 46–52
9. Deutsche Gesellschaft für Pneumologie und Tuberkulose (1983) Empfehlungen zur präoperativen Lungenfunktionsdiagnostik. Prax Klin Pneumol 37: 1199–1201
10. Ehrenberg H (1981) Technik und Bedeutung der krankengymnastisch durchgeführten Atemtherapie zur Prophylaxe und Bekämpfung von Lungenkomplikationen. Vortrag bei der 127. Tagung der Vereinigung Nordwestdeutscher Chirurgen in Berlin
11. Falke K (1984) Ein zeitgerechtes Konzept der Beatmung. Teil 1. Anästh Intensivmed 25: 386–392
12. Finsterer U (1983) Lungenfunktion unter Narkose. Anästhesiologie und Intensivmedizin 24: 277–287
13. Ford GT, Whitelaw WA, Rosenal TW, Cruse PJ, Guenther CA (1983) Diaphragm function after upper abdominal surgery in humans. Am Rev Respir Dis 127: 431–436
14. Grimm H (1972) Die gestörte Atemfunktion als Narkoserisiko. Anästh Inform 13: 274–279
15. Hamer P (1976) Allgemeine und spezielle Maßnahmen zur Verhütung und Beseitigung der postoperativen Atelektase. In: Ahnefeld FW, Bergmann H, Burri C, Dick W, Halmagyi M, Rügheimer E (Hrsg) Der Risikopatient in der Anästhesie. 2. Respiratorische Störungen. Springer, Berlin Heidelberg New York (Klinische Anästhesiologie und Intensivtherapie, Bd 12, S 220–233)
16. Harnoncourt K (1976) Pathophysiologie von chronischen bronchopulmonalen Erkrankungen. In: Ahnefeld FW, Bergmann H, Burri C, Dick W, Halmagyi M, Rügheimer E (Hrsg) Der Risikopatient in der Anästhesie. 2. Respiratorische Störungen. Springer, Berlin Heidelberg New York (Klinische Anästhesiologie und Intensivtherapie, Bd 12, S 14–20)
17. Hasselbring H (1979) Präoperative Lungenfunktionsprüfungen und deren Aussagekraft zur Operationsindikation. Anästhesiologie und Intensivmedizin 20: 285–294
18. Herzog H (1983) Prinzipien und Erfahrungen in der physikalischen Therapie des Lungenemphysems. Atemw Lungenkrkh 9: 29–37
19. Jenne JW, Wyze E, Rood BS, MacDonald FM (1972) Pharmacokinetics of theophylline. Application to adjustment of the clinical dose of aminophylline. Clin Pharmacol Ther 13: 349
20. Kamp HD (1983) Der Stellenwert der postoperativen Schmerztherapie im Rahmen der Prophylaxe bronchopulmonaler Komplikationen. In: Rügheimer E (Hrsg) Intubation, Tracheotomie und bronchopulmonale Infektion. Springer, Berlin Heidelberg New York, S 263–273
21. Kamp HD, Müller U (im Druck) Auswirkungen von Operation und verschiedenen Analgesieverfahren (Opioide peridural bzw. systematisch) auf die Lungenvolumina bei großen Oberbaucheingriffen (Whipple'sche Operation). Internationales Sertürner Symposium, Göttingen 15.–18. Juni 1983
22. Klose R, Osswald P, Lutz H (1977) Präoperative spirometrische Beurteilung der Lungenfunktion und postoperativer Verlauf. Prakt Anästh 12: 297–307
23. Kraus W, Schulz V, Schaub T, Grimm W, Hahn K (1983) Die quantitative Erfassung globaler und regionaler Ventilationsparameter mit Krypton – 8lm. Der Nuklearmediziner 6: 497–503
24. Lazarus G (1986) Postoperative Störungen des Gasaustauschs nach intrathorakalen und -abdominalen Eingriffen. Anaesthesist 35: 159

25. Lotz P, Heise U, Schäffer J, Wollinsky KH (1984) Die Wirkung einer intraoperativen PEEP-Beatmung und einer postoperativen CPAP-Atmung auf die postoperative Lungenfunktion nach Oberbaucheingriffen. Anaesthesist 33: 177–188
26. Marini JJ (1984) Postoperative Atelectasis: Pathophysiology, Clinical Importance, and Principles of Management. Resp Care 29: 516–522
27. Markello R, Winter P, Olszowka A (1972) Assessment of ventilation-perfusion inequalities by arterial-alveolar nitrogen differences in intensive-care patients. Anesthesiology 37: 4–15
28. O'Donohue WJ (1985) Prevention and treatment of postoperative atelectasis. Chest 87: 1–2
29. Ogilvie RJ (1978) Clinical pharmakokinetics of theophylline. Clin Pharmacokinet 3: 267
30. Schmidl G, Ranke C, Crentzig H, Oellerich M, Sybrecht GW (1983) Optimierung der Therapie mit Theophyllinpräparaten bei obstruktiven Ventilationsstörungen. Therapiewoche 8: 979–987
31. Stein M, Cassara EL (1970) Preoperative pulmonary evaluation and therapy for surgery patients. J Am Med Assoc 211: 787–790
32. Suter PM (1984) Non-invasiive monitoring of the respiration. In: Vincent JL (ed) Intensive care and emergency medicine. Springer, Berlin Heidelberg New York Tokyo (Anaesthesiologie und Intensivmedizin, Bd 167, S 10–13)
33. Tiefel H, Seibt J (1983) Therapeutisches Husten. In: Rügheimer E (Hrsg) Intubation, Tracheotomie und bronchopulmonale Infektion. Springer, Berlin Heidelberg New York, S 274–280
34. Ulmer WT (1979) Klinisches Bild der nichtatopischen Atemwegsobstruktion. In: Ulmer WT (Hrsg) Bronchitis Asthma Emphysem. Springer, Berlin Heidelberg New York (Handbuch der inneren Medizin, 5. neubearb Aufl., Bd IV/2, S 675–771)
35. Voigt E, Schorer R (1976) Veränderungen der Lungenfunktion während und nach Narkose und Operation. In: Ahnefeld FW, Bergmann H, Burri C, Dick W, Halmagyi M, Rügheimer E (Hrsg) Der Risikopatient in der Anästhesie. 2. Respiratorische Störungen. Springer, Berlin Heidelberg New York (Klinische Anästhesiologie und Intensivtherapie, Bd 12, S 199–211)
36. Wayand W (1979) Kontrollierte klinische Studie zum Vergleich „blinde" gegen fiberbronchoskopische Absaugung bei Respiratorpatienten. Anaesthesist 28: 92–96
37. Weindler J, Härtl L, Kamp HD (1985) Kryoanalgesie bei Thorakotomien. Anaesthesist 34 [Suppl]: 310
38. Wendt M, Freitag L, Dankwart F (1983) Digital ventilation. In: Scheck PA, Sjöstrand UH, Smith RB (eds) Perspectives in high frequency ventilation. Nijhoff, Boston The Hague Dordrecht Lancaster, pp 172–177
39. Wendt M, Hansen J, Schneider U (1985) Differenzierte Atemtherapie (unveröffentlicht)

Indikation zur Beatmung

H. Burchardi

Es ist das Ziel dieses Workshops, den zukünftigen Weg zu suchen, Trends und Tendenzen aufzuspüren. Die Frage „Wohin?" läßt sich besser beantworten, wenn wir das „Woher?" klären.

Beatmung im Wandel der Zeiten

Am Beginn apparativer Beatmung, vor nun mehr als 30 Jahren, stand das Ziel, die gestörte Vitalfunktion „Atmung" vorübergehend zu übernehmen – solange bis der Organismus wieder selbst für sich sorgen kann. Apparative Beatmung in den frühen 50er Jahren [als kontrollierte Beatmung (IPPV) oder assistierte Beatmung (APPV) war somit Überbrückung der Ventilation. Mit zunehmender Erfahrung und Verbesserung des Verfahrens, insbesondere auch der begleitenden Maßnahmen (Intensivmedizin), stellte sich in den 60er Jahren heraus, daß damit auch schwere Lungenparenchymerkrankungen (wie Bronchopneumonien, ARDS) erfolgreich zu behandeln waren. Insbesondere die eingehende Beschäftigung mit dem ARDS führte um 1970 dazu, daß die Bedeutung des bereits länger bekannten Therapieprinzips des „Positiven endexspiratorischen Drucks" (PEEP) erkannt wurde. Seitdem ist PEEP ein praktisch unverzichtbarer Bestandteil der Beatmung geworden. Es ist übrigens interessant, daß hierdurch die Behandlung der Ventilation (d. h. die Beatmung) um eine Maßnahme zur Behandlung der Oxygenierung (also des PEEP) bereichert wurde.

Die frühen 70er Jahre brachten dann eine weitere entscheidende Wende: War es bisher üblich, bei der apparativen Beatmung die Eigenatmung des Patienten in der Regel völlig zu unterdrücken (tiefe Sedierung, Relaxation), so wurde jetzt während der Beatmung die eigenen Atemimpulse und die Mitarbeit des Patienten zunehmend gestattet und gefördert. Diese wurde möglich durch die Einführung der „intermittend mandatory ventilation" (IMV), die übrigens in der Pädiatrie entwickelt wurde. Der Patient atmete nicht mehr *dagegen,* er atmete jetzt *mit*! Seitdem beginnt die Eigenatmung wieder an Bedeutung zu gewinnen: Sowohl partiell (IMV) als auch total. Nun wird deutlich, daß die Behandlung der Oxygenierungsfunktion der Lunge einen eigenen Stellenwert besitzt: *Spontanatmung unter kontinuierlichem positiven Druck* (CPAP), ebenfalls von der Pädiatrie entwickelt, bekommt jetzt ein eigenes Indikationsspektrum.

Aus der Erkenntnis heraus, daß die konventionelle Beatmung nicht alle therapeutischen Erfordernisse abdeckt, wurde somit die Eigenatmung wieder gefördert. Aus

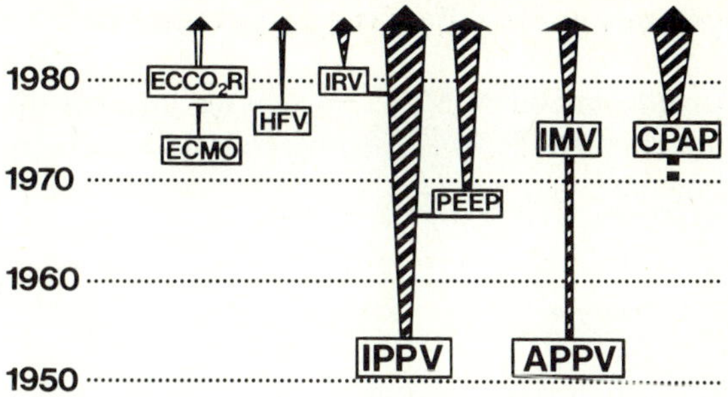

Abb. 1. Historische Entwicklung der apparativen Unterstützung der gestörten Atemfunktion. (nähere Erklärungen s. Text)

gleichem Grund wurden andererseits jedoch in jüngster Zeit alternative Behandlungsformen entwickelt, die völlig anderen Prinzipien folgen: die *extrakorporalen Verfahren* (ECMO), von denen jedoch nur die extrakorporale CO_2-Elimination ($ECCO_2R$) erfolgreich ist, und die Verfahren der *Hochfrequenzbeatmung* (HFV), die der Atemphysiologie eine völlig neue Dimension geben.

Diese Übersicht in Zeitraffung macht deutlich, daß im Verlauf der vergangenen 30 Jahre sowohl die Verfahren der Beatmung als auch die Indikationen zur Beatmung sich erheblich gewandelt haben und weitaus differenzierter geworden sind (Abb. 1).

Es lohnt sich, diese Differenzierung der Indikation zur Beatmung näher zu behandeln.

Die Logik der differenzierten Indikation

Die Funktion der Atmung läßt sich aufteilen in die Teilfunktion der „Ventilation" und der „Oxygenierung" (Gasaustausch für O_2).

Ist die *Ventilation* gestört, so muß entweder die Ventilationsbehinderung (z.B. Atemwegshindernis) beseitigt oder die Ventilation ganz oder teilweise übernommen werden. Hierzu dient die apparative Beatmung.

Ist die *Oxygenierungsfunktion* gestört, besteht also eine Gasaustauschstörung für O_2, so muß diese behandelt werden. Hierfür bieten sich (je nach Ursache) verschiedene Behandlungsmaßnahmen an, die meist jedoch kombiniert eingesetzt werden müssen: physikalische Atemtherapie, O_2-Therapie und insbesondere die Erhöhung des Lungenvolumens mit CPAP bzw. PEEP.

Sind *beide Funktionen* gestört (was häufig vorkommt), so müssen beide Behandlungsprinzipien kombiniert werden. Dieses einfache Konzept ist in sich so logisch, daß es verwundert, warum früher in der klinischen Routine oft genug dagegen verstoßen wurde. Die Gründe dafür sind jedoch verständlich:

- Die konventionelle Überdruckbeatmung hat per se selber positive Einflüsse auf die Oxygenierung (homogenere Ventilation, Eröffnung von Atelektasen etc.).
- Die überragende Bedeutung der Erhaltung eines ausreichenden Lungenvolumens und somit der Stellenwert des CPAP/PEEP wurde erst später erkannt.

Warum müssen nun diese beiden Teilfunktionen der Ventilation und der Oxygenierung bei der Indikation überhaupt differenziert betrachtet werden?

Beatmung: Ein differenziertes „Medikament"

In zunehmendem Maße werden wir uns bewußt, daß die konventionelle Beatmung mit einer Reihe von *Nebenwirkungen* belastet ist, die Nutzen in Schaden verwandeln können:

Barotrauma

Der erhöhte intrathorakale Druck führt, insbesondere beim vorgeschädigten Lungengewebe, nicht selten zum Pneumothorax, zum bronchopleuralen Leck, zum Haut- und u. U. zum Mediastinalemphysem.

Pulmonale Infektion

Die Invasivität der Beatmungsbehandlung läßt pulmonale Infektionen fast unvermeidlich erscheinen. So kam es bei thoraxtraumatisierten Patienten unter Beatmung in 59% der Fälle zur pulmonalen Infektion, unter Spontanatmung dagegen nur in 8% (Carpintero et al. 1980). Die Mechanismen hierbei sind sicher vielschichtig.

Mukoziliäre Clearance

Die Beatmung, nicht dagegen die Sedierung (Thiopental), beeinträchtigt den mukoziliären Transport des Bronchialsekrets (Hunde) entscheidend (Forbes u. Gamsu 1979) (Abb. 2).

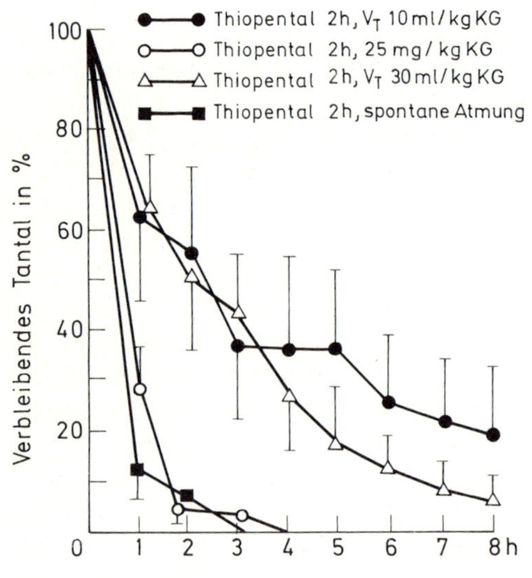

Abb. 2. Mukoziliäre Clearance von Tantal bei Hunden nach Anästhesie mit 25 (▲) bzw. 40 (■) mg/kg KG Thiopental unter Spontanatmung, sowie mit 40 mg/kg KG Thiopental unter kontrollierter Beatmung über 2 h mit normalem (V_T = 10 ml/kg KG ■) und mit erhöhtem Hubvolumen (V_T = 30 ml/kg KG ▼), (Mittelwerte ± SEM). (Nach Forbes und Gamsu 1979)

Surfactant

Stärkere (ebenso wie eine zu geringe) Blähung der Alveolen kann Funktion und Produktion des Surfactant beeinträchtigen und somit Atelektasenbildung begünstigen (Anthonisen 1964; Faridy 1976, Benzer et al. 1979).

Hämodynamik

Der positive intrathorakale Druck beeinträchtigt die Hämodynamik bekanntermaßen erheblich (verminderte Füllung des rechten und linken Herzens, Zunahme des pulmonalen Gefäßwiderstandes, direkte Druckeinflüsse auf das Herz, humorale Faktoren). Die Folgen sind Verminderung des Herzzeitvolumens und des arteriellen Drucks.

Nierenfunktion

Die Urinausscheidung wird unter Beatmung herabgesetzt (Verminderung und Umverteilung der renalen Perfusion, Anstieg der ADH-Ausschüttung) (Laver 1979; Hall et al. 1974; Kumar et al. 1974).

Zentralnervensystem

Insbesondere bei erhöhtem intrazerebralem Druck (z. B. bei Schädel-Hirn-Trauma) kann die Behinderung des venösen Rückstroms durch die Beatmung die zerebrale Funktion entscheidend verschlechtern (Shapiro u. Marshall 1978).

Leber- und Verdauungstrakt

Druckanstiege im Pfortadersystem, Ileus und Leberfunktionsstörungen sind unter Beatmung nicht selten (Hedley-Whyte et al. 1976).

Apparative Beatmung ist somit ein sehr differenziertes „Medikament" mit besonderen Indikationen und Kontraindikationen, dessen Anwendung rational überlegt sein muß.

Beatmung als Überbrückung der gestörten Ventilation

Kann eine alveoläre Hypoventilation ursächlich nicht sofort beseitigt werden, so ist die teilweise oder völlige Übernahme der Ventilation durch apparative Beatmung unbestreitbar indiziert. Dabei verstehen wir unter alveolärer Hypoventilation die mangelhafte Abatmung des CO_2. Allerdings ist die kritische Grenze der Hyperkapnie, bei der die Atemunterstützung einzusetzen hat, je nach den klinischen Gegebenheiten unterschiedlich: So wird man sich bei einem chronisch-obstruktiven, hyper-

kapnischen Patienten (COPD) erst bei hohem arteriellen pCO_2-Werten zur Beatmung entschließen, während bei einem Patienten mit Schädel-Hirn-Trauma wegen der Gefahr des Hirndrucks frühzeitig beatmet wird.
Die *Ursachen für eine ventilatorische Insuffizienz* können sehr unterschiedlich sein:

Insuffiziente Atemmechanik (Muskelschwäche):
- Katabolismus,
- neuromuskuläre Erkrankungen,
- Diskoordination,
- Azidose,
- Hypoxämie,
- Minderperfusion,
- Elektrolytstörungen (z.B.: P ↓, Na ↓, K ↓, Mg ↓, hyperchlorämische Alkalose),
- Sedativa, Analgetika,
- diverse Antibiotika.

Erhöhte Atemarbeit:
- Compliance ↓,
- Resistance ↑.

Erhöhter Ventilationsbedarf:
- V_D/V_T ↑,
- $\dot{V}CO_2$ ↑ [z.B. Fieber, "shivering", Unruhe, Katabolismus (pathogen oder iatrogen)].

Dabei können auch Maßnahmen unserer Therapie zur Ursache des Ventilationsversagens werden:
- Sind hohe systemische Gaben an Analgetika bzw. Sedativa erforderlich, so kann die dadurch bedingte Ateminsuffizienz zur Beatmung zwingen.
- In der unmittelbar postoperativen Phase kann bei ausgekühlten Patienten das Muskelzittern ("shivering") den erforderlichen pulmonalen Gasaustausch und somit den Ventilationsbedarf erheblich steigern. Diese akute Umsatzsteigerung läßt sich nur durch massive Sedierung reduzieren, wodurch wiederum die Ventilation insuffizient wird und eine Beatmung erforderlich macht.
- Bei überhöhtem Kohlenhydratangebot in der parenteralen Ernährung steigt die CO_2-Produktion erheblich; hierdurch kann der Ventilationsbedarf bei Patienten mit eingeschränkten Atemreserven u. U. kritisch ansteigen.

Auch die *Ermüdbarkeit der Atemmuskulatur* muß seit den Untersuchungen von Macklem (1980) vermehrt berücksichtigt werden. Sie droht stets bei den Patienten, die unter hoher Ventilationsbelastung (z. B. Obstruktion) am Rande ihrer Kompensation atmen. Die typische Diskoordination zwischen thorakaler und abdomineller Atmung (sog. „Schaukelatmung") ist nicht immer sichtbar; die beginnende Dekompensation wird oft erst in der arteriellen Blutgasanalyse nachweisbar.

Überbrückung der Ventilation als Kriterium zur Beatmung wird stets die eindeutigste und wichtigste Indikation bleiben. Allerdings ist das Prinzip der Funktionsüberbrückung noch konsequenter verwirklicht bei dem neuen Verfahren der extrakorporalen CO_2-Elimination ($ECCO_2R$) (Gattinoni et al. 1981). Hier wird die Lunge in ihrer Funktion ruhiggestellt ("motionless lung": Nur der Gasaustausch für O_2 erfolgt über die Lunge; CO_2 wird extrakorporal über einen venovenösen Bypass eliminiert.

Indikationskriterien für die Beatmung

Mit welchen meßbaren Kriterien können wir die Indikation zur Beatmung quantifizieren? Es gibt zahlreiche Tabellen mit Grenzwerten, die als Richtlinien hierfür empfohlen werden; so z.B. die klassischen Indikationen für Intubation und Beatmung nach Pontoppidan et al. (1972):

Atemmechanik:	
Atemfrequenz	> 35/min,
Vitalkapazität	< 10 ml/kg KG.
Gasaustausch:	
P_aO_2 (bei 35–40% O_2, Maske)	< 70 mmHg,
P_aCO_2 (ohne COPD)	> 55 mmHg,
V_D/V_T	> 0,60.

Allerdings täuschen diese Grenzwerte m.E. eine wissenschaftliche Basis nur vor: sie sind gut geeignet als organisatorische Richtlinien zur Instruktion der Mitarbeiter. Dem Erfahrenen jedoch bieten sie nur wenig Unterstützung. Viel gewichtiger ist die Beachtung von *Zusatzkriterien,* die in die Gesamtbeurteilung mit einbezogen werden müssen:

- Klinik: Verlauf (Katabolismus? Allgemeinzustand schlecht?), Trend (rasch progredient? Zunehmende Erschöpfung?).
- Andere vitale Organsysteme: ZNS (z.B. Hirndrucksymptomatik), Herz-Kreislauf-System (Schock? Herzinsuffizienz?).
- Bewußtseinslage: getrübt? (z.B. auch durch Analgetika!). Mangelnde Kooperation kann die ggf. erforderliche Atemtherapie unmöglich machen und somit zur Beatmungsindikation beitragen.
- Organisatorische Voraussetzungen: Mangel an qualifiziertem Personal kann nicht nur Übernahme eines neuen Beatmungsfalles unmöglich machen; er kann auch (z.B. bei Rippenserienfrakturen) den personalintensiven Versuch einer Spontanatmung unter aggressiver Atemtherapie scheitern lassen und zur Beatmung zwingen.

Förderung der Oxygenierungsfunktion

Neben den Maßnahmen der physikalischen Atemtherapie und der O_2-Therapie, die hier nicht erörtert werden sollen, ist die Anhebung des Lungenvolumens das entscheidende Konzept zur Förderung der Oxygenierung.

Die *Reduktion des Lungenvolumens* (FRK) ist wohl der wesentlichste Faktor für die Entstehung der Gasaustauschstörung für O_2 (zumindest in der operativen Intensivmedizin) (Hedenstierna et al. 1985): Verdrängung des Zwerchfells nach oben bei abdomineller Volumenzunahme (z. B. Ileus), aber auch bereits während der Anästhesie, Reduktion der gasaustauschenden Alveolaroberfläche bei interstitiellem oder alveolärem Ödem, Pneumonien etc. Stets hat die Verminderung des Lungenvolumens einen Alveolarkollaps zur Folge, der entweder vollständig ist und somit zur Atelektase mit intrapulmonalem Shunt führt, oder sich nur auf die Exspirationsphase beschränkt (sog. "airway closure") und möglicherweise einen periodischen Shunteffekt (sog. "shunt in time") verursacht. Die Verbesserung der Oxygenierungsfunktion kann nur durch Wiedereröffnung solcher kollabierten Alveolen erreicht werden. Wichtig ist nun, daß physiologischerweise der Eröffnungsdruck zur Wiedereröffnung dieser Alveolen höher ist als ihr Verschlußdruck. Das bedeutet, daß es entscheidend darauf ankommt, diese Alveolen stets offenzuhalten und sie nicht erst kollabieren zu lassen. Dieses wird durch PEEP bzw. CPAP erreicht.

Inzwischen belegen viele Untersuchungen, daß die Verbesserung der Oxygenierung ebenso gut, u. U. sogar besser durch *Spontanatmung mit CPAP* als durch Beatmung mit PEEP erzielt werden kann:

- Schmidt et al. (1976) fanden bei 112 Patienten postoperativ eine bessere Oxygenierung unter Spontanatmung mit CPAP (über nasotrachealen Tubus) als bei prophylaktischer Beatmung ohne PEEP oder Spontanatmung ohne CPAP nach Extubation.
- Andersen et al. (1980) konnten mit intermittierendem CPAP über Maske postoperative Atelektasen signifikant rascher beseitigen und die Oxygenierung verbessern als unter konventioneller postoperativer Behandlung.
- Suter u. Kobel (1981) konnten unter 98 Patienten mit akutem Lungenversagen, bei denen 2 oder mehr der klassischen Kriterien zur Intubation und apparativen Beatmung vorlagen, immerhin in 60 Fällen mit Hilfe des Masken-CPAP eine Intubation vermeiden. Das Verfahren versagte bei zähflüssigem Brochialsekret (also bei Indikation zur aggressiven Bronchialtoilette) sowie bei Diskoordination der Atembewegungen und bei zunehmender Hyperkapnie (also bei Indikationen zur apparativen Beatmung); ferner in Fällen, in denen die Gesichtsmaske nicht toleriert wurde.

Diese Beobachtungen bestätigen, daß (zumindest in der operativen Intensivmedizin) mit CPAP unter Spontanatmung die isolierten Störungen der Oxygenierung erfolgreich behandelt werden können. Es ist dieses die kleinste und schonendste Maßnahme. Eine Beatmung ist hier überflüssig. Bei Patienten mit *obstruktiven Ventilationsstörungen* (COPD) liegt die Situation jedoch anders: Hier beruht die Oxygenierungsstörung im wesentlichen auf regionalen Atemwegsobstruktionen, die eine ventilatorische Verteilungsstörung mit langsamen Kompartimenten verursachen. Da das Lungenvolumen ohnehin erhöht ist und zahlreiche Alveolen überdehnt sind, ist eine weitere Lungenblähung durch PEEP/CPAP kontraindiziert. Aggressive Atemphysiotherapie, einschließlich Atemluftbefeuchtung und Bronchialtoilette, sowie Bronchodilatation und zurückhaltende O_2-Therapie können hier den Gasaustausch verbessern. Die apparative Beatmung ist wegen der meist kritischen Prognose zurückhaltend einzusetzen.

Ist Beatmung kausale Therapie? Gibt es eine prophylaktische Beatmung?

Nach diesem Indikationskonzept hätte die apparative Beatmung ausschließlich die Aufgabe der Überbrückung.

Hat sie nicht darüber hinaus auch noch einen therapeutischen Stellenwert? Kann sie nicht gelegentlich auch eine *kausale* Therapie sein? Gibt es vielleicht sogar eine *prophylaktische* Beatmung?

Prophylaxe bedeutet Vorbeugung, demnach müßte die „prophylaktische" Beatmung bereits das Entstehen einer Schädigung verhindern. Diese Forderung erfüllen die bisher propagierten Anwendungen einer „prophylaktischen" Beatmung nicht. So z. B.:

- Die kurzfristige postoperative Beatmung nach Oberbaucheingriffen wird bei bereits vorhandenen Störungen eingesetzt: z. B. Zwerchfellhochstand und vermindertes Lungenvolumen durch abdominelle Volumenzunahme; Einschränkung der Atembewegungen und Behinderung des Hustenstoßes durch Anästhesienachwirkung, Sedierung und Schmerz.
  Darüber hinaus scheinen oft effektive Analgesie und Reflexausschaltung mit PDA-Kathetertechnik und Spontanatmung unter CPAP ebenso wirksam zu sein.
- Die „prophylaktische" Beatmung nach Polytrauma zur Verhinderung eines ARDS trifft ebenfalls auf bereits schon rasch eingetretene Frühveränderungen: pulmonale Granulozytose, Zunahme des pulmonalen Gefäßwiderstandes, Permeabilitätsstörung und interstitielles Ödem etc.

Wir haben es hier also stets mit einer *Frühbeatmung*, nicht jedoch mit einer „prophylaktischen" Beatmung zu tun.

Hat vielleicht zumindest diese Frühbeatmung einen *kausaltherapeutischen Wert?*

Auch diese Frage ist wohl i. allg. zu verneinen:

- Es ist seit längerem bekannt (Woolverton et al. 1978), daß beim *interstitiellen Lungenödem* die „Überdruckbeatmung" den Wassergehalt der Lunge nicht herausdrängen kann; die ableitende Lymphdrainage wird eher sogar behindert. Die offensichtlich positive Wirkung der Beatmung beruht hier auf einer Verbesserung der pulmonalen Gasaustauschbedingungen; sie ist also eine rein symptomatische Therapie.
- Das Konzept der sog. *„inneren Schienung"* nach Avery et al. (1956) bei der Behandlung der Rippenserienfraktur hat heute seine allgemeine Gültigkeit verloren: Es hat sich herausgestellt, daß unter guter Analgesie (z. B. Periduralkatheterapplikation) und intensiver physikalischer Atemtherapie auch bei schweren Rippenserienfrakturen oft eine Spontanatmung erhalten werden kann.

Dennoch scheint es einige Hinweise zu geben, die tatsächlich für eine kausaltherapeutische oder gar eine prophylaktische Wirkung der Beatmung sprechen könnten:

- Die konsequente Anwendung einer *Frühbeatmung nach Polytrauma* scheint die erforderliche Beatmungsdauer wesentlich zu verkürzen (Hilka u. Sturm 1983). Allerdings ist die Frage, ob hier nicht zahlreiche weitere Behandlungsmaßnahmen an diesem Erfolg mitgewirkt haben.

- Tierexperimentelle Studien von Borg u. Modig (1985) zeigen, daß der *prophylaktische Einsatz von PEEP-Beatmung* das Lungenversagen durch Endotoxinschädigung wirksam verhindern kann. Ist dagegen das interstitielle Lungenödem bereits ausgebildet, so ist die positive Wirkung der PEEP-Beatmung wesentlich geringer.
- Interessant ist die Aufgabe der Beatmung bei drohender *Erschöpfung der Atemmuskulatur* ("respiratory muscle fatigue"; Macklem 1980): Da die intermittierende Beatmung offenbar in der Lage ist, der sich erschöpfenden Atemmuskulatur Erholung zu bieten, könnte hier tatsächlich von einer prophylaktischen Aufgabe der Beatmung gesprochen werden. Eine solche „erholende" Beatmung nannten Benzer et al. (1979) in anderem Zusammenhang tautologisch eine „respiratorische" Beatmung.

Dennoch bleibt festzustellen, daß die apparative Beatmung vorwiegend eine Maßnahme zur Überbrückung der gestörten Ventilationsfunktion ist. Ein eigentlicher kausal-therapeutischen Stellenwert kommt ihr (wenn überhaupt) nur in Ausnahmesituationen zu. Die gleichzeitig schädlichen Nebenwirkungen der apparativen Beatmung zwingen zum kritischen, differenzierten Einsatz unter Abwägung von Risiko und Nutzen.

Aspekte für die Zukunft

Schon aus dem bisherigen Weg ist abzulesen, daß die Behandlung der insuffizienten Atemfunktion wesentlich differenzierter geworden ist. Diese Entwicklung wird sicher noch weitergehen. Dementsprechend werden wir auch die Indikationen zu den einzelnen Maßnahmen noch konsequenter differenzieren müssen. Hierzu werden noch wesentlich mehr quantifizierende Studien erforderlich sein.

Der Trend, der Spontanatmung wieder zu ihrem wahren Stellenwert zu verhelfen, ist weiter zu fördern. Hier ist die sog. *druckunterstützte Spontanatmung* ein neuer, interessanter Weg. Sie ermöglicht es, die apparativen Inspirationswiderstände zu eliminieren. Durch die Senkung der inspiratorischen Atemarbeit kann bei Patienten mit grenzwertiger Ventilationsleistung hierdurch gelegentlich noch eine Spontanatmung erhalten werden, wo sonst eine Beatmung nötig würde. Dieses ist oft auch beim "weaning" ein Vorteil.

Gegenüber der früheren assistierten Beatmung mit ihrer hohen Belastung durch inspiratorische Atemarbeit ist dieses neue Verfahren eindeutig zu bevorzugen. Allerdings fehlen noch quantifizierende Untersuchungen. Die konventionelle apparative Beatmung kann und soll dieses Verfahren nicht ablösen.

Der *neue Trend zur Spontanatmung* leitet sich nicht zuletzt aus der wichtigen Erkenntnis ab, daß die kranke Lunge zur Erholung und Heilung eigentlich ruhiggestellt werden müßte.

Dieses Konzept führte dann zur "motionless lung", sei es durch Hochfrequenzventilation, sei es durch extrakorporale CO_2-Elimination.

Beide Verfahren erfüllen noch nicht unser Wunschbild: Für die Hochfrequenzbeatmung gibt es nur wenige nachweisbar erfolgversprechende Indikationen (z. B. bronchopleurales Leck, Lungenchirurgie); dem extrakorporalen Verfahren steht die Invasivität und der hohe technische und personelle Aufwand im Wege.

Wir stehen hier jedoch sicherlich erst am Anfang einer Entwicklung. Bedenken wir, wie eingreifend sich unsere konventionelle Beatmungsbehandlung auf das subtile Gleichgewicht zwischen Ventilation und Perfusion auswirkt, so müssen wir das Konzept der "motionless lung" weiterverfolgen. Die Behandlung der Ateminsuffizienz wird also auch in Zukunft noch ein faszinierendes Arbeitsgebiet bleiben.

Literatur

Andersen JB, Olesen KP, Eikard B, Janssen E, Qvist J (1980) Periodic continuous positive airway pressure, CPAP, by mask in the treatment of atelectasis. Eur J Respir Dis 61: 20–25

Anthonisen NR (1964) Changes in shunt flow, compliance, and volume of lungs during apneic oxygenation. Am J Physiol 207: 239

Avery AE, Morch ET, Benson DW: Critically crushed chests (1956) A new method of treatment with continuous hyperventilation to produce alkalotic apnea and internal pneumatic stabilization. J Thorac Cardiovasc Surg 32: 291–311

Benzer H, Coraim F, Mutz N, Geyer A, Pauser G (1979) Probleme der „Respiratorischen" Beatmung bei der Schocklunge.

In: Mayrhofer-Krammel O, Schlag G, Stoeckel H (Hrsg) Akutes progressives Lungenversagen. Thieme, Stuttgart (Intensivmedizin, Notfallmedizin, Anästhesiologie, Bd 16, S 263–270)

Borg T, Modig J (1985) Positive effects of prophylatic ventilator treatment on gas excange and extravascular lung water in a porcine model of adult respiratory distress syndrome induced by endotoxaemia. Acta Chir Scand 151: 501–508

Carpintero JL, Rodriguez Diez A, Ruiz Elvira MJ, Benitel JA, Perez Rielo A (1980) Methods of management of flail chest. Intensive Care Med 6: 217–221

Faridy EE (1976) Effect of ventilation on movement of surfactant in airways. Respir Physiol 27: 323–334

Forbes AR, Gamsu G (1979) Lung mucociliary clearance after anesthesia with spontaneous and controlled ventilation. Am Rev Resp Dis 120: 857–862

Gattinoni L, Pesenti A, Pelizzola A, Caspani ML, Iapichino G, Agostoni A, Damia G, Kolobow T (1981) Reversal of terminal respiratory failure by low frequency positive pressure ventilation with extracorporeal removal of CO_2 (LFPPV-$ECCO_2R$). Trans Am Soc Artif Intern Organs 27: 289–292

Hall SV, Johnson EE, Hedley-Whyte J (1974) Renal hemodynamics and function with continuous positive-pressure ventilation in dogs. Anesthesiology 44: 452–461

Hedenstierna G, Strandberg A, Brismar B, Lundquist H, Svensson L, Tokics L (1985) Functional residual capacity, thoraco-abdominal dimensions, and central blood volume during general anesthesia with muscle paralysis and mechanical ventilation. Anesthesiology 62: 247–254

Hedley-Whyte J, Burgess GE, Feeley TW, Miller MG (1976) Applied physiology of respiratory care. Little, Brown, Boston

Hilka BJ, Sturm JA (1983) Beatmungsdauer nach Polytrauma. Hefte zur Unfallheilk. Heft 156: 291–297. Springer, Berlin Heidelberg New York

Kumar A, Pontoppidan H, Baratz RA, Laver MB (1974) Inappropiate response to increased plasma ADH during mechanical ventilation in acute respiratory failure. Anesthesiology 40: 215–221

Laver MB (1979) Dr. Starling and the "ventilator" kidney. Anesthesiology 50: 383–386

Macklem PT (1980) Respiratory muscles: The vital pump. Chest 78: 753–758

Pontoppidan H, Geffin B, Lowenstein E (1972) Acute respiratory failure in the adult. New Engl J Med 287: 690–698, 743–752, 799–806

Schmidt GB, O-Neill WW, Kotb K, Hwang KK, Bennett EJ (1976) Continuous positive airway pressure in the prophylaxis of the adult respiratory distress syndrome. Surg Gynecol Obstet 143: 613–618

Shapiro HM, Marshall LF (1978) Intracranial pressure responses to PEEP in head-injured patients. J Trauma 18: 254–256

Suter PM, Kobel N (1981) Treatment of acute pulmonary failure by CPAP via face mask: When can intubation be avoided? Klin Wochenschr 59: 613–616

Woolverton WC, Brigham KL, Staub NC (1978) Effect of positive pressure breathing on lung lymph flow and water content in sheep. Circ Res 42: 550–557

Aspekte der respiratorischen Therapie bei Polytrauma und Schock

W. Dick und F. Mertzlufft

Einleitung

Nach einer Umfrage von Olerud u. Allgöwer [32] sind verbesserte Erstversorgung, aggressive Schocktherapie, Frühbeatmung inklusive PEEP, frühzeitige operative Frakturversorgung, verbesserte Anästhesietechniken, fortschrittliches Monitoring und Teamwork die entscheidenden Faktoren für die Verbesserung der ursprünglich schlechten Prognose des Polytraumatisierten. In einigen Literaturzusammenstellungen fällt jedoch auf, daß in den 60er Jahren die Mortalität bei 50% lag und dann scheinbar auf etwa 30% abgenommen hat. Dennoch geben einige Autoren auch für die Jahre 1980 und danach Mortalitätsziffern zwischen 6 und 89% an. Sie bewegen sich immer dann bei mindestens 25–30%, wenn im Verletzungsmuster der Fraktur ein Thoraxtrauma enthalten ist [13, 26, 33, 34, 49, 55]. (Tabellen 1 und 2). Die Abhängigkeit der Mortalität vom Schweregrad zeigt Tabelle 3.

Ob also die Mortalität des polytraumatisierten Patienten tatsächlich allgemein derartig drastisch reduziert werden konnte, wie dies in einigen Statistiken vermutet wird, muß vorerst offen bleiben. Allein die nicht einheitliche Bewertung des Begriffs Polytrauma in der internationalen Literatur bedingt unterschiedliche Angaben.

Übereinstimmend favorisieren die eingangs zitierten Autoren neben der Verbesserung der Erstversorgung am Notfallort die frühzeitige prophylaktische Beatmung, die Einführung des positiv endexspiratorischen Drucks und die aggressive Schockthera-

Tabelle 1. Zusammenstellung einiger Mortalitätsziffern polytraumatisierter Patienten aus der Literatur

Land	Jahr	Mortalität	Autor
BRD	1980	3–54%	Von 14600; Dittel
USA	1980	100000	Glass
USA	1960	50%	Glass
BRD	1965	50%	Reid
	1968	38%	Heberer
	1975	43%	Muhr
	1977	30%	Racenberg
	1979	30%	Schaal, Streicher
	1980	6–15%	Bei Thoraxtrauma; Glass
	1980	6–89%	Lüllich, Pasch, Trentz

Tabelle 2. Häufigkeit des Verletzungsmusters und Häufigkeit der jeweiligen Mortalität beim Polytrauma.

Verletzungsmuster	Häufigkeit [%]	Mortalität [%]	Autor
S–TH–A–B	10		
S–TH–A	5	30–35	Pasch
S–TH–B	15	49	Pasch
TH–A–B	3,5	25	Glass
S–TH	10	56	Trentz
TH–A	4		
TH–B	4		

Jeder 15. Unfallverletzte ist polytraumatisiert.
Altersgipfel 10.–20. Lebensjahr/75% Männer. (Witting, Dittel).

S Schädel, *TH* Thorax, *A* Abdomer, *B* Beine

Tabelle 3. Klassifizierung der Verletzungsschwere nach dem Polytraumaschlüssel

Schweregrad	Punktzahl	Letalität [%]
I	≦19	Bis 10
II	20–34	Bis 25
III	35–48	Bis 50
IV	≧49	Bis 75

pie in der Initialphase. Vergleichbare Aussagen läßt die Todesursachenstatistik beim Polytrauma zu, in der nach der Hirnverletzung die pulmonalen Begleiterscheinungen und der Schock an zweiter Stelle rangieren. Die Art der Verletzung bzw. die Verletzungskombination und die Zeit, die bis zur Erstversorgung des Polytraumatisierten vergeht, entscheiden denn auch vielfach über sein Schicksal [50].

Welche *pathophysiologischen Überlegungen* können zur *Konzeption der respiratorischen Versorgung* des polytraumatisierten Patienten und damit des Patienten im Schock führen?

Schlag et al. [37, 38] haben unterschieden zwischen der Lunge im Schock, deren morphologisches Bild schon innerhalb der ersten Stunde nach dem Unfallereignis beginnt, und dem Schocklungensyndrom (auch teilweise synonym mit Fettembolie), das nach 24–72 h auftritt und sowohl morphologisch wie pathophysiologisch Folge der Lunge im Schock ist.

Lunge im Schock

Erste morphologische Veränderungen

Die ersten morphologischen Veränderungen treten in der Mikrostrombahn der Lunge auf, sie sind gefolgt von einem perivaskulären und schließlich interstitiellen Ödem. Man findet einen Abfall der systemischen arteriellen Drücke, des Pulmonalarteriendrucks und des pulmonalvaskulären Widerstands aufgrund abnehmender rechts- und linksventrikulärer Füllungsdrücke sowie Schlagvolumina bei ansteigender Herzfrequenz und sinkendem Herzzeitvolumen. Die Lungenfunktion ist initial kaum beeinträchtigt, klinisch fällt allenfalls eine Hyperventilation mit geringfügiger Zunahme des Atemvolumens auf. Ventilations-Perfusions-Störungen und intrapulmonale Shuntbildung bis zu 30% des Herzzeitvolumens bestimmen bald den weiteren Verlauf. Die O_2-Ausschöpfung in der Peripherie nimmt zu, der gemischt-venöse O_2-Gehalt fällt entsprechend ab, schließlich stellt sich eine Hypoxämie ein, der arterielle O_2-Partialdruck sinkt bei Luftatmung unter 60 mmHg ab.

Im weiteren Verlauf erhöht sich der Shunt, im manifesten Schock dominiert die Totraumventilation mit gleichzeitiger globaler Hyperventilation. Diffusionsstörungen hingegen kommen in der Frühphase selten vor. Unter den Bedingungen der Hypovolämie wird in der Lunge Angiotensin I verstärkt in Angiotensin II umgewandelt. Das Angiotensin-Converting-Enzym ist stark erhöht. Daneben sind Serotonin, Noradrenalin und Prostaglandine beteiligt. Zudem steigt der Bedarf an Surfactantfaktor an, bei erhöhtem Verbrauch hinkt schließlich die Produktion nach. In den ersten 18 h nach dem Trauma bzw. dem Eintritt des Schocks ist noch Surfactant vorhanden, die Nachproduktion setzt jedoch erst einige Tage später ein, während der funktionslosen Zeit besteht die größte Gefahr der Entwicklung des Schocklungensyndroms [38, 39].

Schädigungen durch unterschiedliche Verletzungsmuster

Unterschiedliche Verletzungsmuster tragen zur Schädigung der Lunge bei. So sind Störungen der Atemfunktion auch bei Schädel-Hirn-Verletzungen häufig [43, 45]. Umgekehrt sind Schädel-Hirn-verletzte Patienten außerordentlich empfindlich gegenüber einem O_2-Mangel. Die Gewebehypoxie ist wahrscheinlich auf 2 Mechanismen zurückzuführen; einmal die respiratorische Alkalose mit Verschiebung der O_2-Bindungskurve nach links und zum anderen die ungleiche Perfusion in den verletzten Hirnarealen, die die kompensatorischen Mechanismen zur Vermeidung einer Hypoxie weiter verschlechtert oder ausschaltet. Eine Hyperventilation mit milder respiratorischer Alkalose kann man häufig bei Schädel-Hirn-Traumen beobachten (Stimulation der peripheren Rezeptoren durch Hypoxämie, obwohl die Korrektur der arteriellen Hypoxämie kaum die respiratorische Alkalose ausschaltet).

Nach Steinbereithner u. Cunitz [43, 45] entstehen pulmonale Veränderungen jedoch auch zentroneurogen als Schocklungenäquivalente infolge adrenerger Stimulation (Surfactantverlust, Mikroatelektasen, interstitielles Ödem etc.). Sie sind jedoch weniger der Frühphase der Lunge im Schock als der Phase des Schocklungensyndroms zuzurechnen, gewinnen aber daher gerade für die Frühbeatmung entscheidende Bedeutung. Die „zerebrale Indikation“ zur Frühbeatmung umfaßt (nach Steinbereithner):

- Insuffizienz des Verhältnisses $F_IO_2/_{Pa}O_2$,
- exzessive Hyperventilation,
- zusätzliches Thoraxtrauma/Polytrauma,
- Lungenödem,
- massive Sedierung.

Störungen durch verschiedene Verletzungsfolgen

Die respiratorische Funktion kann gestört sein durch Aspiration, Verschleimung, Atelektasen, Pneumothorax, Hämatothorax, Rippenserienfrakturen mit paradoxer Atmung, Verletzungen der oberen und unteren Luftwege, Ruptur oder Lähmung des Zwerchfells. Frakturen der 1.–3. Rippe sollten stets den Verdacht auf zusätzliche Mediastinalverletzungen lenken.

Schädigungen durch Hämolyse

Hardaway [18] zählt zu den Mechanismen des traumatischen Schocks neben dem Blutverlust auch die Hämolyse infolge des Gewebetraumas. Das Stroma der beschädigten Erythrozyten soll als gerinnungsstimulierender Faktor agieren, der insbesondere in Gebieten mit langsamem Flow zu einer anhaltenden disseminierten intravaskulären Gerinnung führt.

Schädigungen durch langsame Ventilation großer Lungenareale

Nach Lozman [24] ventilieren polytraumatisierte Patienten große Lungenareale nur noch langsam. Hewson et al. [20] haben kürzlich beschrieben, daß gerade beim Polytrauma mit Schädel-Hirn-Verletzung vielfach ein Ausfall *der* Reflexe zu beobachten ist, die die respiratorische Muskulatur koordinieren. So kann es zu Ermüdungen der respiratorischen Muskulatur infolge abnehmenden Muskelstoffwechsels kommen. Anzeichen einer derartigen Ermüdung sind Tachypnoe, reduziertes Atemzugvolumen, paradoxe Atmung.

Lungenödem durch extravaskuläres Lungenwasser

Im Tierexperiment kommt es bei der akuten Lungenverletzung zur Ausbildung des sog. „nichtkardiogenen Lungenödems" durch einen erhöhten Anteil an extravaskulärem Lungenwasser bei normalen lungenvenösen Drücken. Das Ödem resultiert aus einer erhöhten endothelialen Permeabilität für Wasser und Protein. Leichte Hypoxämie und leichte Complianceerniedrigungen sind die Folge. Shapiro [40, 41] hält grundsätzlich alle Polytraumatisierten für prädisponiert zur Entstehung dieses akuten Lungenversagens. Bei Polytraumatisierten entwickeln sich aber weitere Faktoren, die zusätzlich für das akute Lungenversagen sensibilisieren, wie Aspiration, Massentransfusion und Operationen über 8 h Dauer.

Fehlende Symptome im Frühstadium

Bei der schweren akuten respiratorischen Insuffizienz oder der Lunge im Schock sind also zusammengefaßt Symptome im Frühstadium spärlich oder fehlen. Neben den

Schockzeichen, die unter einer aggressiven Schocktherapie rasch abklingen können, kommt es zwar zu dezenten Störungen im Lungenkapillarsystem, zu einer Zunahme des Wassergehalts im Sinne eines leichten interstitiellen Ödems, zu einer Reduktion des ventilierbaren Lungenvolumens, der FRC und der Compliance, schließlich auch zur inhomogenen ventilatorischen Verteilung mit Rechts-links-Shunt und Totraumbelüftung. Eklatante Symptome und Diffusionsstörungen sind jedoch erst in der Spätphase erkennbar.

Zudem fehlt eine aussagefähige Funktionsdiagnostik völlig oder sie wird – wenn vorhanden – häufig durch die anderen Verletzungen (Schädel-Hirn-Trauma etc.) überdeckt. Nicht einmal radiologische Kontrollen geben einen Anhalt für entstehende pulmonale Probleme. Nahum et al. [30] haben gezeigt, daß die initialen Röntgenaufnahmen nicht dazu dienen können, einen Parenchymschaden der Lunge bzw. ein beginnendes Lungenödem auch nur annähernd abzuschätzen. Ein normales Röntgenbild nach Thoraxtrauma hat also keinerlei Aussagekraft.

Mellmann et al. [29] konnten nachweisen, daß pulmonale Gasaustauschstörungen und radiologische Symptome des interstitiellen Lungenödems nicht in der akuten Schockphase, sondern erst ab dem 3. Tag – mit der Entstehung der sog. „Schocklungensyndroms" – faßbar wurden.

Hinweise auf eine beginnende Lunge im Schock können ein F_IO_2 von 0,35 oder mehr geben, die notwendig ist, um einen P_aO_2 von 60 mmHg oder mehr aufrecht zu erhalten, dies aber nur bei Fehlen einer chronischen Lungenerkrankung und Ausschluß eines kardiogenen Lungenödems. Nach Wolff et al. [56] sind Frühsymptome einer möglichen Schocklunge Veränderungen der Atemfrequenz, ggf. der Vitalkapazität im Trend sowie der abnehmende arterielle O_2-Partialdruck unter Raumluftatmung. Man stellt folgende initale Diagnostik fest (Wolff, Trentz und Shapiro):

- Atemfrequenz > 25/min [35],
- Vitalkapazität (Trend) < 15 ml/kg KG,
- $P_aO_2 < 60$ mmHg [50],
- Polytrauma, Schock, Massentransfusion,
- langdauernde Operationen (Frühversorgung).

Glass [13] betont, daß eine initiale diagnostische Maßnahme von Wert nur die Messung der arteriellen Blutgase unter Raumluftatmung, mindestens alle 4–6 h für 24–48 h nach dem Polytrauma, darstellt. Höhere O_2-Konzentrationen können zu falschen Überlegungen führen. Eine solche diagnostische Möglichkeit schließt sich aber von selbst dann aus, wenn Bewußtseinsstörungen – etwa auf der Basis eines Schädel-Hirn-Traumas – bestehen und der Patient primär endotracheal intubiert und beatmet ist. Allerdings hat eine solche Maßnahme einen gewissen frühdiagnostischen und insbesondere frühtherapeutischen Wert.

Indikationsstellung

Angesichts der kaum zufriedenstellenden frühdiagnostischen Möglichkeiten müssen also zur *Indikationsstellung* aggressiver therapeutischer Maßnahmen die Tatsache des Polytraumas per se, die Existenz eines manifesten, selbst rasch korrigierbaren Schocks, aber auch die Notwendigkeit von Massentransfusionen und die Notwendigkeit langdauernder Operationen dienen. In diesem Zusammenhang wird immer wieder auf das therapeutische Konzept der sog. „prophylaktischen" Intubation und Beatmung – auch als Frühbeatmung bezeichnet – hingewiesen.

Sieht man einmal von der Tatsache ab, daß die außerklinische Frühversorgung auch heute noch daran leidet, daß derartige therapeutische Maßnahmen kaum durch alle Ärzte bzw. Notärzte durchgeführt werden können, so ist auch ein Blick auf einschlägige Statistiken und Untersuchungen erforderlich, um den Wert bestimmter soforttherapeutischer Maßnahmen objektiv abschätzen zu können.

Die Indikationsstellung wird dort keine Probleme bereiten, wo ein Polytraumatisierter eine Vierfachverletzung oder Dreifachverletzung (Schädel-Hirn-Trauma, Thoraxtrauma, Abdominaltrauma und Extremitätentrauma) aufweist. Schon bei der Konstellation Thoraxtrauma, fragliches Abdominaltrauma und wenig imposantes Extremitätentrauma wird die Indikation vielfach relativiert und nur noch dann gestellt, wenn eine operative Versorgung geplant ist. Diese Einschätzung geht nicht zuletzt auf die früheren Empfehlungen von Wolff et al. [56] zurück, den Polytraumatisierten nur in ganz bestimmten Versorgungsphasen und nur nach strengen Kriterien endotracheal zu intubieren.

Frühbeatmung am Notfallort

Aussagefähige Untersuchungen darüber, ob durch die Frühbeatmung noch am Notfallort und während des Transports tatsächlich bessere Spätergebnisse zu erzielen sind, stehen meines Erachtens aus. *Dafür* sprechen Untersuchungen von Spilker u. Lotz [23, 44], die bei der Aufnahme nicht intubierter und nicht beatmeter Thoraxtraumatisierter bzw. Polytraumatisierter auch dann häufig eine Hypoxämie fanden, wenn die Patienten unauffällig aussahen. Die gleichen Beobachtungen konnten Sefrin u. de Pay [39] machen. Für eine Frühbeatmung sprechen schließlich die Untersuchungen von Hewson et al. [20] zur respiratorischen Dysfunktion der Atemmuskulatur mit rascher Erschöpfung des polytraumatisierten Patienten (Tabellen 4 und 5).

Nicht allein die Frühbeatmung, sondern die Frühbeatmung mit positiv endexspiratorischen Drücken wird jedoch als optimale prophylaktische oder frühtherapeutische Behandlungsform empfohlen. Auch hierzu liegen nur wenige gut kontrollierte Studien vor.

McAslan u. Cowley [27] haben vor Jahren schon eine verminderte pulmonale Mortalitätsrate an einem größeren Patientengut eruieren könne,, wenn mit 5–10 cm PEEP initial beatmet wurde. Dabei handelte es sich jedoch um eine retrospektive Studie. Pepe [35, 36] konnte in einer prospektiven Studie an 92 polytraumatisierten Patienten keinen Unterschied zwischen PEEP-Beatmung (8 cm H_2O) und IPPV finden.

Tabelle 4. Blutgasanalysen am Notfallort bei Patienten ohne und mit Beatmung des Schweregrades II. (Nach [39])

	n	pO_2 [mmHg]	pCO_2 [mmHg]	HCO_3^- [mmol/l]	pH	BE	Schock-index	Alter (Jahre)
Patienten ohne Beatmung	13	61,1 ± 15,1	37,1 ± 5,8	24,8 ± 7,5	7,42 ± 0,06	−1,0 ± 2,1	0,99 ± 0,26	52,7 ± 2,3
Patienten mit Beatmung	9	74,3 ± 10,0	30,0 ± 4,1	17,4 ± 5,4	7,30 ± 0,1	−0,6 ± 2,0	1,20 ± 0,40	38,2 ± 7,0

Tabelle 5. Blutgasanalysen am Notfallort bei Patienten ohne und mit Beatmung des Schweregrades III. (Nach [39])

	n	pO_2	pCO_2	HCO_3^- [mmol/l]	pH	BE	Schock-index	Alter (Jahre)
Patienten ohne Beatmung	21	72,0 ± 9,3	40,2 ± 2,3	18,4 ± 2,8	7,30 ± 0,14	−7,5 ± 4,5	1,1 ± 0,2	40 ± 19,9
Patienten mit Beatmung	11	52,6 ± 10,8	37,2 ± 6,0	18,1 ± 1,2	7,30 ± 0,05	−8,6 ± 1,7	1,4 ± 0,3	39,2 ± 17,4

Die Diskussion um Frühbeatmung und insbesondere initiale PEEP-Beatmung kann nicht losgelöst von der Frage der O_2-Konzentration geführt werden. Burchardi u. Stokke [7] haben empfohlen, möglichst geringe O_2-Konzentrationen unter Ausnutzung des O_2-sparenden PEEP-Effekts zu verwenden (pO_2 zwischen 75 und 100 mmHg als Orientierungsgröße). Winter [54] weist darauf hin, daß die mögliche Toxizität von O_2 unbestreitbar ist und die Inspiration von 50% O_2 oder mehr über einen längeren Zeitraum Lungenschäden hervorrufen könne. Er merkt auch zutreffend an, daß eine Erhöhung des F_IO_2 bei Patienten mit hohem Rechts-links-Shunt kaum eine Verbesserung der O_2-Situation bringt, die toxische Wirkung des O_2 auf die Lunge jedoch verstärkt. Auf der anderen Seite dürfe keinem Patienten, der aus kardialen oder zerebralen Gründen hohe O_2-Konzentrationen benötige, O_2 aus Angst vor dessen Toxizität vorenthalten werden. „Das Gehirn wird schneller weich als die Lunge hart wird.“

Respiratorisches Konzept zur Frühbehandlung

Versucht man, basierend auf diesen relativ spärlichen Ergebnissen, ein *respiratorisches Konzept zur Frühbehandlung des polytraumatisierten Patienten* – und damit ist zugleich der Schockpatient gemeint – zu entwickeln, so könnte sich dieses Konzept etwa folgendermaßen gestalten:

1. Aggressive Schocktherapie;
2. Adäquate Schocktherapie;
3. a) Analgesie – Spontanatmung – „pulmonale Prophylaxe“, Monitoring von p_aO_2 + Hämodynamik;
   b) Intubation, Beatmung, PEEP, Monitoring der Blutgase + Hämodynamik (ggf. prophylaktisch für 48 h).

Aggressive Schocktherapie, Blutungskontrolle, um den arteriellen Druck aufrecht zu erhalten

Die Volumensubstitution sollte 500–1000 ml über die berechnete Norm gehen. Dabei sollten Fehlverteilungen der Durchblutung vermieden oder korrigiert werden durch Substitution mit onkotisch aktiven Substanzen unter Vermeidung von Wasser- und Salzüberladung (Shoemaker [42]). Wolf et al. [56] haben empfohlen, den Herzindex soweit über die Norm von 3 $l/min/m^2$ KOF hinaus zu steigern, bis mit einer weiteren Steigerung die O_2-Aufnahme nicht mehr ansteigt. Die optimale Größe des Herzzeitvolumens sei keine Konstante, sondern ein Stoffwechselbedürfnis und eine der jeweiligen Situation angepaßte Größe. Während der Gesunde mit einer O_2-Aufnahme von 80 ml/m^2 KOF auskomme, benötige der Patient in der posttraumatischen Phase 150 ml/m^2 KOF. Dazu müsse der Herzindex um 4,5 $l/min/m^2$ KOF betragen. Hempelmann et al. [19, 49] vermuteten aufgrund eigener Untersuchungen, daß die meisten Polytraumatisierten unzureichend substituiert würden. (Tabelle 6).

Tabelle 6. Volumenersatz bei Polytraumatisierten verteilt in Mengen, die bei Überlebenden bzw. Verstorbenen erforderlich waren. (Nach [19])

	Überlebende	Verstorbene	Signifikanz
Blut (ml)	3589,5 ± 386,95	7863,9 ± 904,6	p < 0,001
Albuminlösung (3,5%) (ml)	1537,4 ± 126,3	2250,7 ± 220,4	p < 0,005
Albuminlösung (20%) (ml)	334,1 ± 50,4	530,2 ± 87,9	p < 0,05
Plasmaexpander (M 6%) (ml)	814,6 ± 93,1	940,9 ± 63,1	
Kristalloide (ml)	4464,1 ± 285,1	4923,5 ± 452,8	
Gesamtinfusionsmenge (ml)	10739,9 ± 656,1	16509,1 ± 1321,0	p < 0,01

Unterschiedliche Bewertungen des Polytraumas

Aus der schon zitierten Umfrage von Olerud u. Allgöwer [32] resultiert auch die Feststellung, daß in unterschiedlichen Traumazentren unterschiedliche Bewertungen des Polytraumas vorgenommen werden. Die niedrigste Bewertungsstufe liegt bei der Zweierkombination als Rechtfertigung für den Terminus „Polytrauma“ vor. Für Patienten mit Abdominal- und Extremitätentrauma ebenso wie für solche mit Thorax- und Extremitätentrauma wird eine initiale Behandlung mit aggressiver Analgesie, aggressiver Schocktherapie, Lagerung, Mobilisation, Atemgymnastik, Atemschulung, Tracheobronchialtoilette bei negativer Wasserbilanz angegeben [6]. Es umfaßt folgende Maßnahmen und Indikationen:

Maßnahmen:
Analgesie, Spontanatmung,
pulmonale Prophylaxe – Monitoring;
Indikationen:
Thorax-Abdominal-Trauma,
Thorax-Extremitäten-Trauma,
Abdominal-Extremitäten-Trauma
ohne Lungenkontusion und
$p_aO_2 > 60$ mmHg bei kontinuierlicher Kontrolle.

Schon dadurch entsteht u. U. eine Interferenz mit den Erfordernissen der Schockbekämpfung und einer ausreichenden Nierenfunktion. Zur Analgesie werden Interkostalblockade, insbesondere aber die kontinuierliche thorakale oder lumbale Periduralanästhesie empfohlen [21, 34]. Sie setzen voraus, daß der Schock effektiv bekämpft werden konnte und lediglich Thoraxtrauma bzw. stumpfes Bauchtrauma ohne größere Verletzungen und Extremitätentraumata vorliegen. Folgende Analgesie findet Anwendung:

A. *systemische Analgesie:*
narkotische Analgetika (Opiate);

B. *lokale Analgesie (Leitungsanalgesie):*
1. Interkostalblockade (Lokalanästhetika);
2. kontinuierliche Periduralanalgesie:
   a) mit Lokalanästhetika (thorakaler Zugang),
   b) mit Opiaten (Morphin, lumbaler Zugang),
   c) Kombination von a) und b),
   d) mit anderen Substanzen?.

Die Komponente des schmerzhaften instabilen Thorax kann zweifellos durch adäquate Schmerzbehandlungsmaßnahmen ausgeschaltet werden. Das früher diskutierte Phänomen der Pendelluft ist verlassen worden. Für Diffusions- sowie Ventilations-Perfusions-Störungen wird ausschließlich die Lungenkontusion verantwortlich gemacht [6, 9, 14].

Die Analgesie muß aber zum Anstieg des p_aO_2 auf mindestens 60 mmHg bei Raumluft bzw. 70 mmHg bei einem F_IO_2 von 0,4 und zu VC-Werten über 15 führen [5] (Abb. 1). Anderenfalls muß durch CPAP ergänzt werden. Inspiratorische O_2-Konzentrationen über 0,4 unter Spontanatmung sind kaum tolerabel. Im übrigen sollte daran gedacht werden, daß Polytraumatisierte mit Thoraxtrauma und begleitendem stumpfem Bauchtrauma frühzeitig zum Ileus mit sekundärem Zwerchfellhochstand neigen und daß Patienten mit Thoraxtrauma häufig Schluckstörungen haben, die sekundär zur Aspiration führen.

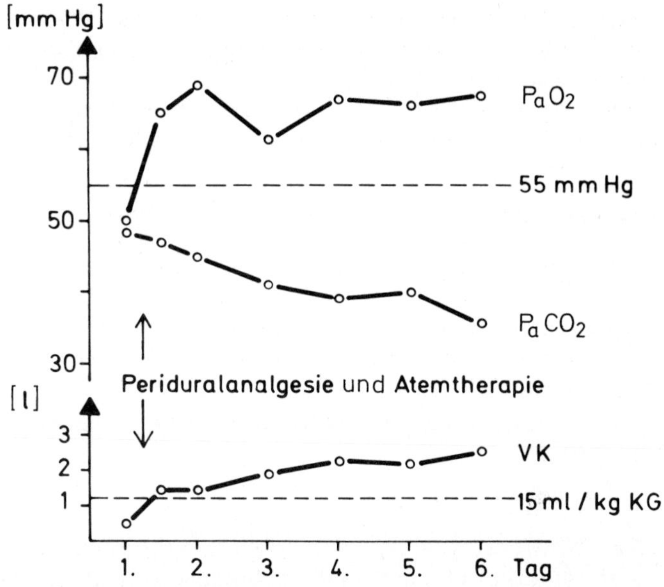

Abb. 1. Verhalten des arteriellen O_2- und CO_2-Drucks (P_aO_2 und P_aCO_2) und der Vitalkapazität *(VK)* bei Thoraxtraumatisierten nach Periduralanalgesie und Atemtherapie. (Nach [33])

Die Vorteile der Frühbeatmung liegen also – obwohl bis heute nicht schlüssig bewiesen – in der Vermeidung einer nicht erkennbaren schweren akuten respiratorischen Insuffizienz, da Frühsymptome spärlich sind oder fehlen. Sie bedeutet nach Hewson et al. [20] zudem eine Entlastung der respiratorischen Muskulatur und eine Beseitigung von Tachypnoe, reduziertem Atemzugvolumen und paradoxer Atmung. Eine präventive Beatmung im Verdachtsfall (also nach schweren Schockzuständen, bei schwerem Polytrauma, insbesondere bei gleichzeitiger Adipositas, Vorschädigung der Lunge, Aspiration, Kontusion etc.) ist daher durchaus als gängige Maßnahme diskutabel unter dem Aspekt, daß dann, wenn nach 48 h keine manifesten Zeichen einer Schocklunge aufgetreten sind, die Beatmung beendet werden kann [7]. Die Beatmung sollte mit hohen Volumina (10–15 ml/kg KG) bei niedriger Frequenz, langsamem inspiratorischem Flow und positiv endexspiratorischem Druck erfolgen.

Gefahren sind der nicht erkannte ein- oder doppelseitige Pneumothorax, das Pneumomediastinum, Pneumoperitoneum und das subkutane Emphysem. Diese Gefahren sind für einige Autoren Anlaß genug, bei jeder prophylaktischen Beatmung des Thoraxtraumatisierten bzw. des Polytraumatisierten mit Thoraxtrauma die prophylaktische doppelseitige Installation einer Thoraxdrainage zu verlangen. Pepe et al. [36] hält das Auftreten derartiger Gefahren für äußerst gering, Suter will die erhöhte funktionelle Residualkapazität beim Emphysem und Asthma als Kontraindikation gegen die primäre Anwendung von PEEP aus pulmonalen Gründen gewertet wissen [47].

Shapiro [40, 41] beurteilt die Anwendung der frühzeitigen PEEP-Beatmung beim Polytraumatisierten überwiegend positiv, da arterielle Oxygenierung und Lungen-compliance verbessert werden und sich die Lunge erholen könne. Umgekehrt verschlechtern sich die Bedingungen ebenso rasch, wenn die PEEP-Beatmung im Experiment abgeschaltet wird.

Die milden Formen der akuten Lungenverletzung erfordern PEEP-Werte zwischen 5 und 15 cm H_2O, die schweren Formen solche zwischen 10 und 30 cm H_2O [47].

Mögliche Indikationen zur Intubation und Frühbeatmung

Sie bestehen, ggf. unter Anwendung von positiv endexspiratorischem Druck, also vorbehaltlich kontrollierter Studien in folgenden Situationen [1, 28]:
- bei Polytrauma mit Lungenkontusion,
- bei Polytrauma mit Bewußtlosigkeit,
- bei Polytraumen der Kategorien III und IV,
- bei Polytrauma mit nicht kurzfristig therapierbarem Schock, bei Massentransfusion,
- sekundär bei einem P_aO_2-Abfall unter 60 mmHg bei einem F_IO_2 von 0,21 sowie Lungenfunktionsstörungen trotz CPAP.
- Die Notwendigkeit der chirurgischen Versorgung unter Allgemeinanästhesie, wenn diese bereits am Notfallort absehbar ist, halte ich dann nicht für eine Indikation, wenn dadurch der Patient zusätzlich gefährdet würde.

Die Aufzählung zeigt die genauen Indikationen:

- Lungenkontusion,
- Schädel-Hirn-Trauma mit Kombination,
- persistierender Schock,
- $p_aO_2 < 60$ mmHg ($F_IO_2 > 0{,}21$),
- p_aO_2 unter 300 bei F_IO_2, 1,0,
- $p_aCO_2 > 55$ mmHg,
- Massentransfusion,
- operative Versorgung unerläßlich,
- Lungenfunktionsstörung trotz CPAP.

Therapiebedingte Probleme

Der Einsatz von positiv endexspiratorischem Druck, der erhöhte F_IO_2 sowie die kontrollierte Hyperventilation können zu erheblichen *therapiebedingten Problemen* führen:

1. Bei Schädel-Hirn-Trauma mit Thoraxtrauma und Schock führt der erhöhte intraalveoläre Druck als Folge des PEEP zunächst zu einem Anstieg des pulmonalen Gefäßdrucks, da der interstitielle Druck unverändert bleibt. Der resultierende transmurale Druckgradient kann eine Extravasation von Flüssigkeit aus dem Gefäßbett in den extravaskulären Raum zur Folge haben.
2. Nach Baethmann [2] kommt es unter PEEP-Beatmung zum Anstieg des intrakraniellen Drucks. Besteht gleichzeitig eine arterielle Hypotension, leidet die zerebrale Perfusion. Als für das Hirn tolerierbares PEEP-Niveau werden 5–8 cm H_2O angegeben. Höhere PEEP-Niveaus werden dann für tolerabel gehalten, wenn der

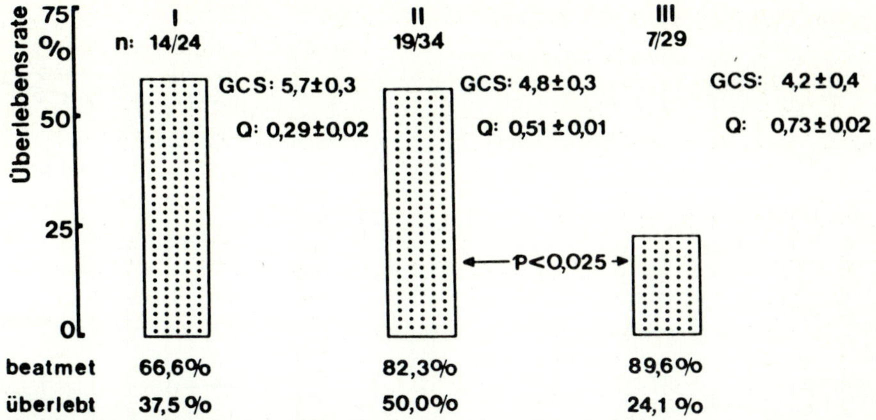

Abb. 2. Isoliertes Schädel-Hirn-Trauma und neurogenes ARDS: Überlebensrate in Relation zur Klassifizierung. *GCS* Glasgow Coma Scale. (Nach [45])

Patient in Oberkörperhochlagerung zwischen 30 und 45° verbracht wird. Eine derartige Maßnahme kann allerdings wiederum in erheblichem Ausmaß mit den hämodynamischen Bedingungen des Patienten interferieren. In jedem Fall muß sich daher die Applikation von PEEP an der Höhe des zerebralen Perfusionsdrucks orientieren – zumindest abgeschätzt anhand des systemischen arteriellen Drucks. Bei Anwendung von PEEP unter klinischen Bedingungen empfiehlt sich die intrakranielle Druckmessung. Shapiro [40] weist zurecht darauf hin, daß es keine Rechtfertigung für die Anwendung von PEEP aus pulmonaler Indikation gibt, wenn darunter alle anderen Organe in ihrer Funktion verschlechtert werden.

3. Der Wert einer initialen therapeutischen *Hyperventilation,* der für die Lunge durchaus akzeptabel sein kann, ist für das Gehirn umstritten (Abb. 2).

Unterhalb eines pCO_2 von 25 mmHg muß auch bei vorgeschädigten Gehirnen mit ungünstigen Auswirkungen auf den Hirnstoffwechsel gerechnet werden. Die Hirndurchblutung sinkt unter eine kritische Schwelle, bei der eine ungestörte O_2-Aufnahme nicht mehr gewährleistet ist. Die respiratorische Alkalose durch die Hyperventilation verschlechtert zudem die O_2-Abgabe [15, 17, 31, 51]. Turner et al. beobachteten gar an Schädel-Hirn-traumatisierten Patienten, daß die O_2-Aufnahme unter Hyperventilation ansteigt (bereits bei 31 mmHg). Bei unverändertem Herzzeitvolumen resultiert eine Abnahme des venösen O_2-Gehalts und eine verschlechterte Oxygenation. Die Hyperventilation sollte folglich nicht zur Routineprozedur werden.

Frühbeatmung und Hämodynamik

Gerade der polytraumatisierte Patient im Schock ist grundsätzlich in einer hämodynamisch diffizilen Situation. Alle – auch therapeutisch anderweitig sinnvolle – Maßnahmen, die in dieses labile Gleichgewicht eingreifen, können die Katastrophe vollstän-

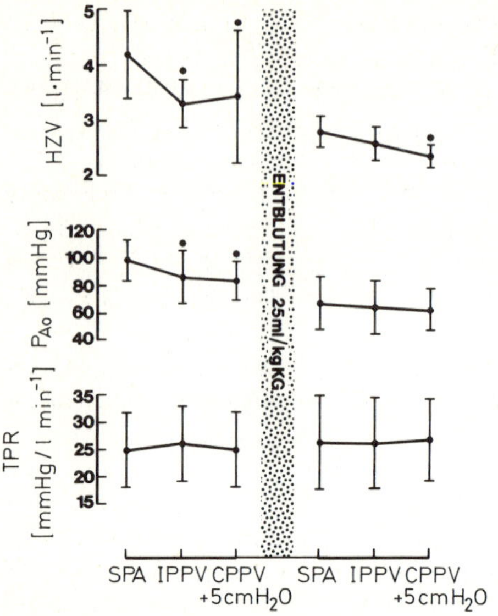

Abb. 3. Hämodynamische Parameter des großen Kreislaufs im Tierexperiment vor und nach Entblutung. *SPA* Spontanatmung, *IPPV* intermittierende Überdruckbeatmung, *CPPV + 5 cm H_2O* kontrollierte Überdruckbeatmung mit 5 cm H_2O PEEP. *HZV* Herzzeitvolumen, P_{Ao} Aortendruck, *TPR* totaler peripherer Widerstand

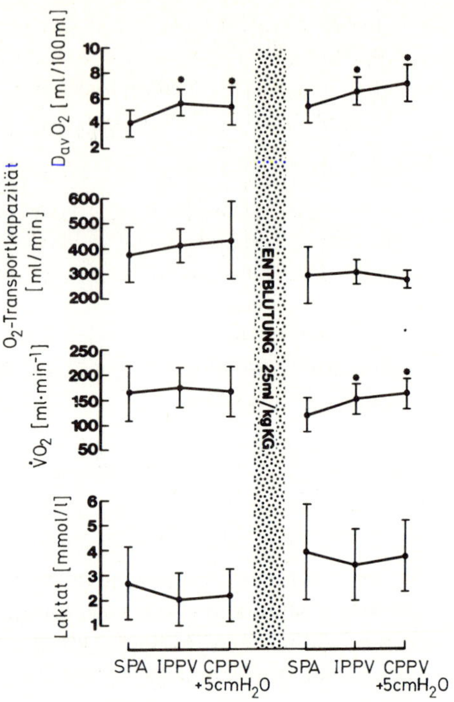

Abb. 4. Parameter des O_2-Transports vor und nach Entblutung im Tierexperiment $D_{ar}O_2$ arteriovenöse O_2-Differenz, $\dot{V}O_2$ O_2-Aufnahme pro Minute, übrige Abkürzungen wie in Abb. 3

dig machen. Aus diesem Grunde haben einige Autoren stets empfohlen [42, 56], die aggressive Volumentherapie so auszurichten, daß mit kolloidalen Volumenersatzmitteln bzw. Blut ein Überschuß von mindestens 500–1000 ml im Volumenersatz bzw. ein über der Altersnorm liegendes Herzzeitvolumen erreicht wird.

Bereits die einfache intermittierende Überdruckbeatmung führt zur Reduktion des venösen Zustroms zum Herzen, zur Reduktion der rechtsventrikulären Füllungsvolumina und Füllungsdrücke, schließlich auch der linksventrikulären Volumina und Drücke. Ein übriges wird durch die Anwendung von unterschiedlichen PEEP-Niveaus erreicht. Spilker u. Dick [44] konnte im Tierexperiment zwar zeigen, daß die Hämodynamik in kleinen und großen Kreislauf bei schockierten Tieren gegenüber solchen ohne Schocksymptomatik unter Anwendung von PEEP nicht verändert war, er mußte jedoch auch einräumen, daß der verfügbare O_2 bei seinen Untersuchungen zwischen beiden Untersuchungskriterien ebenfalls nicht unterschiedlich war (Abb. 3 und 4). Deepika et al. [8] haben empfohlen, bei traumatisierten Patienten oder Patienten in der unmittelbaren posttraumatischen Phase dann das Ausmaß des PEEP zu reduzieren, wenn die Patienten auf schnelle Infusion von 250 ml eines kolloidalen Volumenersatzmittels nicht mit einem Anstieg des "cardiac output" auf Normalwerte reagieren.

Nicht selten wird die nicht hinreichend therapierte Hypovolämie generell als Kontraindikation gegen die Anwendung des PEEP angesehen, ebenso ein erhöhter pulmonaler Gefäßwiderstand oder eine Beeinträchtigung der kardialen Pumpleistung. Sugimoto et al. [46] haben beim akuten Lungenversagen bis zu 20 cm PEEP angewandt. Es kam dabei zwar zu einer Abnahme des Herzzeitvolumens und der O_2-Transportkapazität (ähnlich den Untersuchungen Spilkers). Es traten jedoch keine signifikanten Veränderungen im mittleren arteriellen Druck, im O_2-Verbrauch und in der gemischtvenösen O_2-Spannung, im pH oder im "base excess" auf. Die kalkulierte subkutane Gewebe-O_2-Versorgung und die Gewebe-pO_2-Werte blieben stabil. Die periphere Gewebeoxygenierung würde also nach diesen Untersuchungen bis zu einem PEEP von 20 cm H_2O auch dann nicht verschlechtert, wenn die O_2-Transportkapazität bereits deutlich absinkt. Zu empfehlen bleibt indes stets die vorsichtige Titration der PEEP-Werte [40].

Die intermittierende Überdruckbeatmung mit oder ohne PEEP betrachten Hewson et al. [20] als therapeutisches Mittel, das verfügbare Herzzeitvolumen aus dem Bereich der überbeanspruchten respiratorischen Muskulatur zu anderen vitalen Organen umzuleiten, indem die Atemarbeit durch entsprechende Manöver reduziert wird. Bronchodilatation und pulmonale Drucksenkung zugleich mit Erhöhung des "cardiac output" sind damit die besten therapeutischen Konzepte. Von hämodynamischer Seite betrachteten Suter et al. [47] als Kontraindikation gegen die Anwendung des PEEP beim polytraumatisierten Patienten ein vermindertes zirkulierendes Blutvolumen, Lungenzerreißung und Lungenembolie. Als Alternativen dazu empfehlen sie z. B. IRV oder CPAP.

Es wurde bereits an anderer Stelle darauf hingewiesen, daß die für den Thoraxtraumatisierten in der Frühphase empfohlene restriktive Flüssigkeitsbilanz mit der Schocktherapie generell und mit dem adäquaten Volumenflüssigkeitsersatz beim Polytraumatisierten speziell interferieren kann.

Das gilt in erhöhtem Ausmaß für die Patienten, in deren Behandlungskonzept die Anwendung des PEEP einbezogen wurde. Sicherlich kann durch die Anwendung von kolloidalen Volumenersatzmitteln und Blut sowie einer restriktiven Flüssigkeitszufuhr ein Schutz der Lunge vor interstitiellem Ödem gefördert werden [7, 33, 47]. Die PEEP-Beatmung bewirkt aber auch über die kardiovaskuläre Depression und Drosselung und über eine Erhöhung des pulmonalvaskulären Widerstandes die Freisetzung negativ inotroper Substanzen. Diese führen sekundär zur Flüssigkeitsretention durch eine Veränderung der Nierenfunktion und vermehrte Ausschüttung von ADH. Unter Umständen kann also der positive Atemwegsdruck über seinen antidiuretischen Effekt bereits zu einer feuchten Lunge führen, selbst bei insgesamt negativ bilanzierter Flüssigkeitszufuhr. Dennoch sollte die Flüssigkeitsrestriktion dezent sein, die Flüssigkeitsbilanz allenfalls leicht negativ. Zu diskutieren ist in der klinischen Phase die Applikation von Dopamin und Diuretika zur Aufrechterhaltung einer ausreichenden Nierenfunktion immer dann, wenn PEEP angewendet wird [7].

Medikamentöse Maßnahmen

Nicht selten werden zur Ergänzung des respiratorischen Konzepts in der Frühbehandlung des akuten Lungenversagens *medikamentöse Maßnahmen* diskutiert. Diese konzentrieren sich neben der bereits erwähnten Analgesie insbesondere auf die Anwendung von Katecholaminen und Kortikosteroiden. Katecholamine werden insbesondere dann empfohlen, wenn eine ausreichende Nierenfunktion etwa bei Beatmung mit PEEP angestrebt werden soll (Dopamin) und wenn die hämodynamischen Effekte der PEEP-Beatmung selbst neutralisiert werden sollen. Die Applikation von Kortikosteroiden erfolgt eher in einer „ideologischen" Betrachtungsweise in der Vorstellung, das Gefäßsystem abdichten zu können und fragliche positiv inotrope Wirkungen der Kortikosteroide auszunutzen. Demgegenüber weist Pasch [33] z.B. darauf hin, daß die Gabe von etwa 2mal 1 g Methylprednisolon im Abstand von 6 h eher eine erhöhte Inzidenz von pulmonalen Infektionen bewirkt. Becker [3] berichtet von experimentellen Untersuchungen, denen zufolge er nach der Applikation von 30 mg/kg Kg Methylprednisolon mit gleichzeitiger Retransfusion des entnommenen Blutes die Ausgangswerte der pulmonalen Drucke und Flows überschreiten konnte. Die alleinige Infusion auch im Sinne einer Hämodilution mit kolloidalen Volumenersatzmitteln habe die arterielle Hypoxämie nicht beseitigen können, wohl aber die zusätzliche Applikation von 30 mg Methylprednisolon. Auch Benzer et al. [4, 5] messen der Applikation von Methylprednisolon in hoher Dosierung ebenso wie Aminophyllin und α-blockierenden Substanzen einen positiven Effekt bei der Frühtherapie der Surfactantstörung bei. Burchardt [7] hält diese Effekte für fraglich, ebenso die der Heparintherapie, die beim Polytraumatisierten ohnehin problematisch ist.

Überwachung

Gerade die Möglichkeit der Anwendung von Katecholaminen beim polytraumatisierten Patienten leitet zur Frage des begleitenden Monitorings über. Unbestritten sind die einfachen Maßnahmen zur *Überwachung* der respiratorischen Funktion wie die Beobachtung der Atemfrequenz, des Atemhub- und Atemminutenvolumens, der Beatmungsdrücke (Tabelle 7).

Tabelle 7. Monitoring von Hämodynamik und Respiration. Parameter, die bei Thoraxtraumatisierten zum Ausschluß und zur Dokumentation von Störungen erfaßt werden müssen. (Nach [53])

Spontan atmend Parameter	Gerät	Über Tubus atmend Parameter	Gerät
AF		TV/Flow	
TV	Elektr. Spirometer (2000)	AF	Respirator
VK		p	
IF	Schleppzeigermanometer (50)	Compl./PV/Work	Video/Rechner (?)
BGA_{art}		ZVD	
art. Kath./RR		$p_{s/m/d/occ.}$ Pulm.	SG-Kath. (290)
ZVD		$p_{art\ s/m/d}$	
EKG		CO	Rechner (14000)
Klinik/Rö		$BGA_{art/v}$	
spez.		EKG	
			Taschenrechner (1000)
		BGA-Gerät mit „Gas"-Analyse oder Massensp./ dafür nur repr. Mixer	

Gleichwertig rangieren bei Polytrauma und Schock die hämodynamischen Parameter wie Herzfrequenz, systemische arterielle Drücke, zunächst unblutig, später insbesondere in kritischen Situationen auch blutig gemessen. Der zentralvenöse Druck über zentralvenöse Katheter gibt dann hinreichende Auskunft über das venöse Angebot, wenn der polytraumatisierte, schockierte Patient keine kardiale Dysfunktion erwarten läßt und wenn die Schocktherapie ohne wesentliche Komplikationen abläuft. Immer dann, wenn Katecholamine erforderlich werden, wenn Maßnahmen zur Reduktion einer erhöhten Nachbelastung des Herzens angewandt werden und schließlich bei anhaltenden Volumenverlusten, insbesondere in Kombination mit Massentransfusion und längerdauerndem Eingriff, sollte von der zentralvenösen Katheterisierung auf die Pulmonaliskatheterisierung übergegangen werden [33, 40, 41, 53]. Ihre Indikation lautet:

Patient ist oder wird respiratorisch und/oder hämodynamisch instabil.

Ein Patient ist instabil bei folgenden Bedingungen:
- PEEP $\geq$ 10 cm H_2O und $F_IO_2 > 0{,}4$ länger als 12 h;
- positiv inotrop wirkende Medikamente werden benötigt;
- Medikamente zur Reduktion des Afterload werden benötigt;
- anhaltender Volumenverlust.

Gerade die PEEP-Therapie sollte bei Nebeneffekten, die auf Kosten anderer Organsysteme gehen, eher mit dem Pulmonaliskatheter, ggf. zusätzlich mit der intrakraniellen Druckmessung, verbunden werden. Änderungen des PEEP sollten stufenweise erfolgen, die PEEP-Effekte treten in Sekunden auf, die PEEP-Nebeneffekte aber ebenso schnell [40]. Die Funktion des rechten Ventrikels spielt allerdings offensichtlich in der Morbidität und Mortalität polytraumatisierter und brustkorbtraumatisierter Patienten eine wesentlich größere Rolle, als dies immer angenommen wird [13].

Unabdingbar gehören zur Palette des Monitorings die engmaschige Kontrolle der arteriellen und gemischtvenösen Blutgase. Eine vielversprechende Ergänzung dieses Repertoirs könnte die unblutige Pulsoximetrie sein, wobei ihr Wert beim Polytraumatisierten im Schock allerdings noch zu belegen ist. Es versteht sich von selbst, daß der Gehalt an O_2-Trägern (Hb, HK, Erythrozytenzahl), eventuelle Störungen im Säuren-Basen- und Elektrolythaushalt (insbesondere im Gefolge von Massentransfusionen) und der Gerinnungsstatus in entsprechender Konsequenz überwacht und ggf. therapiert werden.

Operative Versorgung

Es wurde bereits darauf hingewiesen, daß das Stufenkonzept der Betreuung des Polytraumatisierten die frühzeitige operative Versorgung insbesondere peripherer Frakturen enthält. Es wurde ebenso darauf hingewiesen, daß langdauernde Operationen den Polytraumatisierten zusätzlich in ein akutes Lungenversagen bringen können. Insofern könnten Zweifel am Wert der operativen Frühversorgung angemeldet werden. Eine kontrollierte Studie zur Frage der operativen Frühversorgung haben Gimbrere u. Goris [12, 16] veröffentlicht. Sie untersuchten 30 Patienten über 5 Jahre, die bei der Erstversorgung insgesamt 220 Frakturen aufwiesen. In der 1. Gruppe wurden 89% der instabilen langen Röhrenknochenfrakturen innerhalb der ersten 24 h versorgt, in der 2. Gruppe wurden die operativen Eingriffe bei 53% der Patienten verschoben. In dieser Gruppe verstarben allein 4 Patienten, bevor die operativen Voraussetzungen gegeben waren. In der Gruppe mit frühzeitiger Versorgung betrug die Mortalität 10%, in der Gruppe ohne frühzeitige Versorgung jedoch 55%. Die Autoren schließen daraus, daß die primäre externe oder interne Fixierung aller instabilen Frakturen, zusammen mit prophylaktischer maschineller Beatmung, eine sichere und dem bisherigen Vorgehen überlegene Methode der Versorgung des Polytraumatisierten darstellt. Aus der schon zitierten Umfrage von Olerud u. Allgöwer [32] gehen ähnliche Empfehlungen hervor, allerdings ohne konkrete Zahlen. Damit gewinnt die frühzeitige Intubation und Beatmung des Polytraumatisierten mit multiplen instabilen Frakturen eine weitere Indikation in Form der frühzeitigen operativen Versorgung, allerdings unter der Prämisse, daß der Patient durch „gekonnte" Erstversorgung am Notfallort optimal betreut wird.

Schlußfolgerung

Alle bisher skizzierten Maßnahmen galten der Frühtherapie eines sich möglicherweise entwickelnden akuten Lungenversagens.

Trenz, Hempelmann, Schlag, Benzer et al. [4, 5, 19, 37, 38, 52] haben belegt, daß das manifeste Lungenversagen erst am 3. Tage nach der Polytraumatisierung auftritt. Es ist nach Schlag gekennzeichnet durch das typische interstitielle Ödem des Schocklungensyndroms mit Anstieg des extravaskulären Lungenwassers trotz gesteigerten Lymphflusses. Das interstitielle Ödem bewirkt einen Anstieg der pulmonalen Drücke, Linksherzversagen, schließlich Rechtsherzversagen. Die FRK wird vermindert, die Shunts nehmen zu, sind allerdings durch PEEP-Beatmung reduzierbar. Die Applikation von Diuretika hat keinen wesentlichen Effekt auf die Shuntbildung. Zu den jetzt resultierenden Ventilations-Perfusionsstörungen treten Störungen der O_2-Diffusion als Folge des Ödems hinzu. "Airtrapping" und "closingvolume" sind mitbeteiligt. Die biologische Aktivität verschiedener Medikamente und körpereigener Substanzen wird beim Durchqueren der pulmonalen Zirkulation modifiziert.

Einer derartigen Entwicklung, für deren respiratorische Therapie zahlreiche Konzepte (IRV, PEEP, Helium-O_2-Gemisch etc.) [10, 11] empfohlen worden sind, gilt es, durch ein vertretbares Konzept einer Frühtherapie im Sinne der Prophylaxe des ARDS entgegenzuwirken. Dazu muß jedoch festgestellt werden, daß zahlreiche Frühtherapiempfehlungen auf unsicheren Fakten basieren und nicht belegbar sind und daß Komponenten dieser Frühtherapie u. U. zu gravierenden Schädigungen anderer Organe auf Kosten der Lunge führen, die ebenso deletär sein können wie die Lungenschädigung selbst. Die Diskrepanz der Mortalitätsziffern verschiedenster Zentren bei der Behandlung des Polytraumatisierten und insbesondere des Polytraumatisierten mit Thoraxtauma deutet m. E. darauf hin, daß gut kontrollierte standardisierte multizentrische Studien notwendig sind, um unsere heutigen Vorstellungen von der optimalen respiratorischen Therapiekonfiguration beim polytraumatisierten und schockierten Patienten zu belegen.

Literatur

1. Ahnefeld FW, Dick W, Lotz P, Spilker ED, Milewski P, Traub E, Lindner KH, Bowdler I (1984) The early use of positive end expiratory pressure (PEEP) ventilation in emergency medicine, and some experiments on pigs. Resuscitation 11: 91–102
2. Baethmann A (1981) Beatmung mit PEEP und intrakranieller Druck. In: Lawin P, Wendt M (Hrsg) Das Thoraxtrauma. Melsunger Medizinische Mitteilungen, B 53, S 227–235
3. Becker H (1979) Zur Therapie der sog. Schock-Lunge. Fortschr Medizin 16: 771–776
4. Benzer H, Haider W, Geyer A, Mutz N, Pauser G (1979) Atemmechanische und Surfactantbedingte Störfaktoren bei der Entstehung des akuten Lungenversagens. In: Ahnefeld FW, Bergmann H, Burri C, Dick W, Halmágyi M, Hossli G, Rügheimer E (Hrsg) Akutes Lungenversagen. Klinische Anästhesiologie und Intensivtherapie Bd 20. Springer, Berlin Heidelberg New York, S 43–55
5. Benzer H, Baum M, Duma S, Mutz N, Scherzer W (1981) Konventionelle Beatmungstherapie versus neue therapeutische Konzepte. In: Lawin P, Wendt M (Hrsg) Das Thoraxtrauma. Melsunger Medizinische Mitteilungen, Bd 53, S 197–206
6. Beyer A (1982) Das Thoraxtrauma unter anästhesiologisch-intensivmedizinischer Sicht. In: Peter K, Lawin P, Jesch F (Hrsg) Der polytraumatisierte Patient. Intensivmedizin, Notfallmedizin, Anästhesiologie, Bd 32. Thieme, Stuttgart New York, S. 88–93
7. Burchardi H, Stokke T (1980) „Schocklunge" (ARDS): Grundzüge der Behandlung. diagnostik & intensivtherapie 10: 109–114
8. Deepika K, Chodoff P, Shink B (1982) The effects of volume loading on cardiorespiratory function in post-traumatic patients with adult respiratory distress syndrome. Am Surg 48/9: 469–471
9. Dölp R, Klingebiel H (1984) Die Beatmung bei der Schocklunge. 3. Tagung der Sektion Rettungswesen, Frankfurt am Main, Mai 1984
10. Fritz KW, Tabbert M, Mottner J, Patschke D (1982) Die Beatmung polytraumatisierter Patienten mit He-O_2- und N_2-O_2-Gemischen. I. Atemmechanik und pulmonaler Gasaustausch. Anaesthesist 31: 323–329
11. Fritz KW, Tabbert M, Mottner J, Patschke D (1984) Die Beatmung polytraumatisierter Patienten mit He-O_2- und N_2-O_2-Gemischen. II. Hämodynamik. Anaesthesist 33: 96–98
12. Gimbrere JSF, Goris JA, Rodney CL (1981) Prevention of ARDS in the polytraumatized patient by primary osteosynthesis. Crit Care Med 8: 205
13. Glass DD (1982) The management of traumatic respiratory failure. American Society of Anesthesiologists, Annual Refesher Course Lectures 213/1
14. Glinz W (1985) Rationale Therapie des instabilen Thorax. In: Encke A, Heberer MG, Hernandez-Richter, J, Kümmerle F, Schildberg FW, Witte J (Hrsg) Chirurgische Intensivmedizin. Urban & Schwarzenberg, S 197–201
15. Gordon E (1982) Critical care of the patient with head trauma. American Society of Anesthesiologists, Annual Refresher Course Lectures 142/1
16. Goris RJA, Gimbrere JSF, Niekerk van JLM, Schoots FJ, Booy LHD (1982) Early osteosynthesis and prophylactic mechanical ventilation in the multitrauma patient. J Trauma 11: 895–903
17. Gottstein U, Zahn U, Held K, Gabriel FH, Textor T, Berghoff W (1976) Einfluß der Hyperventilation auf Hirndurchblutung und cerebralen Stoffwechsel des Menschen. Klin Wochenschr 54: 373–381
18. Hardaway RM (1980) Mechanism of traumatic shock. Surg Gynecol Obstet 151: 65–69
19. Hempelmann G, Trentz OA, Trentz O, Müller H, Oestern HJ, Sturm J (1981) Behandlung des polytraumatischen Schocks. Unfallchirurgie 7: 116–121
20. Hewson JR, Gelb AW, DeMajo WAD, Bevan DR (1985) Homeostatic alterations with major trauma. Can Anaesth Soc J 32: 235–243

21. Kamp HD, Brandl M (1981) Das Thoraxtrauma – die kontinuierliche Periduralanästhesie im Konzept der Behandlung. In: Lawin P, Wendt M (Hrsg) Das Thoraxtrauma. Melsunger Medizinische Mitteilungen, Bd 53, S 181–196
22. Lotz P (1985) Pathophysiologie der akuten respiratorischen Insuffizienz. In: Encke A, Heberer MG, Hernandez-Richter J, Kümmerle F, Schildberg FW, Witte J (Hrsg) Chirurgische Intensivmedizin. Urban & Schwarzenberg, München S 177–183
23. Lotz P, Schmitz JE, Hirlinger K, Kilian J, Ahnefeld FW (1981) Die Frühbeatmung Polytraumatisierter zur Stabilisierung vitaler Funktionen. In: Haidt B, Mitterschiffthaler G (Hrsg) Anästhesiologie und Intensivmedizin, Bd 143. Springer, Berlin Heidelberg New York, S 102
24. Lozman J, Dutton RE, Newell J, Powers SR (1977) Uneven ventilation of the lung following trauma. Ann Surg 186: 607–613
25. Luce JM (1984) The cardiovascular effects of mechanical ventilation and positive end-exspiratory pressure. JAMA 252: 807
26. Lüllig H, Pertzborn W, Ulrich F, Vogt-Moykopf I (1982) Thoraxtraumen im Rahmen von Mehrfachverletzungen. In: Peter K, Lawin P, Jesch F (Hrsg), Der polytraumatisierte Patient. Intensivmedizin, Notfallmedizin, Anästhesiologie, Bd 32. Thieme, Stuttgart New York, S 40–49
27. McAslan TC, Cowley RA (1979) The preventive use of PEEP in major trauma. Am Surg 45: 159
28. Mehrkens HH, Schmitz EJ, Wollinsky KH (1984) Indikationen und Möglichkeiten der Frühbeatmung bei polytraumatisierten Patienten. In: Hochrein H (Hrsg) Notfallmedizin und Rettungswesen. Wolf, München, S 134–144
29. Mellmann J, Trentz OA, Hempelmann G, Stender HS,, Oestern HJ, Trentz O (1981) Röntgenologische Lungenveränderungen bei polytraumatisierten Patienten während Dauerbeatmung. Unfallchirurgie 7: 122–128
30. Nahum AM, Gado CW, Schneider DC, Kroell CK (1971) The biochemical basis for chest impact protection, I. force deflection characteristics of the thorax. J Trauma 11: 874
31. Nilsson L, Busto R (1973) Controlled hyperventilation and its effect on brain energy and acid-base parameters. Acta Anaesthesiol Scand 17: 243–252
32. Olerud S, Allgöwer M (1983) Evaluation and management of the polytraumatized patient in various centers. World J Surg 7: 143–148
33. Pasch T (1985) Herz-Kreislauf-Funktion bei Polytraumen. In: Schürmann K (Hrsg) Der zerebrale Notfall. Urban & Schwarzenberg, München Wien Baltimore, S 111–118
34. Pasch T, Brandl M (1980) Beatmungsprobleme bei schwerem Thoraxtrauma und instabiler Thoraxwand. Intensivbehandlung 3: 128–133
35. Pepe PE, Potkin RT, Reus DH (1982) Clinical predictors of the adult respiratory distress syndrome. Am J Surg 144: 124
36. Pepe PE, Hudson LD, Carrico CJ (1984) Early application of positive end-exspiratory pressure in patients at risk for the adult respiratory distress syndrom. N Engl J Med 311: 281
37. Schlag G, Redl H (1981) Mediatoren des Lungenversagens nach Traumen. In: Lawin P, Wendt M (Hrsg) Das Thoraxtrauma. Melsunger Medizinische Mitteilungen, Bd 53, S 147–155
38. Schlag G, Redl H, Voigt WH, Krösl P, Lohninger A (1982) Pathophysiologie der Schocklunge. In: Peter K, Lawin P, Jesch F (Hrsg) Der polytraumatisierte Patient. Intensivmedizin, Notfallmedizin, Anästhesiologie, Bd 32. Thieme, Stuttgart New York, S 65–79
39. Sefrin P, Pay AW de (1985) Frühzeitige Beatmung im Rettungsdienst bei Polytrauma. Notfallmedizin 11: 1040–1045
40. Shapiro BA (1982) PEEP: why – when – how much? American Society of Anesthesiologists, Annual Refresher Course Lectures 215/1
41. Shapiro BA, Cane RD, Harrison RA (1984) Positive end-expiratory pressure therapy in adults with special reference to acute lung injury: A review of the literature and suggested clinical correlations. Crit Care Med 12: 127–141
42. Shoemaker WC (1978) Treatment of shock and trauma states: Use of cardiorespiratory patterns to define therapeutic goals, predict survival, and titrate therapy. In: Weil MH, DaLuz PL (eds) Critical care medicine manual. Springer, Berlin Heidelberg New York, S 81–100
43. Singbartl G, Cunitz G (1984) Beatmung bei cerebralem Trauma. In: Lawin P, Peter K, Scherer R (Hrsg) Maschinelle Beatmung gestern–heute–morgen. Intensivmedizin, Notfallmedizin, Anästhesiologie, Bd 48. Thieme, Stuttgart New York, S 235–257
44. Spilker D, Dick W (1981) Sofortmaßnahmen beim Thoraxtrauma. In: Lawin P, Wendt M (Hrsg) Das Thoraxtrauma. Melsunger Medizinische Mitteilungen, Bd 53, S 27–35

45. Steinbereithner K, Mauritz W, Sporn P (1985) Therapie des Schädel-Hirn-Traumas – aktueller Stand. Notfallmedizin 11: 1002–1013
46. Sugimoto H, Ohashi N, Sawada Y, Yoshioka T, Sugimoto T (1984) Effects of positive end-expiratory pressure on tissue gas tensions and oxygen transport. Crit Care Med 12: 661–663
47. Suter PM, Forster A, Morel D (1981) Beatmung beim Thoraxtrauma: Pro und Contra PEEP. In: Lawin P, Wendt M (Hrsg) Das Thoraxtrauma. Melsunger Medizinische Mitteilungen, Bd 53, S 221–225
48. Sykes MK, Adams AP, Finlay WEI, McCormick PW, Economides A (1970) The effects of variations in end-expiratory inflation pressure on cardiorespiratory function in normo-, hypo- and hypervolaemic dogs. Br J Anaesth 42: 669–677
49. Trentz OA, Hempelmann G, Trentz O, Mellmann J, Stender HS, Oestern HJ (1980) Hämodynamik, Gasaustausch und radiologische Lungenbefunde bei Mehrfachverletzten mit stumpfem Thoraxtrauma. Anaesthesist 29: 468–474
50. Tscherne H (1985) Das Polytrauma aus chirurgischer Sicht. In: Schürmann K (Hrsg) Der zerebrale Notfall. Urban & Schwarzenberg, München, S 53–57
51. Turner E, Hilfiker O, Braun U, Wienecke W, Rama B (1984) Metabolic and hemodynamic response to hyperventilation in patients with head injuries. Intensive Care Med 10: 127–132
52. Ward PA, Johnson KJ, Till GO, Arbor A (1985) Current concepts regarding adult respiratory distress syndrome. Ann Emerg Med 14: 25–29
53. Wendt M (1981) Monitoring von Hämodynamik und Respiration. In: Lawin P, Wendt M (Hrsg) Das Thoraxtrauma. Melsunger Medizinische Mitteilungen, Bd 53, S 251–262
54. Winter PM (1982) Oxygen toxicity. American Society of Anethesiologists, Annual Refresher Course Lectures 117/1
55. Wittig C, Müller KM (1982) Pathologisch-anatomische Befunde nach Polytraumen. In: Peter K, Lawin P, Jesch F (Hrsg) Der polytraumatisierte Patient. Intensivmedizin, Notfallmedizin, Anästhesiologie, Bd 32. Thieme, Stuttgart New York, S 148–156
56. Wolff G, Dittmann M, Lehman K, Steenblock U, Harder F, Dalquen P (1980) Die akute respiratorische Insuffizienz (ARJ) und das Adult Respiratory Distress Syndrome (ARDS). In: Wolff G (Hrsg) Akutes Atemnotsyndrom des Erwachsenen. Springer, Berlin Heidelberg New York, S 79

The Pulmonary Complications in Severely Burned Patients

S. Bursztein and U. Taitelman

Improvements in the management of the shock phase of severe thermal injuries and better control of infection of the burned area have greatly reduced the early postburn mortality rate but have not significantly decreased the overall mortality rate. Pulmonary complications and severe systemic infections have become the major causes of death in the later stages of severe thermal injuries. Up to 30% of burn victims develop pulmonary complications. Regardless of the etiology of any pulmonary complications, when they become severe (as in acute respiratory failure) they must be dealt with as nonspecific pulmonary damage, the management and treatment of which is not very different from most other types of adult respiratory distress syndrome. In this paper we will discuss the etiology, pathophysiology, and management of respiratory complications in severely burned patients.

Etiology

The respiratory complications resulting from severe burns are, as in other severe conditions, mostly pneumonia or bronchopneumonia. Pneumonia is a hematogenous infection that starts with a capillaritis of the pulmonary vessels caused by embolized organisms, and then spreads to adjacent alveoli. Bronchopneumonia is an airborn infection that starts as a bronchiolitis caused by organisms migrating down the airway and contaminating adjacent alveoli. At early stages some differences between these two conditions can be found from the study of X-rays. As pulmonary damage becomes more severe, because of natural progression of the infection or because of iatrogenic medical interventions, the illness progressively becomes a specific acute respiratory distress syndrome, or acute respiratory failure may occur.

Inhalation Injury

In most instances a so-called inhalation injury is a chemical tracheobronchitis or pneumonia caused by toxic gases that create lesions of the mucosae of the upper airways or of the alveoli. Pulmonary burns are rarely encountered except in patients that have inhaled steam that produces direct damage to the pulmonary parenchyma.

Fire is a rapid process that produces light and heat. It can involve two processes, combustion, which is an oxidation, and pyrolysis, which is a breakdown of large molecules into smaller molecules. In all fires, variable amounts of carbon monoxide are be released. In addition, other poisonous gases may be generated by the different materials that are burning. These gases can induce severe tracheobrochitis, chemical pneumonia, or even immediate death. When fire occurs in a building, about 80% of the fatalities are caused by factors other than burns; many people die from the effects of poisonous gases, especially in the upper floors where a high concentration of toxic gases accumulates.

The main components of the smoke produced by combustion of commonly used materials are:

Wood, paper and silk	carbon monoxide, acrolein, hydrogen cyanide, ammonia
Polyvinyl chloride, nylon	carbon monoxide, chlorine gas, hydrochloric acid, hypochlorite ions, ammonia
Polyurethane	carbon monoxide, phosgene, hydrogen cyanide
Nitrocellulose	carbon monoxide, nitrogen oxides
Petroleum products, rubber	carbon monoxide, sulfur dioxide

These toxic gases may be classified into two main categories according to whether they have systemic or local effects. Carbon monoxide and cyanide are systemic toxic gases and can produce an immediate fatal intoxication. Other gases can have local effects on the respiratory tract and may be classified as hydrosoluble or liposoluble. The hydrosolubles produce chemical burns of the mucosae, leading to an inflammatory reaction, with bronchoconstriction increasing airway resistance. The main hydrosoluble gases are sulfur dioxide, hypochloric acid, and hypochlorite ions. The liposolubles produce pulmonary edema by causing alveolar damage; their effect is often delayed by several hours. The main liposoluble gases are chlorine, phosgene, and the nitrogen oxides. Some gases, like phosgene and acrolein, are both hydro-and liposolubles and thus damage the upper airways and the alveoli. In severely burned patients these two types of injury will increase the chance of airborne infection of the parenchyma, and will lead, in many cases, to acute respiratory failure.

Pathophysiology

There are many aspects to the pathophysiology of acute repiratory failure but it is common for there to be an increase in lung water, creating ideal conditions for further respiratory failure. If lung injury caused by direct contusion or by toxic pulmonary edema is excluded, there is good evidence that the use of colloids or crystalloids in the inital treatment of the shock phase in severe burns does not influence the onset of pulmonary edema [4].

Although this point is still considered by some to be very controversial, those who measured the extravascular lung water have proven it unquestionably. In 1981 Pruitt published the results of a 7-day study, in two groups of closely matched patients, of whether more crystalloids than colloids were required to maintain hemodynamic stability. No difference was found between the two groups in the amount of extravascular lung water. Many animal and other clinical studies have come to the same conclusion; moreover, it has been shown that increased lung water is not correlated with increased body weight but is well correlated with the severity of respiratory failure. It is not clear whether pulmonary edema is a cause or a consequence of the lung damage, but obviously many therapeutic approaches in the early phase of burns attempt to reduce the amount of water leaking into the lungs. This aspect of the treatment of acute pulmonary failure may be confusing since some studies have shown that not only body weight did increase without any increase of lung water, but that even at the stage of maximum body-weight increase, there was a reduction in the amount of lung water.

The amount of lung water is influenced by several factors: pressure across the capillary membrane, membrane properties (mainly permeability of capillaries), lymphatic flux, and colloid osmotic pressure. The transvascular fluid flow is expressed by Starling's law:

$$Q_f = K_f(P_{mv} - P_{pmn}) - \delta\,(\pi_{mv} - \pi_{pmv}),$$

Q_f = transvascular fluid flow, K_f = fluid filtration coefficient, P_{mv} = intravascular hydrostatic pressure, P_{pmv} = perivascular hydrostatic pressure, δ = solute reflection coefficient, π_{mv} = protein osmotic pressure, π_{pmv} = interstitial protein osmotic pressure, $(P_{mv}-P_{pmv})$ = transmural hydrostatic pressure, and $(\pi_{mv}-\pi_{pmv})$ = oncotic pressure.

The increase in extravascular lung water seems to occur mainly in sepsis at the stage of fluid mobilization and does not seem to be influenced by fluid restriction [4]. Several years ago a conclusive experiment on dogs showed that neither smoke nor infection of the respiratory tract produced severe respiratory failure and that only the combination of both produced a large increase in lung water [3]. This study, like many others, implies that any lung injury increases the susceptibility of the lung to bacterial invasion, with a consequent increase in fluid accumulation.

In addition, variations of colloid osmotic pressure (COP) and alterations of membrane permeability seem to be well compensated, up to a certain degree, by an increase of lymphatic flux. A measured reduction of COP of 34% after crystalloid resuscitation is easily compensated for by a doubling of the lymphatic flux [2]. When vascular damage occurs, increased lymphatic flux can compensate but when the leak becomes severe enough to exceed the capacity for lymphatic flux, pulmonary edema occurs. This increase in lung water occurs in many other instances, such as multiple trauma, aspiration, sepsis, viral infections, and lung contusions.

Accumulation of water progressively reduces compliance, and a higher pressure is required to expand the less-stretchable lungs. The reduction in lung compliance is always accompanied by a reduction in the functional residual capacity (FRC) and this is correlated with increased intrapulmonary shunt ($\dot{Q}_s/\dot{Q}_T$), or venous admixture, so that an increasing amount of venous blood reaches the left heart without being oxygenated [1].

When the arterial partial pressure of oxygen (P_aO_2) is reduced because of the increased shunt there is often a tendency to increase the level of forced inspiratory oxygen (F_IO_2) without taking into account the accumulation of toxic oxygen radicals, such as superoxide anions, which are very harmful to the endothelial cells. These toxic effects of free oxygen radicals are enhanced when the alveolar partial pressure of oxygen is greater than 250 mmHg, which can easily occur when F_IO_2 is 0.5 or more. Although there is evidence that a F_IO_2 greater than 0.5 may cause damage to the lung parenchyma, it has never been proven that an appropriate positive end-expiratory pressure (PEEP) in low-compliance disease produces barotrauma. The correct approach would be to try to obtain an acceptable P_aO_2 with F_IO_2 levels below 0.5, even if the PEEP has to be increased.

Management of Acute Respiratory Failure

A review of the literature concerning respiratory complications of severl burns shows that there are two types of approach. In the papers written by intensivists there is almost no mention of how diagnosis is made, since when a patient suffers from acute respiratory failure the diagnostic procedures seem to be no longer relevant. On the other hand, reviews by plastic surgeons suggest that the diagnosis of respiratory complications should be based on the following: whether the burns occurred in a closed space, whether there are facial burns, whether there is soot in the sputum or the oropharynx, whether the carboxyhemoglobin level is greater than 20%, the use of bronchoscopy to identify lesions of the upper respiratory tract mucosa, and the use of xenon techniques. The main nonspecific tests to evaluate the severity of respiratory injury are of blood gases, compliance, lung function and chest X-rays.

The management of respiratory complications of severe burns is similar to that of all other kinds of nonspecific acute respiratory failure. The main principles of treatment can be summarized as the following:

- Open recruitable airways with continuous positive airway pressure or positive end-expiratory pressure
- Prevent progression of acute respiratory failure by stopping further permeability alterations and fluid accumulation in the lungs (diuretics, low F_IO_2)
- Maintain a good hemodynamic state
- Avoid failure of other organs
- Maintain defense mechanisms by calory and nitrogen supply
- Reduce oxygen demands by sedation and fever control

Since artificial ventilation only causes more damage in cases of respiratory failure, every effort should be made to prevent the failure from becoming so severe that artificial ventilation is required.

If mortality in severely burned patients with mild respiratory failure reaches 60%, it rises to 80% if the respiratory failure is more severe, and to above 90% if failure of another organ is involved. When burned patients present with respiratory failure, all the attention of the surgeon will be demanded since the removal of all damaged skin is even more important than in other burned patients; there are almost no contraindications today to the performance of surgery in these patients. They will require the care of a specialized team that is able to handle the respiratory problems as well as all the other aspects of this fragile state. The final result will often be related to the time and effort invested in the management of the multisystem problems of these patients.

References

1. Bursztein S, Glaser P (1970) Etude synchronique de la régulation de l'équilibre acido-basique dans les suites de la chirurgie abdominale. Ganassini, Milano, pp 122–129
2. Demling RH, Will JA, Belzer FO (1978) Effect of major thermal injury on the pulmonary microcirculation. Surgery 83: 746–751
3. Stephenson SF, Esrig BC, Polk HC, Fulton RL (1975) The pathophysiology of smoke inhalation injury. Ann Surg 187: 652–700
4. Tranbaugh RF, Lewis FR, Christensen JM, Virgil BE (1980) Lung water changes after thermal injury. Ann Surg 192 (4): 479–487

Minirespirators – Quo Vadis?

S. Bursztein, F. R. Zveibil, and Y. Lerman

Although small pressure respirators like the Bennett PR-2 and the Bird Mark-7 were developed almost 30 years ago, in the last decade a new generation of minirespirators has been created, having the following aims and features [1]:

They can be used to ventilate at the place where injury occurred; they are manageable by nonspecialized personnel in emergencies, for cardiopulmonary resuscitation, during transportation, with mass casualties, and during home care; they are small, portable, reliable, and inexpensive; and they are volume cycled. These respirators are used today by fire stations, ambulances, helicopters, for in-hospital transportation, and by the armed forces.

The aim of this study was to evaluate a few minirespirators, comparing them with a classic pressure-cycled ventilator, the Bird Mark-8.

The first step in ventilating a patient is intubation, and although intubation is usually a minor procedure for a trained intensivist, if prolonged it has a very high rate of complications (up to 35%). Arguments over 25 years have not clearly resolved the tracheostomy versus prolonged intubation controversy, and the complication rates of intubation, tracheostomy and suction have not been significantly reduced by the development of soft pressure cuffs and alternately inflatable cuffs, the measurement of intracuff pressure, or the use of systems inflating the cuffs during the inspiratory phase.

A high percentage of intubated patients could probably overcome their acute phase without intubation, by the use of oxygentherapy, adequate physiotherapy, continuous positive airway pressure (CPAP) by mask or mouthpiece, or mask ventilation. This is also true for most postoperative and near-drowning patients that are intubated and ventilated for less than 48 h and could be managed by CPAP without ventilation.

Once the patient is intubated, the next step is to set the respirator, for instance in the following way:

The minirespirators examined were the IC-2 by Biomed (England), Motivus by Medishield (England), pneuPAC by pneuPac (England), Oxylog by Dräger (Federal Republic of Germany), Urgency Bird by Bird (USA), and Bird Mark-8 by Bird (USA). They were studied with the help of a pneumotachograph (Gould) and a lung performance analyzer (BOC). With the recordings of the pneumotachograph, the flow patterns, the tidal volume (V_T), and the minute volume (V) could be measured, as could the I:E ratio at various resistances (0–200 $cmH_2O\ l^{-1}\ s^{-1}$) and compliances (50–10 ml cmH_2O^{-1}) present by the lung performance analyzer.

Setting		*Safety device*
Forced inspiratory oxygen (F_IO_2)	< 0.5	High-pressure relief valve and alarm
Tidal volume expiration (V_T)	10–15 ml-lg	Low-pressure alarm
Inspiration expiration (I : E)	1 : 1 to 1 : 4	Fail-to-cyle alarm
Flow		
Positive end-expiratory pressure (PEEP), continuous positive airway pressure (CPAP), intermittent mandatory ventilation (IMV)		

The main features of the studied respirators were found to be as follows. The rate is not influenced by varying resistances and compliances over a wide range in all respirators (Table 1). Tidal volume is slightly influenced by decreased compliance (Table 2) but is greatly reduced by high resistances in most of the respirators (Table 3). The activating pressure necessary to give reliable performance of the minirespirators and the critical pressure beyond which they will fail to cycle are given in Table 4. Since these respirators are mainly gas driven it was important to measure

Table 1. Stability of respiratory rate over 75 min with different values of compliance and resistance

Compliance (ml–lcm H_2O)	10			20			50		
Resistance (cm H_2Ol–l_s–l)	0	50	200	0	50	200	0	50	200
Biomed	12	12	12	12	12	12	12	12	12
Motivus	17	17	17	17	17	17	17	17	17
pneuPAC	10	10	10	10	10	10	10	10	10
Dräger	15	15	15	15	15	15	15	15	15
Urgency Bird	14	14	14	14	14	14	14	14	14
Bird Mark-8	9	9	9	9	9	9	9	9	9

Table 2. Reduction tidal volume in different respirators caused by changing the compliance for a given resistance (20 cmH_2O l^{-1} s^{-1})

	Reduction in tidal volume (%)					
Chance of compliance (ml cmH_2O^{-1})	Biomed	Motivus	pneuPAC	Dräger	Urgency Bird	Bird Mark-8
50–50	2.8	22.0	0	5.8	7.8	0
50–10	2.5	22.0	20.0	2.6	14.0	20.0

Table 3. Reduction in tidal volume in different respirators caused by changing the resistance for a given compliance (20 ml cmH_2O^{-1})

	Reduction in tidal volume (%)					
Airway resistance ($cm\ H_2O^{-1}\ s^{-1}$)	Biomed	Motivus	pneuPAC	Dräger	Urgency Bird	Bird Mark-8
5	0	0	0	1.6	6.6	10
20	2	12	0	2.4	13	53
50	26	50	0	20	40	94
200	78	75	50	63	66	–

Table 4. Minimal activating pressure

	Respirator					
	Biomed	Motivus	pneuPAC	Dräger	Urgency Bird	Bird Mark-8
Failure-to-cycle pressure (ATM.)	1.75	0.75	1.25	1.25	2.00	2.00
Minimal reliable pressure (ATM.)	2.50	4.00	2.50	1.50	1.50	2.50

Table 5. Gas consumption (l) for a minute volume of 10 l

Biomed	17.67
Motivus	11.55
pneuPAC	13.21
Dräger	13.9
Urgency Bird	17.72

the amount of gas used by each machine for a given time of ventilation. Gas consumption figures are given in Table 5. The I : E ratio was extremely stable no matter what the compliance and resistance.

To illustrate the efficacy of some of the minirespirators, we compared the blood gases of patients ventilated with a MA-1 with their blood gases when ventilated with the Biomed, the Dräger and the pneuPAC. As can be seen in Table 6, the patients were very well ventilated with the three minirespirators.

While performing this study a question which is often raised was asked again, namely: What can be done with a MA-1, a servo-ventilator, or any other large, expensive, volume-cycled respirator that could not be done with a small, inexpensive,

Table 6. Comparison of blood gases: ventilation with volume-preset respirators versus MA-1 respirator

Respirator	Minute volume (l)	pO_2 (mmHg)	pCO_2 (mmHg)	pH	HCO_3^- (mmol)
MA – 1	8.4	67	22	7.42	16.5
pneuPAC	9.4	250	31	7.38	18.0
Dräger	8.6	300	29	7.42	18.5
Biomed	8.4	82	29	7.39	17.5

pressure or volume-cycled, respirator? The classical response is: Can a 2 CV do the same things as a Volvo?, but since this is not really a satisfactory answer we shall try to look for a more rational one.

When mechanical ventilation was introduced in Scandinavia for the treatment of polyomyelitis in 1952–1953, mortality dropped from 87% to 40% [2]. This dramatic success was probably the result of better management of neuromuscular disease, and most of the patients could have probably been ventilated with any minirespirator. In the 1960s when the same technique started to be applied to lung parenchyma disease, the results were much less dramatic and the iatrogenic effects of mechanical ventilation became quite disturbing.

In the early 1970s, PEEP/CPAP, IMV and HFV were introduced, and in the late 1970s a collaborative study was sponsored by the United States National Heart Blood and Lung Institute in nine centers. 686 patients over the age of 12 years requiring intubation and ventilation for more that 24 h and with a F_IO_2 above 0.5 were studied. The study showed a mortality of 41% for patients aged between 12 and 65 years. In those patients of over 64 years mortality rose to 65%. When a second organ failure was involved, mortality was above 70% and reached 85% when there were two organ failures.

In the 1980s the sophistication of a new generation of ventilators with computerized controls and autoregulation made the management of acute respiratory failure very elaborate. Moreover, some investigations, mainly animal studies, gave some hope of using pharmocological agents such as ibuprofen, which reduces oxygen toxicity by increasing superoxide anion generation, isoproterenol and aminophylline, which reduce edema by cyclic-AMP-mediated closing of intercellular gaps [3], 1, 3, 4-dehydroproline which reduces fibrosis in acute respiratory distress syndrome (ARDS) [5], and thromboxane antagonists, which improve respiratory function in ARDS.

In 1985, after 15 years of utilizing PEEP/CPAP, IMV, HFV, and pharmacological agents, even if we have the impression that these treatments improve the management of patients, the methods have never been proven to reduce mortality, morbidity, or the duration of mechanical ventilation required in acute respiratory failure. Since people do not agree on the definition of ARDS, the disease should rather be termed acute respiratory failure which is characterized by pulmonary edema, reduced compliance, reduced functional residual capacity (FRC) and a shunt ($\dot{Q}_s/\dot{Q}_T$) above 15%.

Patients easily deteriorate from having moderate to having severe respiratory failure, but recovery from severe to moderate failure is much harder to achieve especially when the iatrogenic effects of mechanical ventilation are taken into account.

In acute respiratory failure mechanical ventilation is used to improve alveolar ventilation and to correct blood pCO_2 and pH, and PEEP/CPAP is used to improve oxygenation. There are many possible settings other than those mentioned earlier in all large, volume-cycled respirators, but it seems evident that 60%–70% of ventilated patients could be managed with the help of minirespirators, since the settings can also be obtained in them.

The settings of any ventilator can be divided into three categories, those which are: necessary – F_IO_2, VT, rate, PEEP/CPAP assistedor controlled, alarm devices; optional – I : E, inspiratory time, inspiratory pause, IMV; and without proven value – differential flow patterns, sigh, HFV. Although the value of some of these modes of ventilation is controversial the elements which are most often manipulated in ventilating a patient are still F_IO_2, PEEP/CPAP and IMV. At a F_IO_2 of 0.5 the alveolar PO_2 can reach values above 250 mmHg. This may produce an accumulation of superoxide anions, which are very harmful to the lung parenchyma, mainly in damaged lungs where there may be a reduction in enzymes like superoxide dismutase. The F_IO_2 should be kept below 0.5, even with relatively low values of P_aO_2.

Reduced FRC and reduced compliance are common states which characterize acute respiratory failure, with low-pressure pulmonary edema where nonventilated, perfused areas increase the shunt. Since there is a correlation between FRC and shunt (Fig. 1) increasing the FRC with PEEP, can reduce the shunt, thus improving the P_aO_2 [4]. The FRC may be reduced by 50%, but with PEEP or CPAP, recruitable alveoli will be opened, thus increasing the FRC and improving oxygenation. PEEP or CPAP should be available, but the dangers of barotrauma must be considered. Besides causing direct damage to the lung parenchyma, pneumothorax, pneumomediastinum, pneumopericardium and even pneumoperitoneum may also occur. Another danger of using by PEEP or CPAP is the reduction in cardiovascular performance

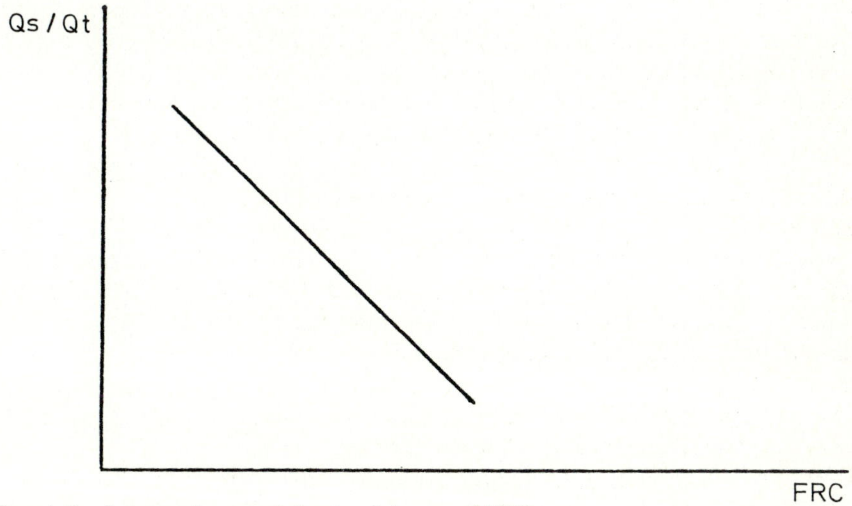

Fig. 1. Correlation between increased shunt and decreased FRC

caused by increased intrathoracic pressure; this diminishes the venous return, reducing stroke volume. This effect can be controlled by fluid administration.

IMV was presented in 1972 as a weaning tool. It was also rapidly claimed to be useful in treating acute respiratory failure, since in spontaneous breathing $\dot{V}_A/\dot{Q}$ was shown to be much better than with mechanical ventilation, and reducing the mean airway pressure also causes an improvement in the cardiac output. Kirby could obtain higher P_aO_2 values with IMV and PEEP ventilation than with mechanical ventilation and PEEP, thus showing that IMV could also be a useful tool in treatment [2].

When designing the ideal respirator of the future we should keep in mind that in relying too much on sophisticated, expensive equipment, direct care of the patient may be reduced and iatrogenic problems increased. If maxirespirators have useless devices and if minirespirators lack some devices, the answer should be found in a kind of midirespirator.

References

1. Adams AP (1977) A new generation of anesthetic ventilators. Anesthesia 32: 34
2. Kirby R (1985) Mechanical ventilation – Facts and fiction. In: Intensive and critical care medicine 1981–1985–1989. King & Wirth, London, pp 66–68
3. Mizus I, Summer W, Farrukh I, Michael JR, Gurtner GH (1985) Isoproterenol or aminophylline attenuate pulmonary edema after acid lung injury. Am Rev Respir Dis 230: 131–256
4. Oliven A, Bursztein S, Abinader E (1980) Influence of varying inspired oxygen tensions of the pulmonary venous admixture (shunt) of mechanically ventilated patients. Crit Care Med 8(2): 99–101
5. Zapol WM, Quinn D, Coffey J, Salvador RA (1984) L-3,4-dehydroproline suppression of fibrosis in ARDS: early clinical results. Am Rev Respir Dis 129: A102

Mediatoren in der Pathogenese des akuten Atemnotsyndroms (ARDS)

H. Neuhof

Einleitung

Beim ARDS handelt es sich um ein akutes Lungenversagen, das im Anschluß an extrapulmonale Erkrankungen oder im Zusammenhang mit pulmonalen Affektionen auftreten kann und bedingt ist durch eine initiale Störung der kapillären und alveolären Schrankenfunktion, der im weiteren Verlauf ein proliferativer – fibrosierender Umbau des Lungenparenchyms folgt.

Die Störung der pulmonalen Permeabilität wird heute als die zentrale pathophysiologische Veränderung angesehen, welche die Voraussetzungen für die Umbauprozesse der Lunge schafft. Die experimentelle und klinische Forschung ist daher zur Zeit im besonderen Maße auf der Suche nach den Faktoren ausgerichtet, die für die Entstehung des interstitiellen und intraalveolären Ödems verantwortlich sind.

Aktivierung gleichzeitig mehrerer Mediatorsysteme bei ARDS-auslösenden Affektionen

Krankheitszustände und Noxen, die ein ARDS auslösen können, sind in erster Linie die Sepsis, das Polytrauma und die Verbrennung insbesondere in Verbindung mit einem Schock, was zu der Bezeichnung Schocklunge geführt hat. Es ist auffallend, daß bei allen ein akutes Lungenversagen auslösenden Affektionen immer, wenn auch mit unterschiedlicher Akzentuierung, das Kallikrein-Kinin-System, das Komplementsystem und das Gerinnungssystem aktiviert sind (Saugstad et al. 1980; Heideman et al. 1978, 1979; Neuhof et al. 1977; Neuhof 1981; Lasch et al. 1967). Eine besonders starke Aktivierung findet sich bei den oben erwähnten Noxen. Alle 3 klassischen Kaskadensysteme liefern Intermediär-, End- oder Abbauprodukte, die entweder direkt oder indirekt die Bildung von vasoaktiven Arachidonsäuremetaboliten auslösen oder die Granulozyten stimulieren und sie zur Freisetzung oder Bildung von gefäßwirksamen Substanzen veranlassen oder selbst direkt endothelschädigend wirken. Es stellt sich daher die Frage nach der pathogenetischen Rolle dieser Systeme und der infolge ihrer Aktivierung gebildeten Mediatoren, wobei v. a. ihr Einfluß auf die pulmonale Gefäßpermeabilität diskutiert werden soll, die beim ARDS eine exzessive Steigerung erfährt.

Mediatoren aus dem Gerinnungs- und Fibrinolysesystem

Die Folgen einer Gerinnungsaktivierung kann man heute nicht mehr ausschließlich in der mechanischen Verlegung der Lungenstrombahn durch Mikrothromben aus Fibrin und aggregierten Thrombozyten und in der Behinderung des Gasaustausches durch hyaline Membranen sehen. In der Regel findet nämlich der Pathologe bei Patienten, die im ARDS versterben, nicht in einer ausreichenden Menge und Verteilung Endprodukte der Gerinnung, welche die Schwere der bestandenen Störung des Gasaustausches erklären könnten (Saldeen 1979). Eine weit größere pathophysiologische Bedeutung für Gefäßtonus und Permeabilität scheint nach neueren Untersuchungen einigen Intermediär- und Abbauprodukten zuzukommen, die im Ablauf der Gerinnungskaskade und unter Einwirkung der Fibrinolyse entstehen.

Wirkung von Komponenten des Gerinnungs- und Fibrinolysesystems auf Endothelzellen

Endothelzellen werden direkt durch Thrombin, Fibrin und Fibrin(ogen)spaltprodukte in ihrem funktionellen und morphologischen Verhalten beeinflußt.

Bei Exposition des Endothels von Rattenaorten und menschlichen Umbilikalvenen gegenüber Thrombin lösen sich die Zellmembranen von der Gefäßwand, und des bilden sich breite Interzellularspalten (Lough u. Moore 1975; Barnhart u. Chien 1978). Nach Kontakt einer Endothelzellkultur mit polymerisiertem Fibrin teilt sich der konfluierende Zellverband wieder in einzelne Zellen (Kadish et al. 1979).

Niedermolekulare Fibrinspaltprodukte haben eine zytotoxische Wirkung auf kultivierte menschliche Endothelzellen, die sich in einer Abnahme der DNS-Synthese und der ^{3}H-Adeninaufnahme und in einer vermehrten Freisetzung von ^{51}Cr manifestiert. Solche Zellen verlieren ihre Interzellularkontakte, schrumpfen und entwickeln eine Pyknose und Desquamation des Zellkerns (Busch u. Gerdin 1981). Die untersuchten Hämostaseprodukte erscheinen somit befähigt, über die Beeinträchtigung der Integrität der Gefäßwand eine vermehrte Gefäßdurchlässigkeit provozieren zu können.

Neben ihrer Wirkung auf Endothelzellen können Fibrin(ogen)spaltprodukte nach experimentellen Befunden die Fibroblasten und Alveolarzellen zur Proliferation anregen und werden daher verdächtigt, den proliferativen Umbau der Lunge im ARDS zu initiieren (Saldeen 1979; Mittermayer et al. 1978; Riede et al. 1982).

Gefäßwirkungen von Fibrinopeptiden und Fibrin(ogen)spaltprodukten

Humanes Fibrinopeptid A und bovines Fibrinopeptid B verursachen nach Injektion in den rechten Vorhof oder in die Pulmonalarterie eine pulmonale Vasokonstriktion bei Hunden, Kaninchen und Schafen (Bayley et al. 1967). Neben dem vasokonstriktorischen Effekt steigert humanes Fibrinopeptid AP und B auch die Gefäßpermeabilität in der Haut von Meerschweinchen (Copley et al. 1967).

Die niedermolekulare Fraktion 6E:2 von Fibrin(ogen)spaltprodukten ruft nach Injektion in die Haut von Ratten eine Vasokonstriktion hervor (Belew et al. 1978).

Die auffallendste Beobachtung bei experimentellen Studien mit Fibrin(ogen)spaltprodukten ist deren Fähigkeit, die Gefäßpermeabililität in der Haut von Mensch und Ratte, im Lungenparenchym von Hunden und in der systemischen Zirkulation von Ratten zu steigern (Gerdin et al. 1979; Saldeen 1980). Am wirkungsvollsten erwiesen sich hierbei die Fraktionen 6A:1 und 6D (Belew et al. 1978).

Fibrin(ogen)spaltprodukte erhöhen nach intravenöser Applikation nicht nur die Permeabilität und induzieren ein interstitielles Lungenödem, sie verursachen auch eine Sequestration von Thrombozyten und Granulozyten in der Lungenstrombahn (Manwarning u. Curreri 1980, 1982). Die plättchenaggregierende Wirkung und chemotaktische Aktivität von Fibrin(ogen)spaltprodukten konnte insbesondere für die niedermolekularen Fraktionen nachgewiesen werden (Manwaring u. Curreri 1980; Sueishi et al. 1981).

Die Fibrinopeptide und Fibrin(ogen)spaltprodukte scheinen ihren Einfluß auf Gefäßtonus und Permeabilität nicht direkt auszuüben, sondern mediiert über Thrombozyten und Granulozyten (Manwaring u. Curreri 1980; 1982). So läßt sich an isolierten, ventilierten und granulozyten- und thrombozytenfrei perfundierten Kaninchenlungen keine Gefäßreaktion mit diesen Gerinnungsprodukten auslösen (Neuhof, unveröffentlichte Ergebnisse).

Gefäßwirkung von Fibrinmonomeren

Fibrinmonomere verursachen nach eigenen experimentellen Untersuchungen bei intravenöser Applikation eine akute Vasokonstriktion in der Lungenstrombahn von Kaninchen. Parallel zur hämodynamischen Reaktion kommt es zu einer Freisetzung von Thromboxan in die Zirkulation. Während dieser Phase wird der pulmonale Gasaustausch stark beeinträchtigt, der arterielle pO_2 und die O_2-Sättigung fallen kritisch ab. Die gleiche hämodynamische Reaktion ist auch an einer isolierten und beatmeten Kaninchenlunge auslösbar, die mit einer zellfreien Albuminpufferlösung perfundiert wird (Abb. 1). Auch hier verursacht der Zusatz von Fibrinmonomer zum Perfusionsmedium die Freisetzung von Thromboxan, das direkt im vaskulären bzw. perivaskulären Gewebe der Lungen gebildet werden muß, da Thrombozyten und andere Blutzellen nicht im Perfusat vorhanden sind. Durch Blockierung der Thromboxansynthese kann die pulmonale Gefäßreaktion verhindert werden, was beweist, daß Thromboxan für die fibrinmonomerinduzierte pulmonale Vasokonstriktion verantwortlich ist. An der isolierten, perfundierten Lunge ist unter Fibrinmonomerwirkung auch eine Zunahme der Gefäßpermeabilität zu beobachten.

Neben ihrer Wirkung auf Gefäßtonus und Permeabilität bewirken die Fibrinmonomere, wie schon von den Fibrin(ogen)spaltprodukten bekannt, eine Leukostase (Sequestration) von Granulozyten in der Lungenstrombahn.

Wechselwirkung von Fibrinogen und Fibrinmonomeren mit der Surfactantfunktion

Komponenten des Gerinnungssystems können über die Störung der Funktion der Surfactantphospholipide indirekt den pulmonalen Gasaustausch beeinträchtigen

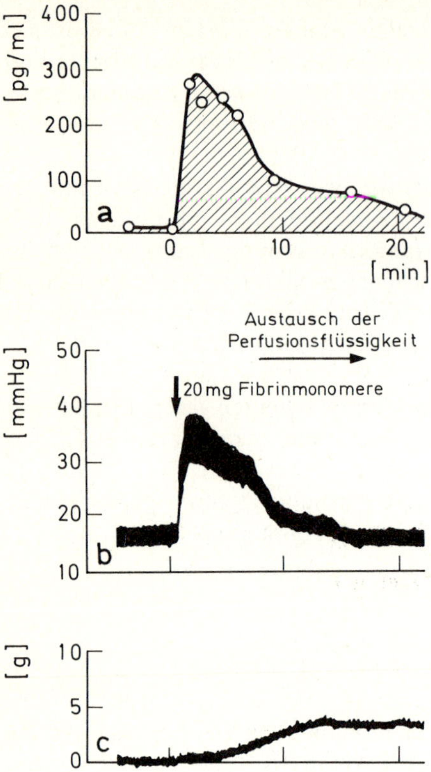

Abb. 1a–c. Freisetzung von **a** Thromboxan A_2 (gemessen als Metabolit TXB_2) in die Perfusionslösung mit **b** Anstieg des pulmonalarteriellen Drucks und **c** des Lungengewichtes bei einer isolierten, ventilierten und perfundierten Kaninchenlunge nach Zugabe von 20 mg Fibrinmonomer zum Perfusat (Krebs-Henseleit-Albumin-Pufferlösung). Die Fibrinmonomere wurden in 3,0 mol/l Harnstoff gelöst, der selbst keine Reaktion auszulösen vermochte

(Abb. 2). Bei gestörter Schrankenfunktion der kapillarendothelialen und alveolarepithelialen Barrieren gelangt proteinreiche Ödemflüssigkeit in die Alveolen. Die Interferenz mit den Surfactantphospholipiden läßt die alveoläre Oberflächenspannung ansteigen und Mikroatelektasen entstehen. Von allen untersuchten Plasmaproteinen haben sich die Fibrinmonomere und an zweiter Stelle das Fibrinogen als die potentesten Störfaktoren für das Surfactantsystem erwiesen (Seeger et al. 1985).

Mediatoren aus dem Komplementsystem

Das Komplementsystem kann über den alternativen Weg durch eine Reihe unspezifischer Stimuli, wie durch Endotoxin im Rahmen einer Sepsis, durch Proteasen aus traumatisiertem Gewebe oder durch Fremdoberflächen in extrakorporalen Kreislaufsystemen aktiviert werden (Heideman et al. 1978; Craddock et al. 1977; Hammerschmidt et al. 1978). Beim Ablauf der Komplementkaskade entstehen 2 hochwirksame Intermediärprodukte: die aktivierten Komplementfaktoren C3a und C5a. Neben der Histaminfreisetzung aus Mastzellen und basophilen Granulozyten und neben der Stimulierung des Arachidonsäuremetabolismus in der Lunge wirken beide Faktoren v. a. chemotaktisch und stimulierend für Granulozyten und mononukleäre Zellen (Eisen et al. 1977; Gallin 1976; Jacob et al. 1980; Stimler et al. 1980; Polley et al. 1981). Komplementaktivierte Granulozyten aggregieren und adhärieren bevor-

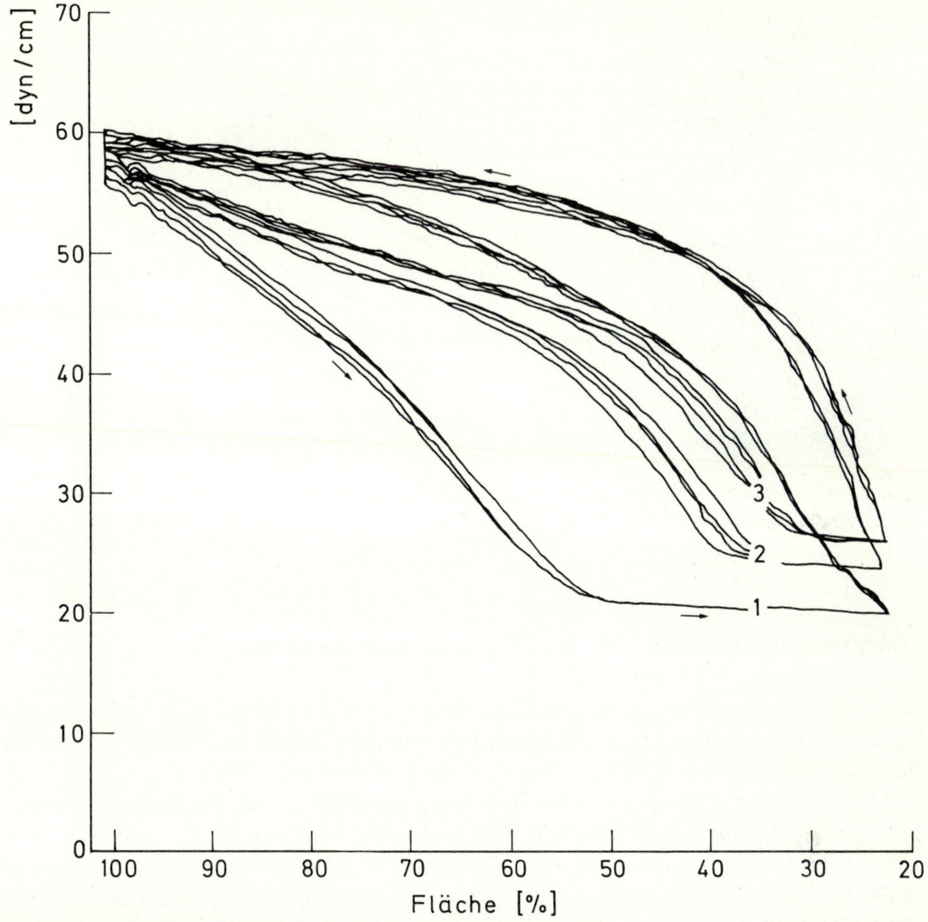

Abb. 2. Oberflächenspannungsdiagramme von *1* normaler bronchoalveolärer Lavage, *2* in Gegenwart von 15 µg bovinem Fibrinogen/ml und *3* in Gegenwart von 15 µg bovinen Fibrinomonomeren/ml. Die Phospholipidkonzentration der Lavageflüssigkeit war bei diesen Messungen an der Wilhelmi-Waage auf 50 µg/ml standardisiert

zugt am Gefäßendothel der Lungenstrombahn und bewirken wie auch Fibrinmonomere und Fibrin(ogen)spaltprodukte eine pulmonale Leukostase (Wilson 1972; Schlag u. Redl 1980). Die nach Komplementaktivierung zu beobachtenden vaskulären Effekte auf Gefäßtonus und Permeabilität scheinen im wesentlichen über Targetzellen vermittelt zu werden, die zur Bildung u. a. von vasoaktiven Arachidonsäuremetaboliten und zur Freisetzung ihrer Inhaltsstoffe angeregt werden. Wichtige Zielzellen sind Granulozyten, Gewebsmastzellen und Makrophagen.

Daneben zeigen allerdings neuere experimentelle Untersuchungen, daß auch ohne die Anwesenheit von Granulozyten und anderen Blutzellen über den terminalen Komplementkomplex C5b–9 eine Stimulierung des pulmonalen Archidonsäuremetabolismus möglich ist.

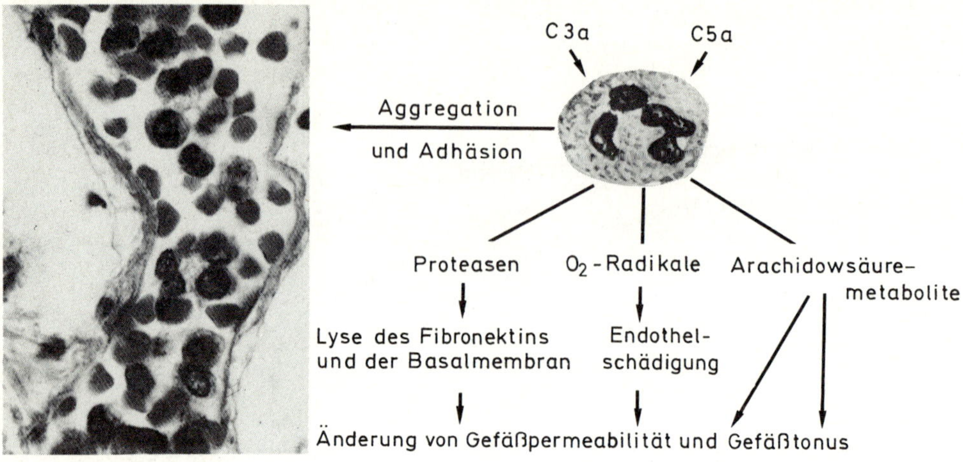

Abb. 3. Schematische Darstellung der direkten und indirekten Folgen der Komplementaktivierung von Granulozyten durch die Faktoren C3a und C5a

Mediatoren aus Granulozyten, Makrophagen und Mastzellen

Durch Komplementfaktoren oder Phagozytosereize stimulierte neutrophile Granulozyten (PMN) entwickeln in Abhängigkeit von Art, Stärke und Einwirkungsdauer des Reizes ein breites Spektrum metabolischer Aktivitäten (Abb. 3).

Als Frühreaktion werden im sog. „metabolic burst" H_2O_2, O_2-Radikale und andere toxische O_2-Produkte gebildet und freigesetzt (Sacks et al. 1978; Goldstein et al. 1975). Über eine Peroxidation von Membranphospholipiden können solche toxischen O_2-Produkte direkt endothelschädigend wirken. Nach eigenen Untersuchungen am Modell der isolierten Lunge induzieren die beim „metabolic burst" entstehenden O_2-Produkte eine Stimulierung des Arachidonsäuremetabolismus im umgebenden Gewebe der an den Gefäßwänden adhärierenden Granulozyten. Es kommt u. a. zu einer exzessiven Bildung von Thromboxan (TXA_2) mit nachfolgender Vasokonstriktion. Aktivierte Granulozyten synthetisieren selbst Arachidonsäuremetabolite, wobei aufgrund ihrer Enzymausstattung im wesentlichen Leukotriene und andere Lipoxygenaseprodukte der Arachidonsäure entstehen, von denen eine permeabilitätssteigernde Wirkung bekannt ist (Schrör 1984; Dahlen et al. 1981).

Von den liberierten Inhaltsstoffen ist in letzter Zeit besonders den Proteasen, v. a. der Elastase, eine zunehmende Beachtung zuteil geworden (Becker et al. 1974; McGuire et al. 1982; Jochum et al. 1984; Fritz et al. 1984). Diese Enzyme sind befähigt, das als Kitt- und Haftsubstanz der Endothelzellen wirkende Fibronektin und Strukturen der Basalmembran abzubauen (Barnhardt u. Chien 1978; Sabe u. Jaffe 1980; McDonald et al. 1979).

In eigenen Untersuchungen am Modell der isolierten Lunge läßt sich durch Zusatz von aktivierten Granulozyten zum Perfusionsmedium eine massive Freisetzung von Elastase und die Entwicklung eines Permeabilitätsödems hervorrufen. Daß es sich hierbei um eine echte Proteasenwirkung handelt, wird dadurch bestätigt, daß in

Anwesenheit des natürlichen α_1-Proteinaseninhibitors oder des synthetischen Elastaseinhibitors Eglin die Permeabilitätsstörung verhindert bzw. stark reduziert werden kann.

Physiologische Plasmakonzentrationen der Proteaseninhibitoren können jedoch unter pathophysiologischen Bedingungen nicht als ein ausreichender Schutz gegenüber den aus Granulozyten liberierten Proteasen angesehen werden. Die während des "metabolic burst" generierten toxischen O_2-Produkte inaktivieren durch Oxidation den α_1-Proteinaseninhibitor (Cochrane et al. 1983; Travis et al. 1984). Des weiteren kann angenommen werden, daß hohe Proteasenkonzentrationen unmittelbar in der Berührungszone von Granulozyt und Endothelzelle auftreten und daß dieser Bereich durch die Haftzone gegenüber den Inhibitoren im Plasmastrom hermetisch abgeschlossen ist.

Neben den Granulozyten haben die peripheren Monozyten, Gewebs-, Peritoneal- und Alveolarmakrophagen ein zunehmendes Interesse als Bildungsorte von vasoaktiven Mediatoren gewonnen. Die Zellen sind außer durch Komplementfaktoren und Phagozytosereize v.a. auch durch Endotoxine stimulierbar. Sie produzieren die Zyklooxygenaseprodukte TXA_2, PGF_{2a}, PGE_2 und PGI_2 der Arachidonsäure (Rietschel et al. 1984; Kennedy et al. 1980): Außerdem liberieren sie Phospholipase A_2, die wiederum in anderen Zielzellen Arachidonsäure freisetzen kann, wobei entsprechend der Enzymausstattung dieser Zellen dann auch permeabilitätssteigernde Lipoxygenaseprodukte gebildet werden können. Nach Stimulierung beginnt die Synthese von Prostaglandinen erst verzögert nach ca. 3 h und erreicht ihr Maximum nach 24 h. Damit sind diese Zellen in der Lage, im Anschluß an eine bereits abgeklungene Freisetzung von Mediatoren aus stimulierten Granulozyten weiterhin über einen protrahierten Zeitraum neue Mediatoren zu liefern.

peritoneale Makrophagen alveolare Makrophagen periphere Monozyten	Endotoxin	PLA_2 PGE_2 $PGF_{2\alpha}$ TXA_2 PGI_2

alveolare Makrophagen: 3 % LPS-positiv nach 1 h
100 % LPS-positiv am 3. Tag
98 % noch positiv am 14. Tag

Gewebsmastzellen sind ein weiterer Bildungsort für Prostaglandine und insbesondere Leukotriene und andere Lipoxygenaseprodukte. Darüber hinaus ist das aus diesen Zellen liberierte Histamin ein sehr potenter Stimulator für die Eicosanoidsynthese in anderen Zielzellen, wobei die dann gebildeten Arachidonsäuremetabolite die Eigenwirkung des Histamins um ein Vielfaches übertreffen (Weiss et al. 1982).

Mediatoren aus dem Kallikrein-Kinin-System

Die Aktivierung des Kallikrein-Kinin-Systems führt im wesentlichen Endeffekt zur Bildung von Bradykinin (Müller-Esterl et al. 1983). Bradykinin wirkt auf die Lungengefäße vasokonstriktorisch (Gersmeyer u. Spitzbarth 1961) und ist ein wichtiger physiologischer Stimulator des Arachidonsäuresystems (Hong u. Levine 1976; Mullane u. Moncada 1980; Seeger et al. 1982a).

Mediatoren aus dem Arachidonsäuremetabolismus

Stimulatoren der Eikosanoidsynthese

Der Arachidonsäuremetabolismus kann, wie bereits erwähnt, durch Komponenten der 3 klassischen Kaskadensysteme zur Bildung biologisch hoch aktiver Metabolite (Eikosanoide) angeregt werden. Daneben kann eine Vielzahl von spezifischen und unspezifischen Reizen wie Histamin, Emboli, Toxine u. a. über die Aktivierung von Membranphospholipasen das Arachidonsäuresystem stimulieren (Abb. 4).

Eine solche Stimulation erfolgt auch bei alveolärer Hypoxie, die ein häufiges Begleitsymptom bei schwereren Lungenaffektionen ist (Abb. 5). Unklarheit besteht jedoch z. Z. noch darüber, in welchem Maße Arachidonsäuremetabolite bei den einzelnen Spezies als auslösende oder modulierende Faktoren der hypoxieinduzierten pulmonalen Vaskonstriktion wirksam sind (Neuhof et al. 1985; Goetz et al. 1983; Hales et al. 1978)

Die Aktivierung des Arachidonsäuresystems erfolgt über eine Freisetzung von Arachidonsäure aus dem Phospholipidpool zellulärer Membranen und der sofortigen Metabolisierung der freien Arachidonsäure über 2 Hauptstoffwechselwege.

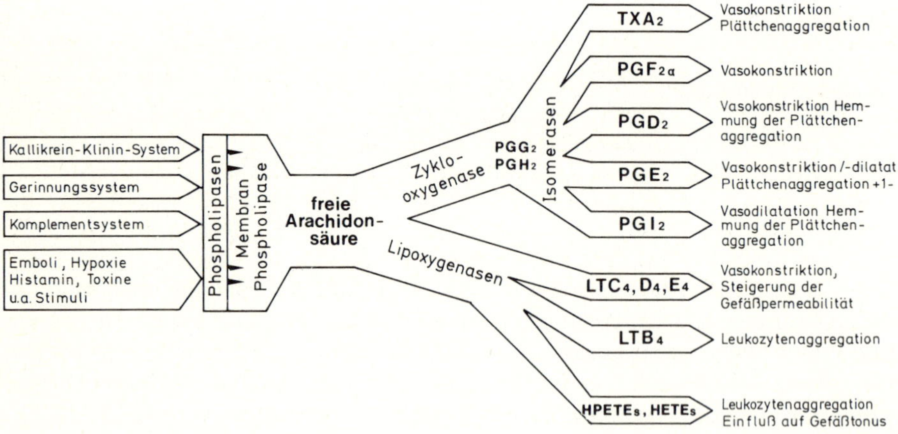

Abb. 4. Schematische Darstellung der Stimulationsmechanismen und der Hauptstoffwechselwege des Arachidonsäuremetabolismus sowie der Wirkung der gebildeten Metabolite auf die Lungenstrombahn, auf Thrombozyten und Leukozyten

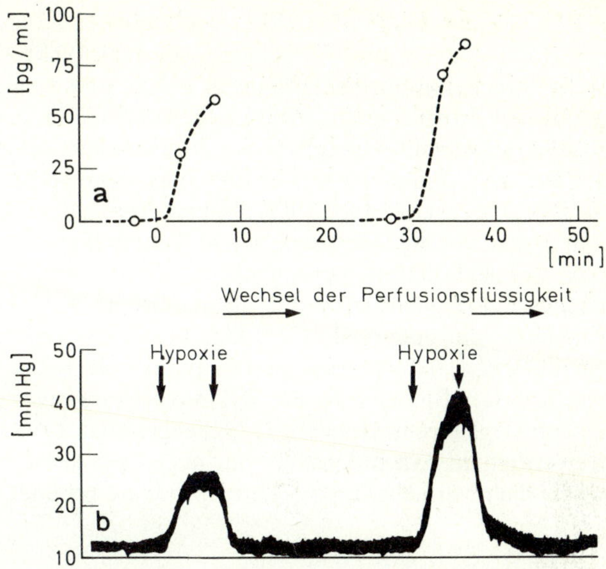

Abb. 5a, b. Stimulierung des pulmonalen Arachidonsäuremetabolismus mit Freisetzung von **a** Thromboxan A_2 (gemessen als Metabolit TXB_2) und **b** pulmonaler Vasokonstriktion durch alveoläre Hypoxie bei einer isolierten, beatmeten und perfundierten Kaninchenlunge

Mediatoren aus dem Zyklooxygenaseweg

Über den Zyklooxygenaseweg entstehen Eikosanoide mit Wirkung auf Gefäße und Thrombozyten, die wie das Thromboxan (TXA_2) eine starke Plättchenaggregation und wie auch das $PGF_{2\alpha}$ eine pulmonale Vasokonstriktion auslösen können oder in entgegengesetzter Wirkung wie das Prostazyklin (PGI_2) die Plättchenaggregation hemmen und die Gefäße dilatieren (Moncada u. Vane 1978). Für die Zunahme des pulmonalen Strömungswiderstandes in den Frühphasen mancher Schockzustände können heute vasokonstriktive Prostaglandine wie TXA_2 und $PGF_{2\alpha}$ wesentlich mitverantwortlich gemacht werden (Schrör 1982; Anderson et al. 1975; Frölich et al. 1980; Ogletree u. Brigham 1979). Diese werden beim Endotoxinschock, beim traumatischen Schock und beim anaphylaktischen Schock vermehrt in der Lunge und anderen Organen gebildet, und außerdem wird Thromboxan aus aggregierenden Thrombozyten frei (Cook et al. 1980; Anderson et al. 1975; Lefer 1982; Anhut et al. 1978).

Mediatoren aus dem Lipoxygenaseweg

Die Metabolisierung der Arachidonsäure über den Lipoxygenaseweg führt zu den Leukotrienen, den Lipoximen und den Hydroperoxy-Eikosatetraensäuren

(HPETE), aus denen die stabileren Hydroxy-Eikosatetraensäuren (HETE) entstehen (Moncada u. Vane 1978; Samuelsson et al. 1980). Die Wirkung dieser nichtzyklischen Arachidonsäuremetabolite ist bisher noch weniger gut untersucht als die der zyklischen Prostaglandine. Die Leukotriene C_4, D_4 und E_4 repräsentieren die "slow reacting substance of anaphylaxis". Von ihnen ist aus experimentellen Untersuchungen bekannt, daß sie die Permeabilität extrapulmonaler Gefäße erhöhen (Dahlén et al. 1981; Goetz et al. 1983). Bei direkter Applikation dieser Leukotriene läßt sich bei den derzeit vorliegenden experimentellen Studien allerdings eine eindeutige pulmonale Permeabilitätssteigerung nicht sichern. Dennoch besteht kein Zweifel, daß andere Lipoxygenaseprodukte aus der Reihe der HPETE, HETE, Lipoxine oder Clavulone die pulmonale Gefäßdurchlässigkeit erhöhen. Hierfür spricht auch die Beobachtung, daß bei gesteigertem pulmonalem Arachidonsäuremetabolismus und gleichzeitiger Blockierung des Zyklooxygenaseweges eine verstärkte Ödembildung auftritt (Ogletree u. Brigham 1979; Seeger et al. 1982b). In dieser Situation wird die freiverfügbare Arachidonsäure nur noch über den Lipoxygenaseweg metabolisiert, wobei dann vermehrt Lipoxygenaseprodukte gebildet werden können (Abb. 6).

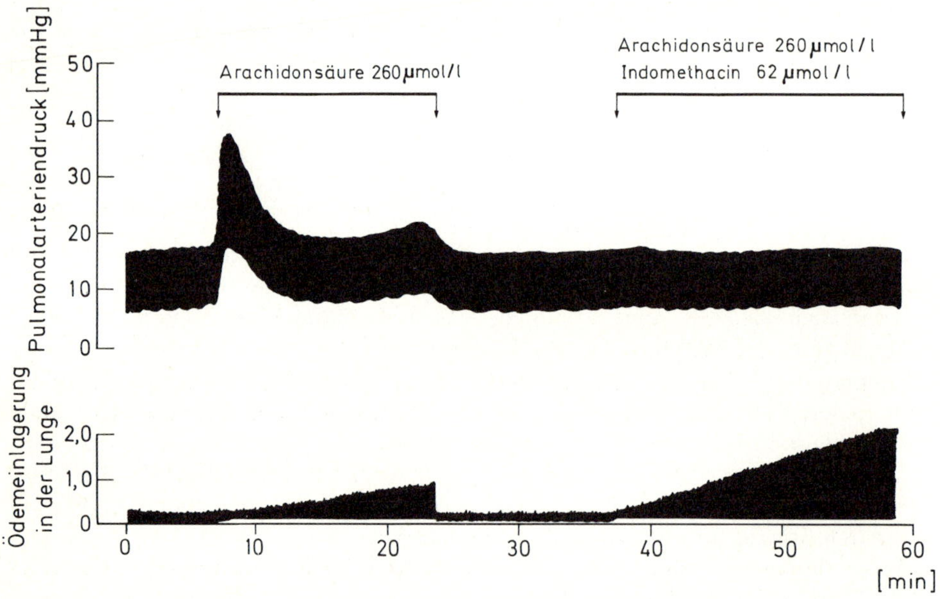

Abb. 6. Folgen der Blockierung des Zyklooxygenaseweges (bei gesteigertem Arachidonsäuremetabolismus) für Gefäßtonus und Gefäßpermeabilität in einer isolierten, perfundierten und beatmeten Kaninchenlunge (nach Seeger et al. 1982). Bei freier Verfügbarkeit von Arachidonsäure im Perfusat wird diese z. T. über den Zyklooxygenaseweg zu vasokonstriktorisch wirkenden Metaboliten (TXA_2 und $PGF_{1\alpha}$) und z. T. über den Lipoxygenaseweg zu permeabilitätssteigernden Metaboliten verstoffwechselt: der Perfusionsdruck in der A. pulmonalis steigt an und das Gewicht der Lunge nimmt zu. Bei Blockierung des Zyklooxygenaseweges mit Indomethacin kann die erneut dem Perfusat zugefügte Arachidonsäure nur noch zu permeabilitätssteigernden Lipoxygenaseprodukten metabolisiert werden: die pulmonale Vasokonstriktion unterbleibt, doch dafür kommt es zu einer verstärkten Ödemeinlagerung

Eine fast ausschließliche Bildung von Lipoxygenaseprodukten findet aufgrund ihrer Enzymausstattung in den Granulozyten statt. Dies mag erklären, warum Permeabilitätsstörungen besonders ausgeprägt sind, wenn Granulozyten in den Krankheitsprozeß einbezogen sind. Unter diesem Aspekt gewinnt die pulmonale Leukostase in der Initialphase des ARDS einen besonderen pathogenetischen Stellenwert.

Schlußbetrachtung

Das ARDS wird nur bei Krankheitszuständen und Affektionen beobachtet, bei denen es zu einer gleichzeitigen, wenn auch unterschiedlich akzentuierten Aktivierung von Mediatorsystemen kommt. Auf der Endstrecke des pathophysiologischen Prozesses, der zur persistierenden Störung der Schrankenfunktion der kapillarendothelialen und alveolarepithelialen Barrieren führt, kommt nach dem gegenwärtigen Wissensstand insbesondere Lipoxygenaseprodukten der Arachidonsäure, lysosomalen Proteasen und toxischen O_2-Produkten eine wesentliche Rolle zu. Nicht ein einzelner dieser Faktoren, sondern erst das Zusammenwirken mehrerer Mediatoren über einen längeren Zeitraum schafft die Voraussetzungen für diese Organkomplikation. Eine sinnvolle Prophylaxe und Therapie wird daher in Zukunft, wenn neue potente Inhibitoren und Antagonisten der verantwortlichen Mediatorsysteme und Mediatoren verfügbar sind, immer eine zielgerichtete „Polyprophylaxe und Polytherapie" sein müssen.

Literatur

Anderson FL, Tsagaris TJ, Jubiz W, Kuida H (1975) Prostaglandin F and E levels during endotoxin-induced pulmonary hypertension in calves. Am J Physiol 228: 1479–1482

Anderson FL, Jubiz W, Tsagaris TJ, Kuida H (1975) Endotoxininduced prostaglandin E and F release in dogs. Am J Physiol 228: 410–414

Anhut H, Peskar BA, Bernauer W (1978) Release of 15-keto-13, 14-dihydro-thromboxan B_2 and prostaglandin D_2 during anaphylaxis as measured by radioimmunoassay. Naunyn-Schmiedebergs Arch Pharmacol 305: 247–252

Barnhardt MI, Chien S (1978) Platelet-vessel wall dynamics. Tromb Haemost [Suppl] 63: 301–317

Bayley T, Clements JA, Osbahr AJ (1967) Pulmonary and circulatory effects of fibrinopeptides. Circ Res 21: 469–485

Becker EL, Showell HJ, Henson PM, Hsu LS (1974) The ability of chemotactic factors to induce lysosomal enzyme release. J Immunol 112: 2047–2054

Belew M, Gerdin B, Porath J, Saldeen T (1978) Isolation of vaso-active peptides from human fibrin and fibrinogen degraded by plasmin. Thromb Res 13: 983–994

Busch C, Gerdin B (1981) Effect of low molecular weight fibrin degradation products on endothelial cells in culture. Thromb Res 22: 33–39

Cochrane CG, Spragg RG, Revak SD, Cohen AB, McGuire WW (1983) The presence of neutrophil elastase and evidence of oxidant activity in bronchoalveolar lavage fluid of patients with the adult respiratory distress syndrome. Am Rev Respir Dis [Suppl] 127(2): 25

Cook JA, Wise WC, Halushka PV (1980) Elevated thromboxane levels in rat during endotoxin shock. J Clin Invest 65: 227–240

Copley AL, Hanig JP, Luchini BW, Allen RL (1967) On the capillary permeability enhancing activity of isolated fibrinopeptides and their role in the physiology of the blood capillary wall. Bibl Anat 9: 475–481

Craddock PR, Hammerschmidt D, White JG, Dalmasso AP, Jacob HS (1977) Complement (C 5 a)-induced granulocyte aggregation in vitro. J Clin Invest 60: 260–264

Dahlén SE, Björk P, Hedqvist et al. (1981) Leukotrienes promote plasma leakage and leukocyte adhesion in postcapillary venules: In vivo effects with relevance to the acute inflammatory response. Proc Natl Acad Sci USA 78: 3887–3891

Eisen V, Walker DI, Binysh SG, Tedder RS (1977) Prostaglandins and complement changes in some conditions related to inflamation. Agents Actions 2: 99–108

Fritz H, Jochum M (1984) Granulocyte proteinases as mediators of unspezific proteolysis in inflammation: A review. de Gruyter, Berlin New York (Selected Topics in Clinical Enzymology 2: 305–327)

Fritz H, Jochum M, Duswald KH, Dittmer H, Kortmann H (1984) Granulocyte proteinases as mediators of unspecific proteolysis in inflammation: A review. In: Goldberg DM, Werner M (eds) Selected topics in clinical enzymology, vol 2. De Gruyter, Berlin, pp 305–328

Fröhlich JC, Ogletree M, Peskar BA, Brigham KL (1980) Pulmonary hypertension correlated to pulmonary thromboxane synthesis. In: Samuelsson B, Ramwell PW, Paoletti R (eds) Advances in prostaglandin and thromboxane research, vol 7. Raven, New York, pp 745

Gallin JI (1976) The role of chemotaxis in the inflammatory-immune response of the lung. In: Kirkpatrik CH, Reynolds HY (eds) Immunology and infections in the lung. Dekker, New York Basel, pp 161–178

Gerdin B, Belew M, Lindquist O, Saldeen T (1979) Effect of fibrin derived peptides on pulmonary microvascular permeability. In: Saldeen T (ed) The microembolism syndrome. Almquist & Wiksell, Stockholm, pp 233–239

Gersmeyer EF, Spitzbarth H (1961) Über Kreislaufwirkungen von synthetischem Bradykinin beim Menschen und beim wachen Hund. Klin Wochenschr 39: 1227–1233

Goetz A, Conzen P, Oettinger W, Brendel W (1983) Einfluß der alveolären Hypoxie auf das Prostaglandinsystem der Lunge – Mögliche Beteiligung an der Entstehung des ARDS. Anaesthesist 32: 175

Goldstein IM, Roos D, Kaplan HB, Weissmann G (1975) Complement and immunoglobins stimulate superoxide production by human leukocytes independently of phagocytosis. J Clin Invest 56: 1155–1163

Hales CA, Rouse ET, Slate JL (1978) Influence of aspirin and indomethacin on variability of alveolar hypoxic vasoconstriction. J Appl Physiol 45: 33–39

Hammerschmidt DE, Craddock PR, McCullough J, Kronenberg RS, Dalmasso AP, Jacob HS (1978) Complement activation and pulmonary leukostasis during nylon fiber filtration leukopheresis. Blood 51: 721–730

Heideman M, Kaijser B, Gelin LE (1978) Complement activation and hematologic, hemodynamic, and respiratory reactions early after soft-tissue injury. J Trauma 18: 696–700

Heideman M, Kaijser B, Gelin LE (1979) Complement activation early in endotoxin shock. J Surg Res 26: 74–78

Hong SL, Levine L (1976) Stimulation of prostaglandin synthesis by bradykinin and thrombin and their mechanism of action on MCS-Fibroblasts. J Biol Chem 251: 5814–5816

Jacob HS, Craddock PR, Hammerschmidt DE, Moldow CF (1980) Complement-induced granulocyte aggregation. N Engl J Med 302: 789–794

Jochum M, Duswald KH, Neumann S, Witte J, Fritz H (1984) Proteinases and their inhibitors in septicemia – Basic concepts and Clinical Implications. In: Hörl W, Heidland A (eds) Proteases, potential role in health and disease. Plenum, New York London (Advances in Experimental Medicine and Biology 167: 391–404)

Kadish JL, Butterfield CE, Folkman J (1979) The effect of fibrin on cultured vascular cells. Tissue Cell 11: 99–108

Kennedy MS, Stobo JD, Goldyne ME (1980) In vitro synthesis of prostaglandins and related lipids by populations of human peripheral mononuclear cells. Prostaglandins 20: 135

Lasch HG, Heene DL, Huth K, Sandritter W (1967) Pathophysiology, clinical manifestations and therapy of consumption-coagulopathy („Verbrauchskoagulopathy"). Am J Cardiol 20: 381

Lefer AM (1982) Vascular mediators in ischemia and shock. In: Cowley RA, Trump BF (eds) Pathophysiology of shock, anoxia and ischemia. Williams & Wilkins, Baltimore London, pp 165–181

Lough J, Moore S (1975) Endothelial injury induced by thrombin or thrombi. Lab Invest 33: 130–135

Manwarning D, Curreri PW (1980) The role of platelet aggregation and release in fragment D-induced pulmonary dysfunction. Ann Surg 192: 103–107

Manwarning D, Curreri PW (1982) Platelet and neutophil sequestration after fragment D-induced respiratory distress. Circ Shock 9: 75–80

McGuire WW, Spragg RG, Cohen AB, Cochrane CG (1982) Studies of the pathogenesis of the adult respiratory distress syndrome. J Clin Invest 69: 543–553

McDonald JA, Baum BJ, Rosenberg DM, et al (1979) Destruction of a major extracellular adhesive glycoprotein (fibronectin) of human fibroblasts by neutral proteases from polymorphnuclear leukocyte granules. Lab Invest 40: 350–357

Mittermayer C, Riede UN, Bleyl U, Herzog H, v. Wichert P, Riesner K (1978) Schocklunge. Verh Dtsch Ges Pathol 63: 1165

Moncada S, Vane JR (1978) Unstable metabolites of arachidonic acid and their role in haemostasis and thrombosis. Br Med Bull 34: 129–135

Mullane KM, Moncada S (1980) Prostacylin release and the modulation of some vasoactive hormones. Prostaglandins 20: 25–49

Müller-Esterl W, Rauth G, Fritz H, Lottspeich F, Henschen A (1983) Human Kininogens. In: Haberland GL, Rohen JW, Fritz H, Huber P (eds) Kininogenases. Schattauer, Stuttgart, pp 3–28

Neuhof H (1981) Blood coagulation in hemorrhagic shock In: Rügheimer E, Zindler M (eds) Anaesthesiology. Excerpta Medica 538

Neuhof H, Sablofski I, Wilhelmi J, Hey D, Lasch HG (1977) Activation of intravascular coagulation by bromocarbamide. Int J Clin Pharmacol Ther Toxicol 15: 176–180

Neuhof H, Noack A, Hoffmann C, Seeger W (1985) Thromboxanemediated pulmonary vasconstriction in rabbits induced by acute alveolar hypoxia. In: Schrör K (ed) Prostaglandins and other eicosanoids in the cardiovascular system. Karger, Basel, pp 328–334

Ogletree M, Brigham KL (1979) Indomethacin augments endotoxin induced increased lung vascular permeability in sheep. Am Rev Respir Dis 119: 383

Polley MJ, Nachman RL, Weksler BB (1981) Human complement in the arachidonic acid transformation pathway in platelets. J Exp Med 153: 257–268

Riede UN, Mittermayer C, Rohrbach R, Joh K, Vogel W, Fringes (1982) Mikrothrombosierung der Endstrombahn als Ursache schockbedingter Organkomplikationen (unter besonderer Berücksichtigung der Schocklunge). Haemostasiologie 2: 3–24

Rietschel ET, Zähringer U, Wollenweber HW, Miragliotta G, Musehold J, Lüderitz T, Schade U (1984) Bacterial endotoxins: Chemical structure and biologic activity. Am J Emerg Med 2: 60–69

Saba TM, Jaffe E (1980) Plasma fibronectin (Opsonic glycoprotein): Its synthesis by vascular endothelial cells and role in cardiopulmonary integrity after trauma as related to reticuloendothelial function. Am J Med 68: 577–594

Sacks T, Moldow CF, Craddock PR, et al (1978) Oxygen radicals mediate endothelial cell damage by complement-stimulated granulocytes. J Clin Invest 61: 1161–1167

Saldeen T (1979) Blood coagulation and shock. Pathol Res Pract 165: 221–252

Saldeen T (1980) Fibrin derived peptides as mediators of increased vascular permeability. Acta Chir Scand [Suppl] 499: 67–72

Samuelsson B, Borgeat P, Hammarström S, Murphy RC (1980) Leucotrienes: A new group of biologically active compounds. In: Samuelsson B, Ramwell P, Paoletti R (eds) Advances in prostaglandin and thromboxane research, vol 6. Raven, New York, pp 1–18

Saugstad OD, Aasen AO, Guldvog I (1980) Activation of the kallikrein-kinin system during experimental lung insufficiency in dogs. Acta Chir Scand [Suppl] 499: 123–129

Schlag GH, Redl H (1980) Die Leukostase in der Lunge beim hypovolämisch-traumatischen Schock. Anaesthesist 29: 606–612

Schrör K (1982) Bedeutung von Prostaglandinen und anderen Eicosanoiden für das Verhalten der Mikrozirkulation beim Schock. Hämostasiologie 2: 73–81

Schrör K (1984) Prostaglandine und verwandte Verbindungen. Thieme, Stuttgart New York

Seeger W, Neuhof H, Graubert E, Wolf H, Róka L (1982a) Comparative influence of the Ca-ionophore A 23187, bradykinin, kallidin and eledoisin on the rabbit pulmonary vasculature with special reference to arachidonate metabolism. Adv Exp Med Biol 156: 533–552

Seeger W, Wolf H, Stähler G, Neuhof H, Róka L (1982b) Increased pulmonary vascular resistance and permeability due to arachidonate metabolism in isolated rabbit lungs. Prostaglandins 23: 157–173

Seeger W, Stöhr G, Wolf H, Neuhof H (1985) Alteration of surfactant function due to protein leakage. Special interaction with fibrin monomer. J Appl Physiol 58: 326–338

Stimler NP, Brocklehurst WE, Bloor CM, Hugli TE (1980) Complement anaphylatoxin C5a stimulates release of SRS-A-like activity from guinea-pig lung fragments. J Pharm Pharmacol 32: 804
Sueishi K, Nanno S, Tanaka K (1981) Permeability enhancing and chemotactic activities of lower molecular weight degradation products of human fibrinogen. Thromb Haemost 45: 90–94
Travis J, Beatty K, Matheson N (1984) Oxidation of alpha-1-proteinase inhibitor significance for pathobiology. In: Hörl H, Heidland A (eds) Proteases: Potential role in health and disease. Plenum, New York (Advances in Experimental Medicine and Biology 167: 89–95)
Weiss JW, Drazen JM, Coles N, Mc Fadden jr ER, Austen KF (1982) Bronchoconstrictor effect of leucotriene C in humans. Science 216: 196
Wilson JW (1972) Leukocyte sequestration and morphological augmentation in the pulmonary network following hemorrhagic shock and related forms of stress. Adv Microcirc 4: 197–232

Neue Behandlungsmethoden bei ARDS – Surfactant

B. LACHMANN

Einführung

Das vordergründige therapeutische Ziel beim ARDS besteht derzeit darin, die schwere Hypoxämie wie auch die metabolische und respiratorische Azidose mit Hilfe der Beatmungstherapie unter Anwendung einer erhöhten inspiratorischen O_2-Konzentration sowie mit Puffertherapie zu behandeln. Einige dieser Patienten, die unter dieser Behandlung keine Verbesserung erkennen ließen, wurden mittels extrakorporaler Membranoxygenierung (ECMO) [24] oder mit extrakorporaler CO_2-Ausscheidung in Verbindung mit einer "low frequency ventilation" behandelt [4]. Die erste der genannten Oxygenierungsmethoden war klinisch nicht erfolgreich [9, 16], wogegen die Ergebnisse mit der letztgenannten Methode besser sind [4]. Die personellen und technischen Voraussetzungen zur Durchführung der letztgenannten Methode sind jedoch so groß, daß sie für eine breitenwirksame Anwendung wahrscheinlich keine Bedeutung erlangen wird. Auch die Transplantation der Lunge hat bis heute keine klinische Bedeutung erlangt [23], so daß die Mortalität bei ARDS-Patienten mit über 50% in den letzten 2 Jahrzehnten unverändert hoch geblieben ist.

Die derzeitigen therapeutischen Bemühungen beim ARDS lassen 2 Hauptrichtungen erkennen [12]:

1. Blockierung der pathobiochemischen Abläufe nach eingetretenem alveolotoxischen Insult mit dem Ziel, die Ausbildung eines typischen ARDS zu verhindern. Unter anderem bedeutet das: Kontrolle der Blutgerinnung und Komplementfreisetzung sowie die Inaktivierung der freien O_2-Radikale, der proteolytischen Enzyme und der Metabolite aus dem Archidonsäurezyklus.
2. Wiederherstellung der funktionellen Integrität des beim voll ausgebildeten ARDS schwer geschädigten Surfactantsystems durch pharmakologische Stimulierung der die oberflächenaktiven Substanzen synthetisierenden Alveolarepithelzellen vom Typ II und/oder durch tracheale Instillation von exogenem Surfactant.

Im folgenden Beitrag wird nur zu Punkt 2. Stellung genommen. Es wird kurz der physiologische und pathophysiologische Hintergrund, aus der sich die Surfactantsubstitutionstherapie ableiten läßt, dargestellt und am Beispiel ätiologisch verschiedener ARDS-Modelle die funktionelle Wirkung einer trachealen Surfactantinstillation demonstriert.

Physiologische Funktionen des alveolobronchialen Surfactantsystems [5, 7, 12, 18, 20, 22]

Gesicherte Funktionen

Mechanische Stabilisierung der Alveolen und der nicht durch Knorpel gestützten terminalen Atemwege.
Aufrechterhaltung des Flüssigkeitsgleichgewichts in der Lunge.

Wahrscheinliche Funktionen

Unterstützung der lokalen Infektionsabwehr, insbesondere gegen aerogene bakterielle und virale Infektionen.
Unterstützung der Clearancemechanismen, insbesondere durch Ermöglichung des nichtziliaren und Verbesserung des ziliaren Mukustransports.

Mögliche Funktionen

Regulation des Muskeltonus in den Atemwegen.
Maskierung von Oberflächenrezeptoren gegen aerogene kontraktionsauslösende Stimuli.

ARDS und Surfactantsystem [12, 19]

Wie heute allgemein akzeptiert ist, daß für die normale Atemfunktion ein intaktes Surfactantsystem Voraussetzung ist, wird ebenfalls anerkannt, daß durch Veränderungen der funktionellen Integrität des Surfactantsystems die folgenden meßbaren Lungenveränderungen hervorgerufen werden:

- verminderte Lungendehnbarkeit, verbunden mit einer erhöhten Atemarbeit bei gesteigertem O_2-Verbrauch der Atemmuskeln,
- Atelektasen,
- Transsudation von Plasma in die Alveolen mit einer verminderten Diffusion von O_2 und CO_2,
- erhöhter funktioneller Rechts-links-Shunt infolge Zunahme der Perfusion von atelektatischen Bereichen (in Surfactantdefizitlungen wirkt wahrscheinlich der Euler-Liljestrand-Reflex nicht mehr),
- Hypoxie und metabolische Azidose, bedingt durch den erhöhten Anfall von organischen Säuren unter anaeroben Bedingungen.

Diese funktionellen Veränderungen wie auch die postmortalen morphologischen Befunde einschließlich des Verlustes von oberflächenaktiven Phospholipiden beim ARDS gestatten die Feststellung, daß nach eingetretener Permeabilitätserhöhung für die meisten weiteren pathophysiologischen Veränderungen ein gestörtes Surfactantsystem verantwortlich ist (Abb. 1) [10].

Neben diesen Mechanismen sind Veränderungen der Konfiguration der Alveolen und ihrer Größe infolge des Einstroms von Flüssigkeit ein weiterer wichtiger pathoge-

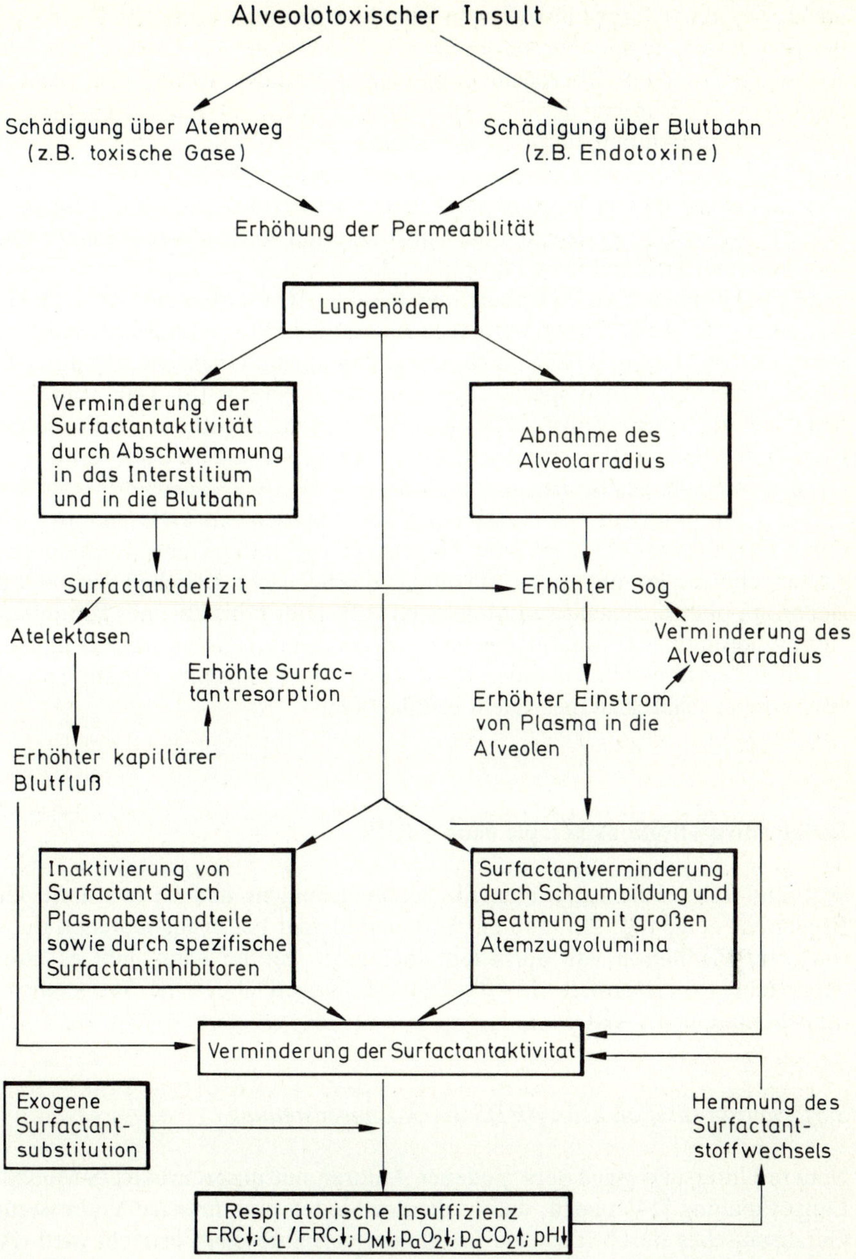

Abb. 1. Pathogenese des ARDS unter besonderer Berücksichtigung des Surfactantsystems. *FRC* funktionelle Residualkapazität, C_L/FRC spezifische Compliance, D_M Membrandiffusionskapazität

netischer Faktor. Tritt Flüssigkeit in eine Alveole ein, wird ihr Radius kleiner, und der Sog auf die Umgebung entsprechend dem Gesetz von Laplace $p = 2\ \gamma/r$ wird stärker (p Druck, γ Oberflächenspannung, r Radius). Deshalb ist, wenn einmal begonnen, der Vorgang des Flüssigkeitseinstroms ein sich selbst triggernder Mechanismus, der durch den Verlust von oberflächenaktiven Molekülen weiter verstärkt wird [5].

In Abhängigkeit von der primären Ursache der Permeabilitätserhöhung bei ARDS kommt es zu einem plötzlichen oder protrahierten Verlust bzw. zu einer Inaktivierung von oberflächenaktiven Phospholipiden in den Alveolen, der von einer Freisetzung von gespeicherten Phospholipiden aus den Alveolarpneumozyten Typ II in die Alveolen gefolgt ist. Dieser Verlust an funktionell aktiven oberflächenaktiven Substanzen erfolgt hauptsächlich durch Schaumbildung und Inaktivierung durch Plasmabestandteile bzw. einen spezifischen Surfactantinhibitor [6]. Der weitere Verlauf hängt davon ab, inwieweit das Gleichgewicht zwischen Synthese und Freisetzung von Phospholipiden aus den Alveolarpneumozyten Typ II und ihrer Entfernung aus dem alveolaren Raum gestört ist.

Wenn die Synthese von Surfactantphospholipiden eingeschränkt ist, wie z. B. durch Influenzaviren, Hypoxämie, Hyperoxie bzw. infolge eines verminderten Substratangebotes, kommt es zu einem Ungleichgewicht zwischen Neubildung und Bedarf an oberflächenaktiven Molekülen [12]. Dies führt zu einer kontinuierlichen Verminderung der Gesamtmenge von oberflächenaktiven Substanzen in der Lunge mit allen funktionellen Veränderungen, so daß die Lunge ihre Funktion als Gasaustauschorgan schließlich nicht mehr erfüllen kann.

Surfactantsubstitutionstherapie beim ARDS

Während zahlreiche experimentelle Untersuchungen und bereits erste klinische Ergebnisse zeigen [3, 20], daß ein Surfactantdefizit bei Frühgeborenen durch eine tracheale Instillation von Surfactant therapiert werden kann, gibt es bisher nur vereinzelte experimentelle In-vivo-Untersuchungen über eine Surfactantsubstitutionstherapie beim ARDS.

Surfactantsubstitution beim ARDS durch Lungenspülung

Neuere Untersuchungen verschiedener Autoren mit unserem ARDS-Modell durch Lungenspülung [14] zeigen, daß in diesem Modell eine massive Verbesserung des Gasaustausches durch tracheale Instillation von Surfactant erreicht wird (Abb. 2) [8, 15, 12, 11, 17].

Das Lungengewicht und das Verhältnis von Lungen zu Körpergewicht zeigt deutlich, daß der Flüssigkeitsgehalt der Lungen der mit Surfactant behandelten Tieren signifikant höher war als der der Kontrollen, was durch die Instillation von 2 ml Surfactantsuspension verursacht wurde (Abb. 3). Diese Ergebnisse machen deutlich, daß die massive Verbesserung der arteriellen O_2- (p_aO_2) und CO_2-Spannung (p_aCO_2) nicht durch eine Verbesserung der Diffusionsbedingungen infolge verminderten Flüs-

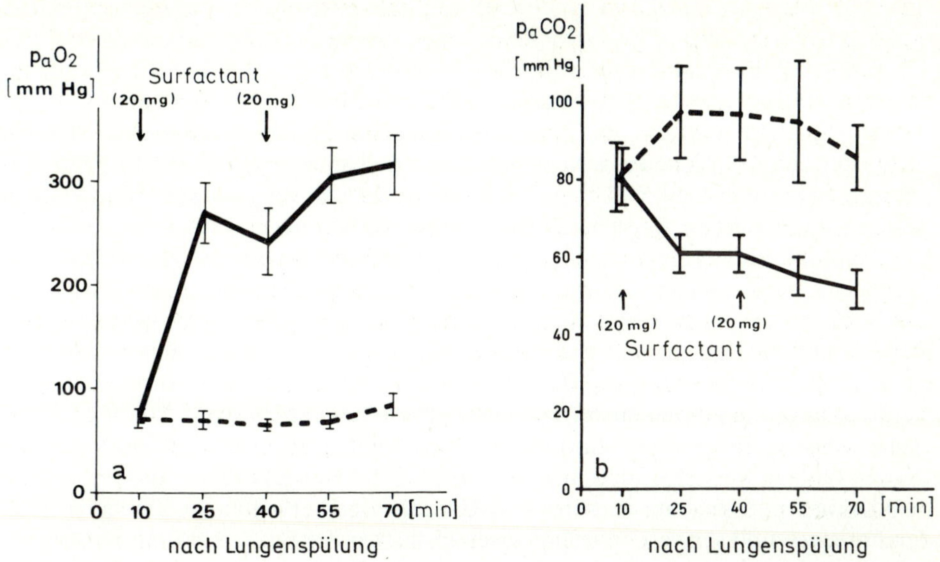

Abb. 2a, b. Verhalten von P_aO_2 (**a**) und p_aCO_2 (**b**) bei erwachsenen Meerschweinchen mit schwerem ARDS nach trachealer Surfactantinstillation im Vergleich zu unbehandelten Kontrolltieren. Respiratoreinstellung: druckkontrolliert, I/E-Verhältnis 1:1, Frequenz 20/min, $F_IO_2 = 1$, Spitzenbeatmungsdruck p_{aw} (peak) = 28 cm H_2O, PEEP 5 cm H_2O; —— Surfactant, --- Kontrolle

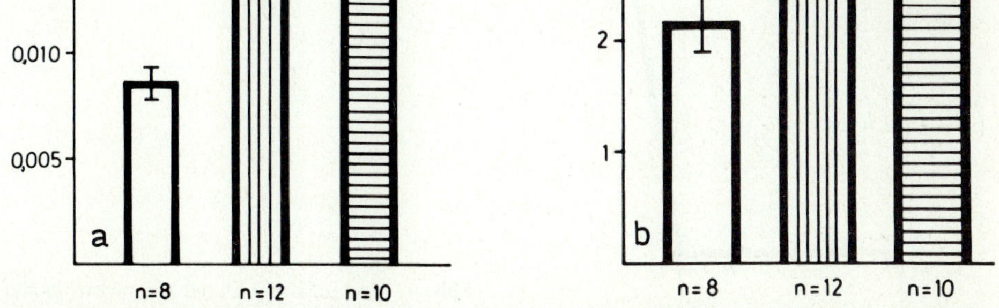

Abb. 3a, b. Verhältnis Lungengewicht/Körpergewicht (**a**) und Lungengewicht (**b**) von gesunden Meerschweinchen und von Tieren mit ARDS nach Surfactantinstillation 1 h nach Beatmung. Beatmungsmuster s. Abb. 2a, b; in □ Kontrolle ohne Spülung, □ mit Surfactant behandelte Tiere 70 min nach der Spülung, □ Kontrolle 70 min nach der Spülung sigkeitsgehaltes der Lungen zustande kam, sondern durch eine homogene Ventilation und damit Verminderung des intrapulmonalen Shunts.

Bei der Autopsie waren die mit Surfactant behandelten Lungen ausgezeichnet belüftet, wogegen die der Kontrolltiere ein leberähnliches Aussehen hatten.

Histologisch zeigten die für 1 h beatmeten Kontrolltiere massive Atelektasen, verbunden mit überdehnten terminalen Bronchioli sowie hyaline Membranen und schwere Bronchiolarepithelläsionen. Die mit Surfactant behandelten Tiere zeigten dagegen nur minimale typische Zeichen für ARDS-Lungen, obwohl sie genau so lange und mit identischem Druck wie die Kontrolltiere beatmet wurden [1]. Diese Ergebnisse zeigen erneut, daß die Beatmung nur dann in Lungen mit einem Surfactantdefizit zu schweren morphologischen Schädigungen führt, wenn sie keine uniforme Ventilation ermöglicht und das Auftreten von Atelektasen nicht verhindern kann. Demgegenüber führt die Beatmung per se nicht zu solchen morphologischen Veränderungen, da durch die Surfactantsubstitution in diesen schwerstgeschädigten Lungen das Auftreten von Scherkräften weitgehend vermieden wird. Diese Ergebnisse bestätigen weiterhin, daß, wie beim ARDS des Neugeborenen, die frühzeitige Instillation von Surfactant auch beim ARDS den oben erwähnten Circulus vitiosus durchbrechen und schwere morphologische Schäden der Lunge verhindern kann.

Darüber hinaus konnte nachgewiesen werden, daß nach einer Surfactantinstillation auch dann eine Verbesserung des arteriellen pO_2 auftrat, wenn das ARDS schon für 2 h bestand (Abb. 4).

Hinsichtlich der Wirkungsdauer läßt sich im Spülmodell zeigen, daß der Effekt einer Surfactantinstillation auf die Verbesserung des arteriellen pO_2 mehr als 5 h anhält (Abb. 5). Ähnliche Befunde sind unter Verwendung des gleichen Modells auch von anderen Autoren inzwischen beschrieben worden [8]. Die eindrucksvollsten Befunde hinsichtlich des therapeutischen Effektes einer Surfactantinstillation wurden von Ennema demonstriert [2]. Er spülte die Lungen von Kaninchen so lange, daß bei einer volumenkontrollierten Beatmung mit PEEP von 5 cm H_2O[1] und reinem O_2

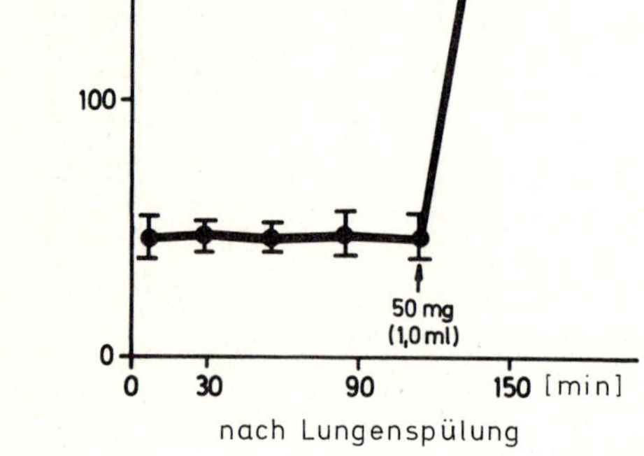

Abb. 4. Verlauf von p_aO_2 bei Meerschweinchen nach Lungenspülung. Beatmungsbedingungen s. Abb. 2a, b. Die Surfactantinstillation erfolgte bei diesen Tieren erst 2 h nach der Lungenspülung

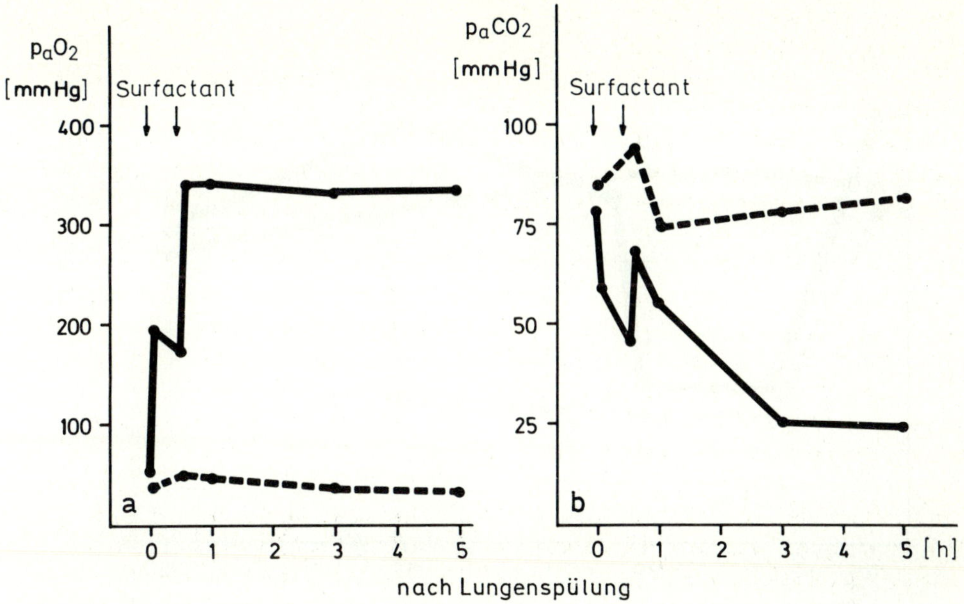

Abb. 5a, b. Verhalten von p_aO_2 (**a**) und p_aCO_2 (**b**) bei 2 Meerschweinchen nach Lungenspülung während druckkontrollierter Beatmung über 5 h. Ein Tier erhielt 2 tracheale Surfactantinstillationen 5 und 30 min nach der Lungenspülung (insgesamt 100 mg Phospholipide in 2 ml 0,9%iger NaCl-Lösung). Beatmungsmuster s. Abb. 2a, b. —— Surfactant, --- Kontrolle (Nach [13])

der arterielle pO_2 durchschnittlich nur 55 mmHg betrug. Bei unveränderter Respiratoreinstellung erhöhte sich dieser nach Surfactantinstillation auf 340 mmHg. Über eine Zeitperiode von 4 h nach der Surfactantsubstitution konnte sowohl der PEEP als auch die F_IO_2 erniedrigt werden – bis die Tiere schließlich nach ungefähr 4,5 h spontan Raumluft atmen konnten und der arterielle pO_2 80 mmHg und der arterielle pCO_2 22 mmHg betrugen. Die nicht mit Surfactant behandelten Tiere starben bei der oben genannten Respiratoreinstellung innerhalb von 5 h an Hypoxie und Azidose.

1 cm H_2O ≙ 98,07 Pa.

Surfactantterapie beim ARDS durch freie O_2-Radikale

In tierexperimentellen Untersuchungen konnte gezeigt werden, daß es durch die tracheale Instillation von Xanthinoxidase zu funktionellen und morphologischen Veränderungen kommt, die einem typischen ARDS entsprechen [21].

In diesem Modell untersuchten wir, ob sich die durch freie O_2-Radikale verursachten funktionellen Veränderungen durch die tracheale Instillation von Surfactant hinsichtlich der Verbesserung der Lungenmechanik therapeutisch beeinflussen lassen. In diesen Experimenten wurde einer Gruppe von Tieren Surfactant 1–2 min nach der trachealen Xanthinoxidaseinstillation instilliert, der anderen erst 30 min

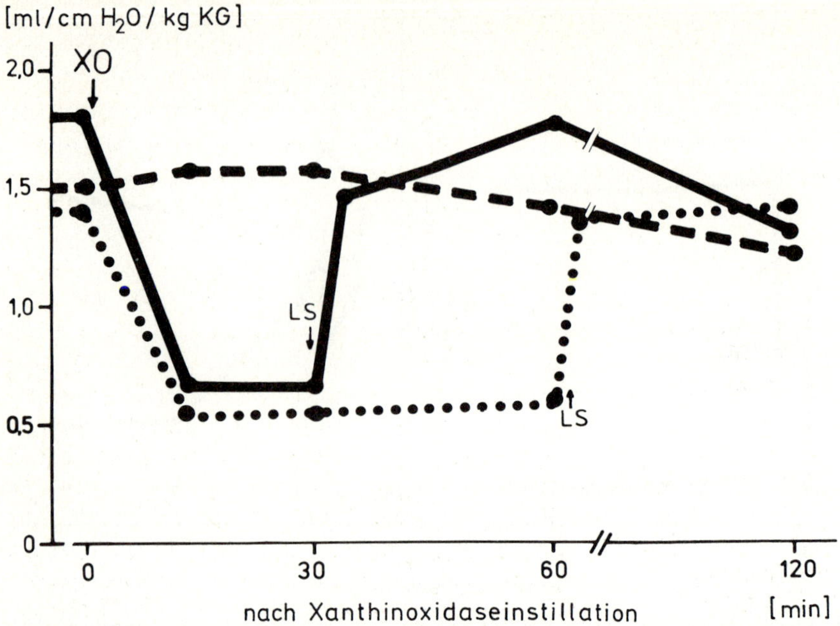

Abb. 6. Verlauf der Thorax-Lungen-Compliance bei 3 Tieren nach trachealer Instillation einer Einheit Xanthinoxidase *(XO)*. *LS* natürliches Surfactant (60 mg Gesamtphospholipide/ml). Beatmungsmuster s. Abb. 2a, b, $F_IO_2 = 0{,}21$. --- 1 min nach XO-Zugabe: 1,0 ml Surfactant, — 1 min vor der Zugabe von Surfactant: 20000 U Superoxiddismutase, ... 1,0 ml Surfactant

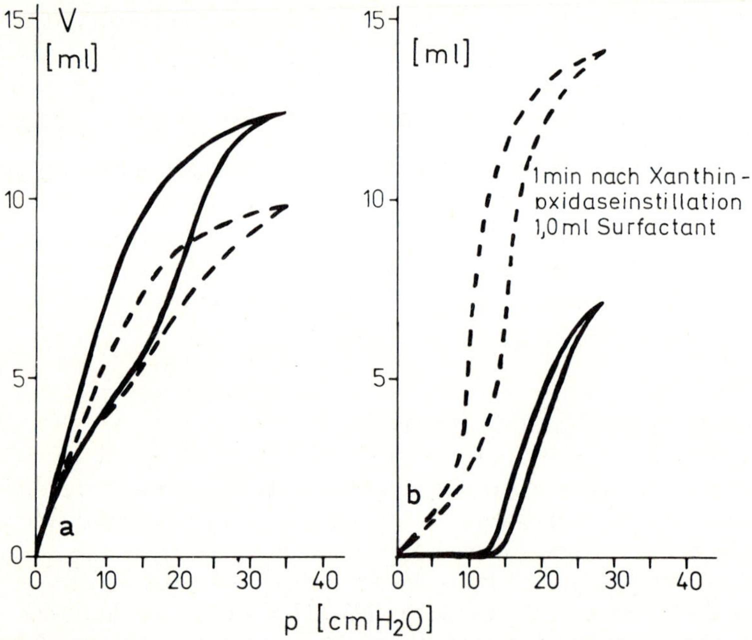

Abb. 7a, b. Druck-Volumen-Diagramme von 2 Meerschweinchen **a** vor und **b** 30 min nach Xanthinoxidaseinstillation. Das eine Tier (---) erhielt 1 min nach der Xanthinoxidaseinstillation zusätzlich 1 ml Surfactant

nach der Xanthinoxidaseinstillation. Wie den Abb. 6 und 7 zu entnehmen ist, kam es zu keinen atemmechanischen Veränderungen in der Gruppe der Tiere, die Surfactant unmittelbar nach der Xanthinoxidase instilliert bekamen. Die durch freie O_2-Radikale ausgelösten atemmechanischen Veränderungen in der 2. Gruppe konnten durch die Surfactantsubstitution annähernd rückgängig gemacht werden (Abb. 6 und 8). Aus den bisher vorliegenden Ergebnissen müssen die Erklärungen für diese Befunde spekulativer Art sein. So wäre z. B. denkbar, daß bei den Tieren, die Surfactant unmittelbar nach der Xanthinoxidaseinstillation erhalten hatten, die durch die freien Radikale erfolgende Lipidperoxidation mit den Lipiden des exogenen Surfactant vonstatten ging und nicht mit den funktionell wirksamen Surfactantlipiden in den Alveolen. Da durch die Menge der Xanthinoxidase (eine Einheit) die Generierung freier O_2-Radikale begrenzt war – auf der anderen Seite aber ein Exzeß von Phospholipiden (210 mg/kg KG) zur Verfügung stand – könnte das eine mögliche Erklärung für die oben genannten Befunde sein, die jedoch noch ihrer experimentellen Klärung bedarf. Die Verbesserung der Lungenmechanik 30 min nach Xanthinoxidaseinstillation spricht dafür, daß die restriktiven Lungenveränderungen nur funktioneller Art waren, die durch die Surfactantsubstitution behoben werden konnte (Abb. 6 und 8). Neben einer generalisierten Therapie mit Radikalfängern könnte die lokale Applikation von Surfactant in jenen Fällen, wo die freien O_2-Radikale in der Pathogenese der akuten respiratorischen Insuffizienz eine dominierende Rolle spielen, von Bedeutung werden.

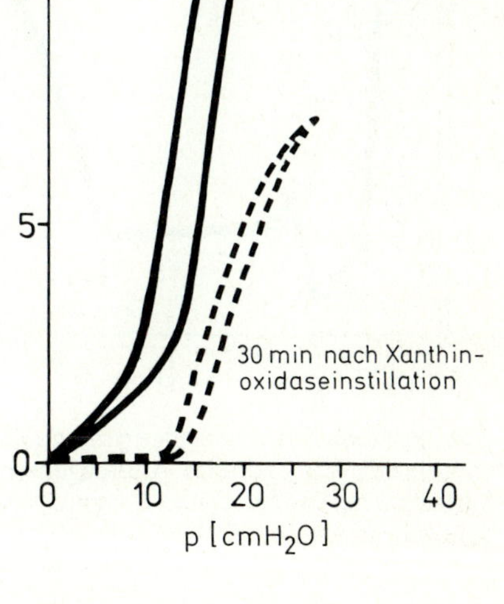

Abb. 8. Druck-Volumen-Diagramm eines Tieres mit ARDS durch Xanthinoxidase vor (---) und 60 min nach (——) Surfactantinstillation

Surfactanttherapie beim experimentellen "capillary leakage syndrome"

Durch i. v.-Infusion eines Antilungenserums, welches als pathogenetisch bedeutsame Komponente das Basalmembranantigen enthält, läßt sich innerhalb von 2 min eine so schwere Kapillarpermeabilitätsstörung bei spontanatmenden oder beatmeten Tieren auslösen, daß das resultierende Lungenödem so massiv ist, daß Ödemflüssigkeit innerhalb dieser 2 min aus der Trachealkanüle abtropft und das Lungengewicht in diesem Zeitraum sich um das 3- bis 5fache erhöht [12, 13]. Eine lebensbedrohliche Hypoxie läßt sich bei diesen Tieren nur durch Anwendung von hohen Spitzenbeatmungsdrücken in Verbindung mit PEEP und der Beatmung mit reinem O_2 verhindern. Die Ätiologie dieses ARDS-Modells ist also eindeutig vaskularer Natur infolge einer Immunreaktion an der Basalmembran der Kapillarendothelien [12].

In diesem Modell mit massivem Flüssigkeitseinstrom von der Kapillarseite sollte ebenfalls der Einfluß einer trachealen Surfactantinstillation untersucht werden.

Die Abb. 9 und 10 machen deutlich, daß es nach der i. v.-Injektion des Antilungenserums zu einer unmittelbaren Abnahme des Beatmungsvolumens bei druckkonstanter Ventilation kam und dieser zur Aufrechterhaltung einer Minimalventilation in diesem Beispiel auf 37 cm H_2O erhöht werden mußte. Die anschließende Surfactantinstillation bewirkte eine unmittelbare Zunahme der Ventilation bei unveränderter Respiratoreinstellung, so daß eine respiratorische Alkalose resultierte. Die Verminderung des Spitzendruckes um 10 cm H_2O führte zu keiner Verminderung der Hyperventilation und der arterielle pO_2 verbesserte sich trotz erniedrigten Beatmungsdrucks (Abb. 11). Aus den Druck-Volumen-Diagrammen der Abb. 10 wird deutlich, daß durch die Surfactantinstillation überhaupt erst eine Ventilation möglich wurde – dies aber auch erst nach Überwindung eines Öffnungsdrucks, der in diesem Beispiel bei etwa 14 cm H_2O lag. Dieser Öffnungsdruck, der verursacht wird durch

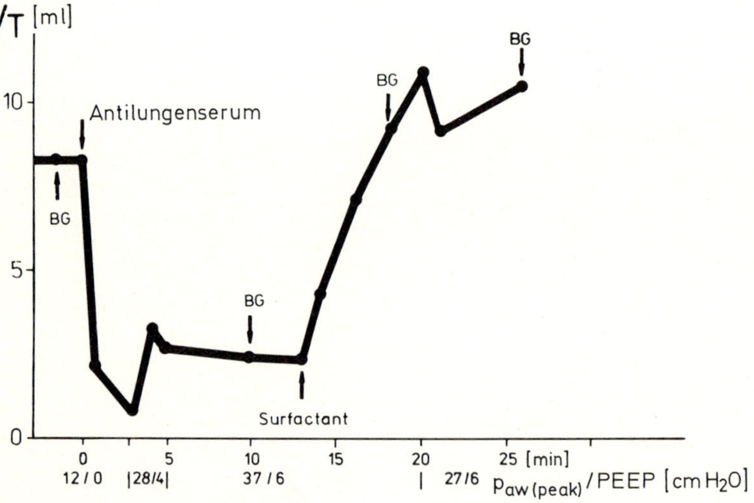

Abb. 9. Verlauf des bodyplethysmographisch registrierten Beatmungsvolumens bei einem Meerschweinchen vor und nach Antilungenseruminjektion sowie nach trachealer Instillation von 2 ml Surfactant bei verschiedenen Beatmungsdrucken. V_T Beatmungsvolumen, *BG* Blutgase, p_{aw} *(peak)* Spitzenbeatmungsdruck

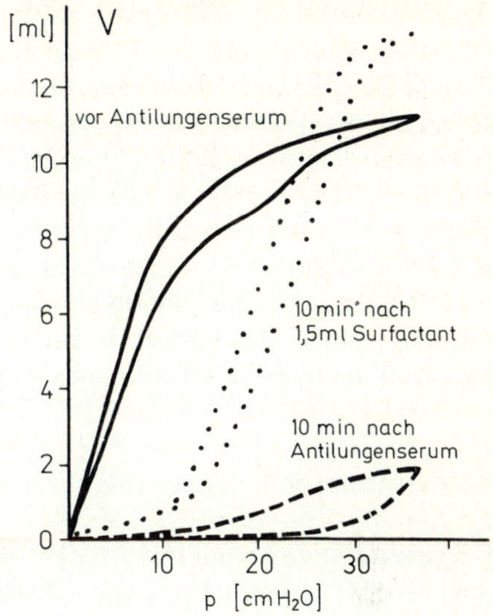

Abb. 10. Druck-Volumen-Diagramm eines Meerschweinchens vor und 10 min nach der Antilungenseruminjektion sowie 10 min nach trachealer Instillation von 1,5 ml Surfactant (Gesamtphospholipidgehalt 60 mg/ml)

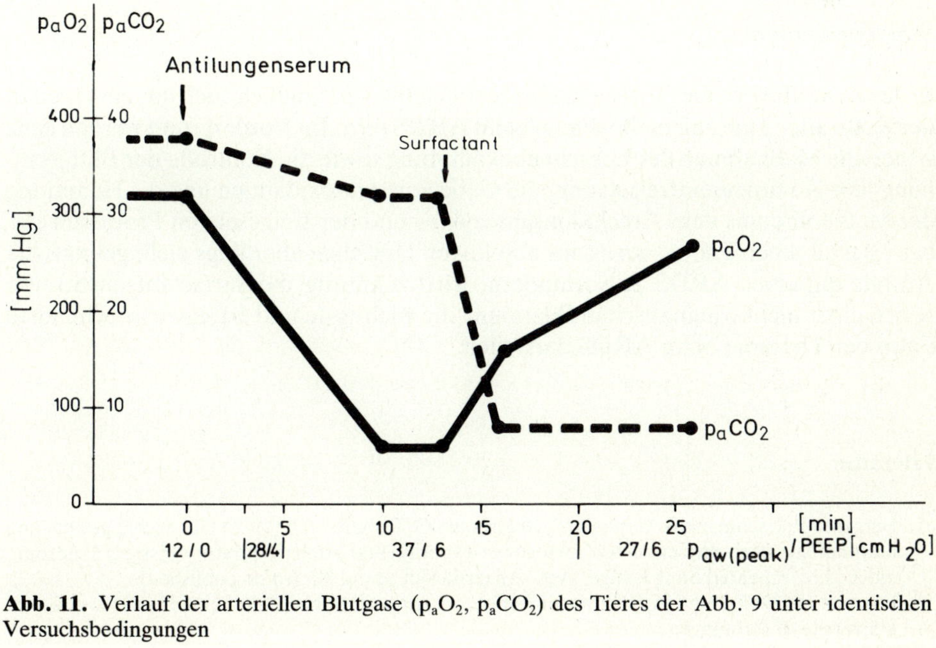

Abb. 11. Verlauf der arteriellen Blutgase (p_aO_2, p_aCO_2) des Tieres der Abb. 9 unter identischen Versuchsbedingungen

die Kapillarität der Flüssigkeit in den kleinen Atemwegen, ist abhängig von der Oberflächenspannung der Flüssigkeit und dem Radius der Atemwege. Da er in diesem Beispiel nur 14 cm H_2O betrug, wird daraus deutlich, daß die Oberflächenspannung der gesamten intrapulmonalen Flüssigkeit durch die Surfactantinstillation stark erniedrigt war. Bei Füllung der Atemwege mit Plasma würde er nämlich etwa 30–40 cm H_2O betragen. Die Steilheit des Druck-Volumen-Diagrammes nach der Überwindung des Öffnungsdrucks ist jedoch wieder mit der vor der Injektion des Antilungenserums vergleichbar. Da ein PEEP-Wert von 6 cm H_2O diese Lungen auch nach der Surfactantinstillation endexspiratorisch nicht stabilisieren konnte, wird der Öffnungsdruck wahrscheinlich durch Flüssigkeit hervorgerufen, die während der Exspiration aus dem Alveolaraum wieder in die Atemwege eindringt.

Surfactantsubstitution beim klinischen ARDS

Bei einem Patienten mit infauster Prognose aufgrund einer Sepsis und eines schweren ARDS (p_aO_2 19 mmHg während druckkontrollierter Beatmung mit reinem O_2, Spitzendruck 48 cm H_2O, PEEP 12 cm H_2O, I E-Verhältnis 3 : 1), führte die tracheale Instillation von Surfactant innerhalb von wenigen Stunden zu einer massiven Verbesserung des Gasaustausches bei unveränderter Respiratoreinstellung (p_aO_2 von 19 auf 240 mmHg, p_aCO_2 von 68 auf 45 mmHg). Dieser erste klinische Befund zeigt jedoch bereits, daß selbst bei länger bestehenden schwersten funktionellen und morphologischen Lungenveränderungen mittels einer Surfacantsubstitution solange eine Wiedereröffnung belüftbaren Lungengewebes erreicht werden kann, solange dieses noch nicht fibrotisch umgewandelt ist.

Schlußbemerkungen

In der Zukunft wird die Surfacantsubstitution selbstverständlich auch nur ein Glied in der Kette aller Therapiemaßnahmen beim ARDS sein. Im Vordergrund werden ganz sicher alle Maßnahmen der Ursachenbekämpfung sowie die Kontrolle der Blutgerinnung, der Komplementfreisetzung, die Gabe von Antioxidantien und die Hemmung der Metabolite aus dem Arachidonsäurezyklus und der freigesetzten Proteasen stehen. Bei all jenen Fällen, wo es aus objektiven Ursachen allerdings nicht gelingt, die Ausbildung eines ARDS zu verhindern, wird zukünftig die Surfactantsubstitution neben einer nicht traumatischen Beatmung die wichtigste und erfolgversprechendste Form der Therapie beim ARDS darstellen.

Literatur

1. Berggren P, Lachmann B, Curstedt T, Grossmann G, Robertson B (1986) Gas exchange and lung morphology after surfactant replacement in experimental adult respiratory distress syndrome induced by repeated bung lavage. Acta Anaesthesiol Scand 30: (to be published)
2. Ennema JJ (1985) Lung surfactant and respiratory support, a study in rabbits. Phil. Dissertation, University of Groningen

3. Fujiwara T (1984) Surfactant replacement in neonatal RDS. In: Robertson B, Golde LMG van, Batenburg JJ, (eds) Pulmonary Surfactant. Elsevier, Amsterdam, pp 119–170
4. Gattinoni L, Pesenti A, Possi GP, Vesconi S, Fox U, Kolobow T, Agostoni A, Pelizzola A, Langer M, Uziel L, Longoni F, Damia G (1980) Treatment of acute respiratory failure with low frequency positive-pressure ventilation and extracorporal removal of CO_2. Lancet 2: 292–294
5. Guyton AC, Moffatt DS, Adair TA (1980) Role of alveolar surface tension in transepithelial movement of fluid. In: Robertson B, Golde LMG van, Batenburg JJ (eds) Pulmonary Surfactant. Elsevier, Amsterdam, pp 171–185
6. Ikegami M, Jobe A, Jacobs H, Lam R (1984) A protein from the airways of premature lambs that inhibits surfactant function. J Appl Physiol 57: 1134–1142
7. Jarstrand C (1984) Role of surfactant in the pulmonary defense system. In: Robertson B, Golde LMG van, Batenburg JJ (eds) Pulmonary Surfactant. Elsevier, Amsterdam, pp 187–201
8. Kobayashi T, Kataoka H, Ueda T, Murakami S, Takada Y, Kokubo M (1984) Effects of surfactant supplement and end-expiratory pressure in lung lavaged rabbits. J Appl Physiol 57: 995–1001
9. Kolobow T, Solca M, Gattinoni L, Pesenti A (1981) Adult respiratory distress syndrome (ARDS): why did ECMO fail? Int J Artif Organs 4: 58–59
10. Lachmann B (1983) The role of lung surfactant in ARDS. Eur J Respir Dis [Suppl] 126, 64: 13–14
11. Lachmann B (1985) Surfactant-Therapie bei ARDS. In: Lawin P, Peter K, Aken H van (eds) Intensivmedizin. Thieme, Stuttgart, pp 61–68
12. Lachmann B, Danzmann E (1984) Adult respiratory distress syndrome. In: Robertson B, Golde LMG van, Batenburg JJ (eds) Pulmonary surfactant. Elsevier, Amsterdam, pp 505–548
13. Lachmann B, Hallman M (1984) Study on pathogenesis of respiratory failure in acute lung injury. Pediatr Res 18: 802
14. Lachmann B, Robertson B, Vogel J (1980) In vivo lung lavage as an experimental model of the respiratory distress syndrome. Acta Anaesthesiol Scand 24: 231–236
15. Lachmann B, Fujiwara T, Chida S, Morita T, Konishi M, Nakamura K, Maeta H (1981) Improved gas exchange after tracheal instillation of surfactant in the experimental adult respiratory distress syndrome. Crit Care Med 9: 158
16. Murray JF (1977) Mechanisms of acute respiratory failure. Conference Report. Am Rev Respir Dis 115: 1071–1078
17. Obladen M, Stevens P, Girndt R, Zimmermann I, Lachmann B (1984) Substitution spreitfähiger Phospholipid-Vesikel beim experimentellen Atemnotsyndrom der Ratte. Atemw-Lungenkrkh 10: 360–363
18. Rensch H, Sefeld H von (1984) Surfactant-mucus interaction. In: Robertson B, Golde LMG van, Batenburg JJ (eds) Pulmonary surfactant. Elsevier, Amsterdam, pp 203–214
19. Rinaldo JE, Rogers RM (1982) Adult respiratory distress syndrome: changing concepts of lung injury and repair. N Engl J Med 306: 900–909
20. Robertson B (1984) Pathology and pathophysiology of neonatal surfactant deficiency ("Respiratory Distress Syndrome", "Hyaline Membrane Disease"). In: Robertson B, Golde LMG van, Batenburg JJ (eds) Pulmonary surfactant. Elsevier, Amsterdam, pp 383–418
21. Saugstad O, Hallman DM, Becher G, Oddoy A, Lachmann B (1984) Protective effect of superoxid dismutase (SOD) on severe lung damage caused by xanthine oxidase (XO). Pediatr Res 18: 802
22. Scarpelli EM, Mautone AJ (1984) The surfactant system and pulmonary mechanics. In: Robertson B, Golde LMG van, Batenburg JJ (eds) Pulmonary surfactant. Elsevier, Amsterdam, pp 119–170
23. Skoskiewicz MJ (1976) Role of pulmonary transplantation in patients with acute respiratory failure. In: Zapol WM, Ovist J (eds) Artificial Lungs for Acute Respiratory Failure. Academic Press, Washington, pp 483–488
24. Zapol WM, Snider M, Hill JD (1979) Extracorporeal membrane oxygenation in severe acute respiratory failure. J Am Med Wom Assoc 242: 2193–2196

A New Pharmacological Treatment of ARDS

I. Brynjolf

Cardiac function in patients with acute respiratory distress syndrome (ARDS) is influenced by: (a) the severity of the lung injury; (b) the response of the lung destruction affecting the pulmonary circulation, which causes (c) an increase in the pulmonary vascular resistance and pulmonary hypertension; (d) the therapeutic maneuvers, positive end-expiratory pressure (PEEP) and pharmacological support; and (e) preexisting heart diseases such as coronary artery disease, cardiomyopathy, and myocarditis.

In patients with ARDS, circulatory failure with low blood pressure and low cardiac output is often treated by blood volume augmentation, inotropic agents, and vasodilators. Blood volume augmentation increases the venous return, right atrial pressure, and right ventricular end-diastolic volume. Inotropic agents such as norepinephrine, dobutamine, and dopamine are given to reduce the end-diastolic and end-systolic volumes of the failing heart, in order to decrease the wall tension and thereby the oxygen demand of the myocardium. Another reason for using inotropic agents is the need to improve the aortic pressures to give better coronary perfusion.

The issue of using vasodilators in patients with pulmonary hypertension is for reasons, which is applicated in chronic left ventricular failure. This is an attempt to increase the perfusion of the coronary arteries and to diminish the afterload. So far, case reports have only recommended vasodilator theraphy in patients with pulmonary hypertension when they were being treated with high doses of pressor agents that threatened the adequacy of the peripheral circulation.

It is essential in the determination of therapy that a hemodynamic classification is obtained according to the presence of right and left ventricular failure. We normally assume that the central venous and the pulmonary wedge pressure are correlated when we treat patients. Normally, the right ventricle performs flow-directed work in a low-pressure system without resistance, and the left ventricle does pressure-directed work in a high-pressure system. In patients with acute respiratory failure the workload increases for the right ventricle especially.

In patients in the early phases of respiratory failure and pulmonary hypertension, a distended right ventricle must be suspected. In these patients we believe that changes in ventricular volumes are poorly reflected by measured changes in ventricular filling pressure. Treatment has to be focused on right ventricular function, which may depend on the gradient between the aortic and the pulmonary artery pressures.

Patients and Methods

We investigated 21 patients with acute respiratory failure within 24 h of the start of mechanical ventilation. Cardiac output, central venous pressure, pulmonary wedge pressure, and pulmonary artery pressure were measured using a thermodilution technique. Right and left ventricular ejection fractions were measured using radionuclide angiocardiography. Right and left ventricular volumes were calculated. Patients were investigated twice, the first time being while inotropic agents and vasodilators were being given. The patients were believed to have an optimal blood volume load. Before the second measurement the inotropic infusion was discontinued for about 20–30 min.

Results

The mean pulmonary artery pressure was elevated in all patients except two. A reduced left ventricular ejection fraction of below 25% was seen in three patients.

The pressure–volume curve (Fig. 1) for the right ventricle shows that right ventricular filling pressure does not predict right ventricular volume. Also, the left ventricular pressure–volume curve (Fig. 2) showed no relationship between filling pressure and volume. There was a significant increase in cardiac output, pulmonary wedge pressure, and central venous pressure during inotropic infusion. No changes were

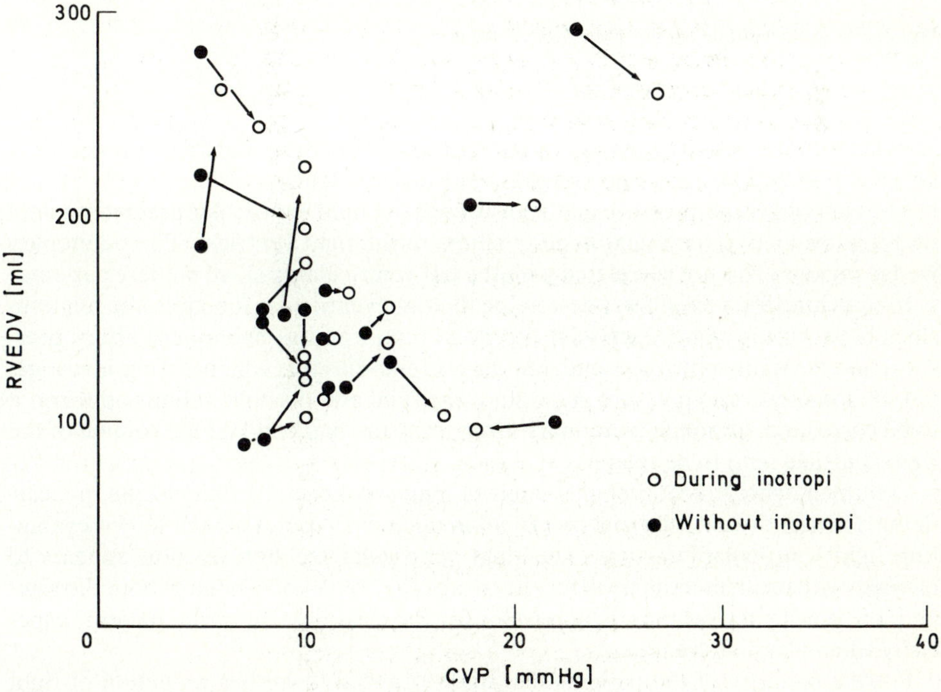

Fig. 1. Pressure–volume curve for the right ventricle

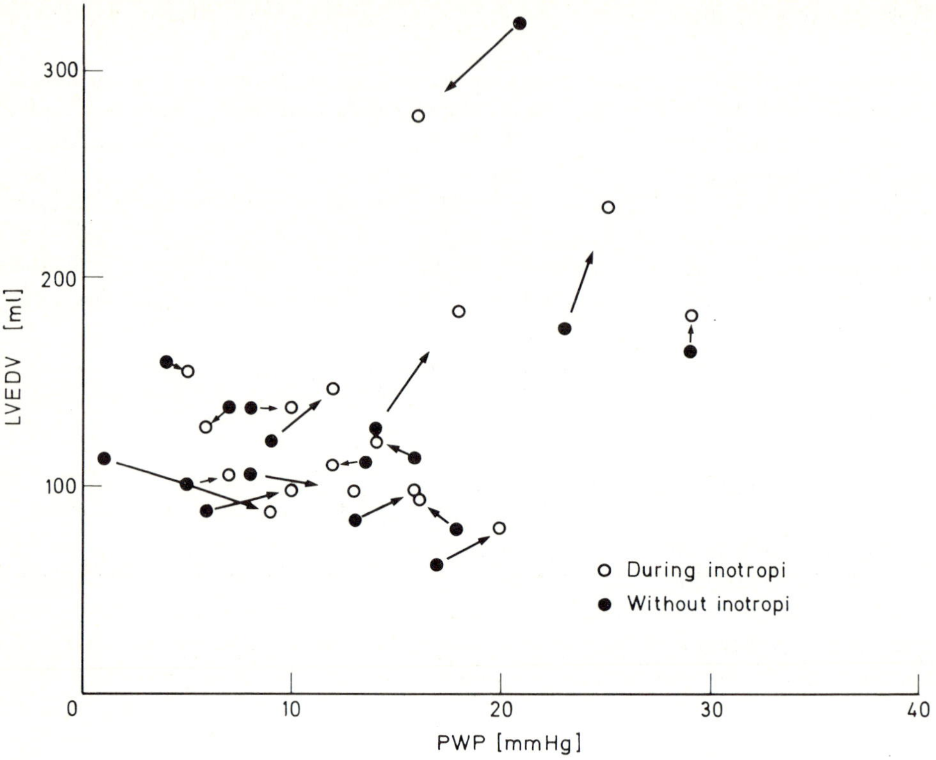

Fig. 2. Pressure–volume curve for the left ventricle

seen in heart rate, blood pressure, pulmonary artery pressure, right and left ventricular ejection fractions, and right and left ventricular volumes.

The central venous pressure as a measure for the right ventricular preload was not useful in evaluating the function and volume of the right ventricle. The pulmonary wedge pressure was not correlated with the left ventricular preload in these patients.

In searching for a parameter describing the right ventricular function, the relationships between the right ventricular afterload (expressed as pulmonary artery pressure) and the right ventricular end-systolic and end-diastolic volumes were investigated. Pulmonary artery pressure and right ventricular end-diastolic volume appear not to be correlated, although pulmonary artery pressure and end-systolic volume of the right ventricle tend to be related.

Treatment with inotropic agents tends to improve the contractility of the myocardium. The right ventricular ejection fraction might be a useful parameter for evaluating right ventricular function. The right ventricular ejection fraction appears to increase with mean pulmonary artery pressure (Fig. 3). A knowledge of both the right and left ventricular volumes is important for the classification of the patient, especially when planning treatment.

For the majority of the patients therapy is directed towards a reduction of right ventricular volume and increase of left ventricular volume. The rationale for such

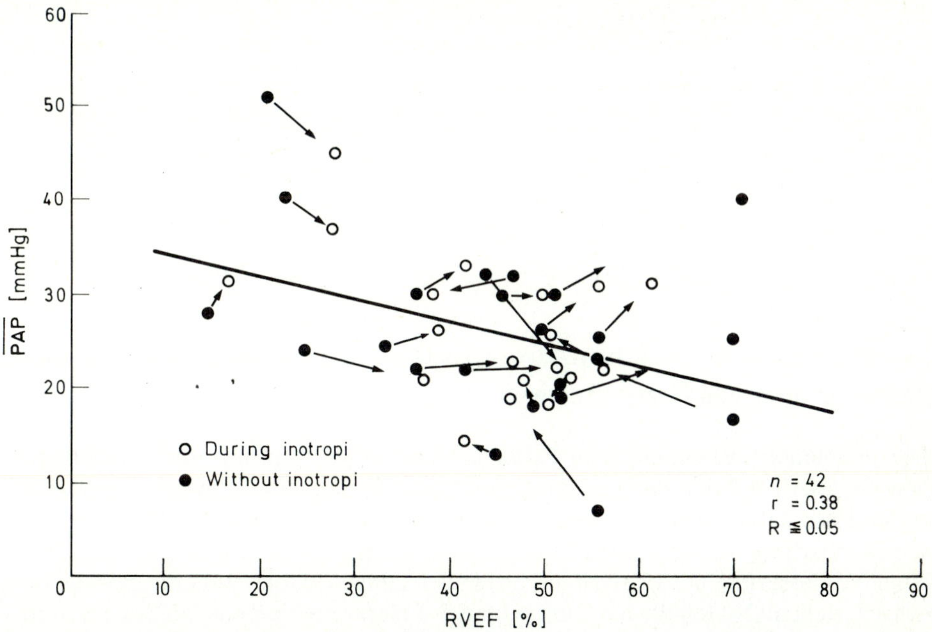

Fig. 3. Relationship between right ventricular ejection fraction and mean pulmonary artery pressure during treatment with inotropic agents, and in controls

therapy is that it should reduce the right ventricular free wall tension and improve the oxygen requirement of the myocardium.

Under normal circumstances the perfusion of the myocardium of the right ventricle was maintained during both diastole and systole. The perfusion of the myocardium, and thereby right ventricular function, was dependent on the gradient between the aortic pressures and pressures generated by the right ventricle. We found a significant relationship between right ventricular ejection fraction and the perfusion gradient in systole ($n = 38$, $r = 0.42$, $P \leq 0.01$). A similar relationship was found in diastole ($n = 38$, $r = 0.57$, $P \leq 0.001$). This means that a low perfusion gradient reduces, and a high gradient improves, right ventricular function.

We believe that therapy should be directed towards a reduction of ventricular volumes if the ventricles are failing, and towards a better perfusion gradient in patients with right ventricular dysfunction and normal left ventricular function. In addition, many ARDS patients have coronary artery disease, cardiomyopathy, disorders of conduction, etc. Therefore, in ARDS patients cardiac performance must be evaluated with measurements of both pressures and volumes. Imaging techniques, such as radionuclide angiocardiography, are suitable in the critically ill patient. Without knowledge of right and left ventricular volume size and overall function, planning of a rational theraphy might not be possible.

Beatmung und Hämodynamik

U. Jensen und H. Forst

Atemwegsdruck und Herzzeitvolumen

Die maschinelle Beatmung von Patienten mit akuter respiratorischer Insuffizienz bewirkt über die Erhöhung des transpulmonalen Drucks eine Zunahme der funktionellen Residualkapazität, der pulmonalen Compliance und eine Abnahme der venösen Beimischung im arteriellen Blut (Tabelle 1). Insgesamt führen diese Effekte zu einer Verbesserung des Gasaustausches in der Lunge. Jedoch steht einer Steigerung des arteriellen O_2-Gehalts u. U. ein Abfall des Herzzeitvolumens (HZV) gegenüber [2, 38, 53, 55]. So können selbst bei positiver Beeinflussung des arteriellen O_2-Gehalts erhöhte intrathorakale Drücke über diesen unerwünschten Effekt zu einer Senkung der O_2-Transportkapazität führen [46, 59]. Es besteht bis heute kein einheitliches pathophysiologisches Konzept über die Ursachen der hämodynamischen Nebenwirkungen von Veränderungen des extrakardialen Drucks infolge der Erhöhung des intrathorakalen Drucks durch Beatmung. Man ist auf die Interpretation von Ergebnissen angewiesen, die nur für eine bestimmte Situation repräsentativ sind und sich nicht immer zu einer generellen Regel erheben lassen. Die Gründe für eine Beeinträchtigung des HZV sind immer noch Gegenstand von Diskussionen, obwohl schon vor fast 60 Jahren experimentell eine Beziehung zwischen mechanischer Beatmung und HZV-Verminderung nachgewiesen wurde [32].

Die komplexe Beeinflussung des kardiozirkulatorischen Systems und dessen unterschiedliche Reaktionen auf die maschinelle Beatmung lassen sich häufig bereits eindeutig anhand des routinemäßigen Monitoring beim Intensivpatienten erfassen. Im folgenden sollen verschiedene Möglichkeiten der Interaktion von Druckerhöhung in den Luftwegen einerseits und Auswurfleistung des Herzens andererseits an 3 Fallbeispielen gezeigt werden.

Tabelle 1. Einfluß von maschineller Beatmung auf die Lunge und den Kreislauf. *FRK* funktionelle Residualkapazität, $\dot{V}_A/\dot{Q}$ Verhältnis von Ventilation zu Perfusion, *HZV* Herzzeitvolumen

Lunge	Herz-Kreislauf
Transpulmonaler Druck ↑	Intrathorakaler Druck ↑
• FRK ↑	• HZV ↓
• Compliance ↑	
• $\dot{V}_A/\dot{Q}$ ↑	

Spontanatmung, IPPV, PEEP

Im ersten Fall ist das Verhalten des Pulmonalarteriendrucks und des systemischen Blutdrucks, gemessen in der A. radialis, während 3 verschiedener Beatmungsformen registriert worden (Abb. 1). Alle Drücke wurden gegen den atmosphärischen Druck gemessen. Bereits während der Spontanatmung sind synchron zum Atemzyklus Schwankungen des Pulmonalarteriendrucks erkennbar, ebenso Schwankungen der Amplitude des Blutdrucks in der A. radialis. Letztere repräsentieren Veränderungen des Schlagvolumens aufgrund der atemzyklusabhängigen Veränderungen des venösen Rückflusses [21] und/oder der Lastbedingungen des linken Ventrikels [57]. Die Phasen der Respiration bei intermittierender Druckbeatmung (IPPV) bewirken synchrone Veränderungen des Pulmonalarteriendrucks. Insgesamt ist der Einfluß der IPPV auf das Schlagvolumen bei diesem Patienten als positiv anzusehen. Der leicht erhöhte Mitteldruck in Verbindung mit der vergrößerten Amplitude des arteriellen Blutdrucks lassen diesen Rückschluß zu. Wird nun diese Beatmungsform mit einem positiv-endexspiratorischen Druck (PEEP) kombiniert, dann spiegelt sich auch hier die weitere Erhöhung des intrathorakalen Drucks im Verlauf des Drucks in der Pulmonalarterie wider. Jedoch vermindert diese Beatmungsform den Mitteldruck und die Amplitude des Drucks in der A. radialis und weist damit auf eine Senkung des kardialen Schlagvolumens hin.

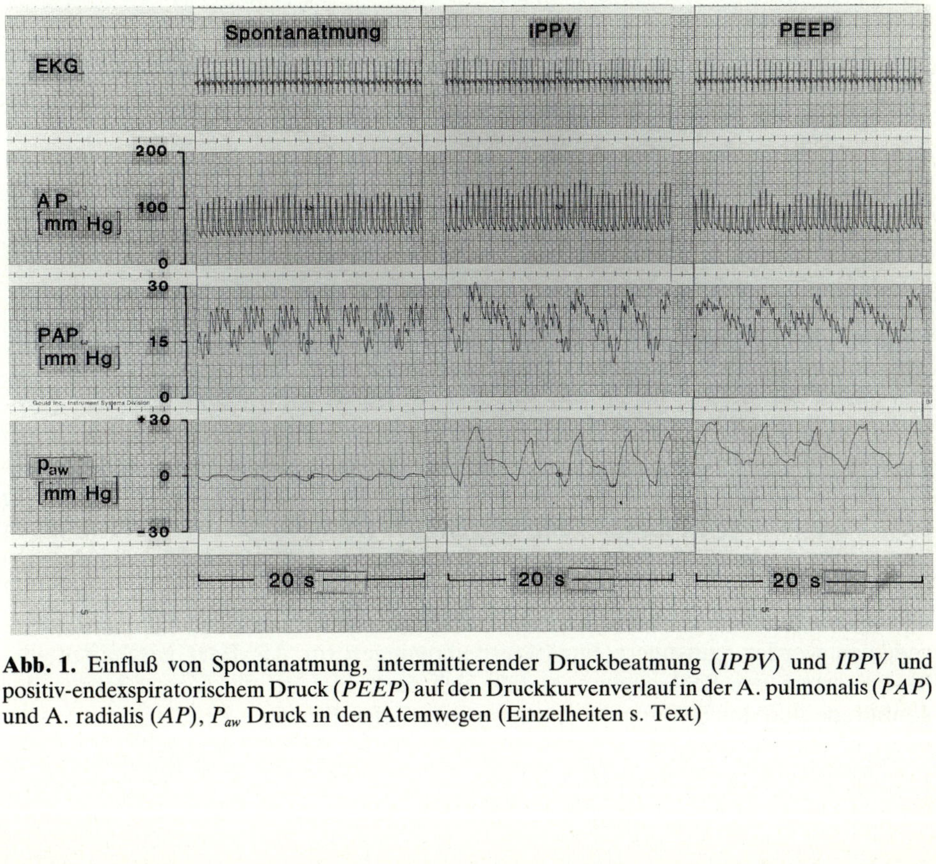

Abb. 1. Einfluß von Spontanatmung, intermittierender Druckbeatmung (*IPPV*) und *IPPV* und positiv-endexspiratorischem Druck (*PEEP*) auf den Druckkurvenverlauf in der A. pulmonalis (*PAP*) und A. radialis (*AP*), P_{aw} Druck in den Atemwegen (Einzelheiten s. Text)

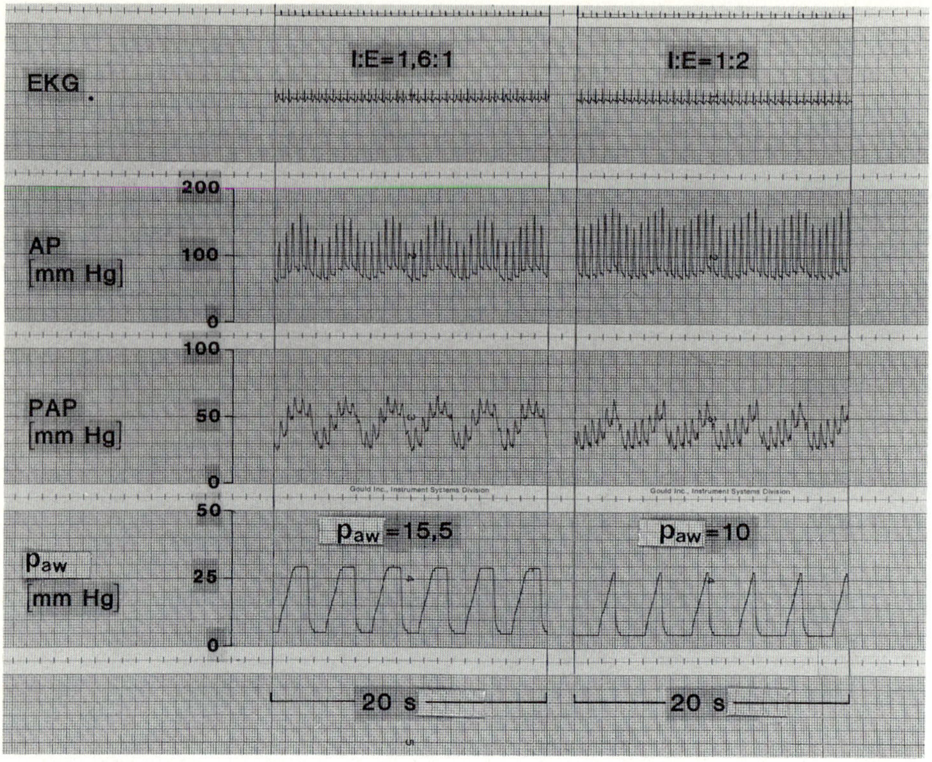

Abb. 2. Verhalten des Druckkurvenverlaufes in der A. pulmonalis (*PAP*) und A. radialis (*AP*) bei Verminderung des mittleren Drucks in den Atemwegen (P_{aw}) durch Reduktion des Verhältnisses von Inspirations (*I*) – zu Expirationszeit (*E*) von 1,6:1 auf 1:2. Dies erfolgte durch Wegnahme der inspiratorischen Plateauphase

Mittlerer Atemwegsdruck

Die gemeinsame Ursache für alle hämodynamischen Nebenwirkungen von Beatmung mit und ohne PEEP liegt in der Anhebung des mittleren Atemwegsdrucks und damit des mittleren thorakalen Drucks. Dessen Änderung ist auch durch die Variation des Verhältnisses der Inspirations- zur Exspirationszeit möglich [4, 15, 40]. In Abb. 2 ist ein Beispiel für die Verminderung des mittleren Atemwegsdrucks durch Wegnahme der inspiratorischen Plateauphase dargestellt. Dadurch wird das Verhältnis von Inspiration zu Exspiration von 1,6 : 1 auf 1 : 2 reduziert bei konstantem PEEP und Spitzendruck, und es resultiert ein erniedrigter mittlerer Atemwegsdruck. Infolgedessen werden günstigere Funktionsbedingungen für das Herz geschaffen; die Verbesserung des Schlagvolumens läßt sich auch hier an der Vergrößerung der Amplitude und der Hebung des mittleren arteriellen Drucks erkennen.

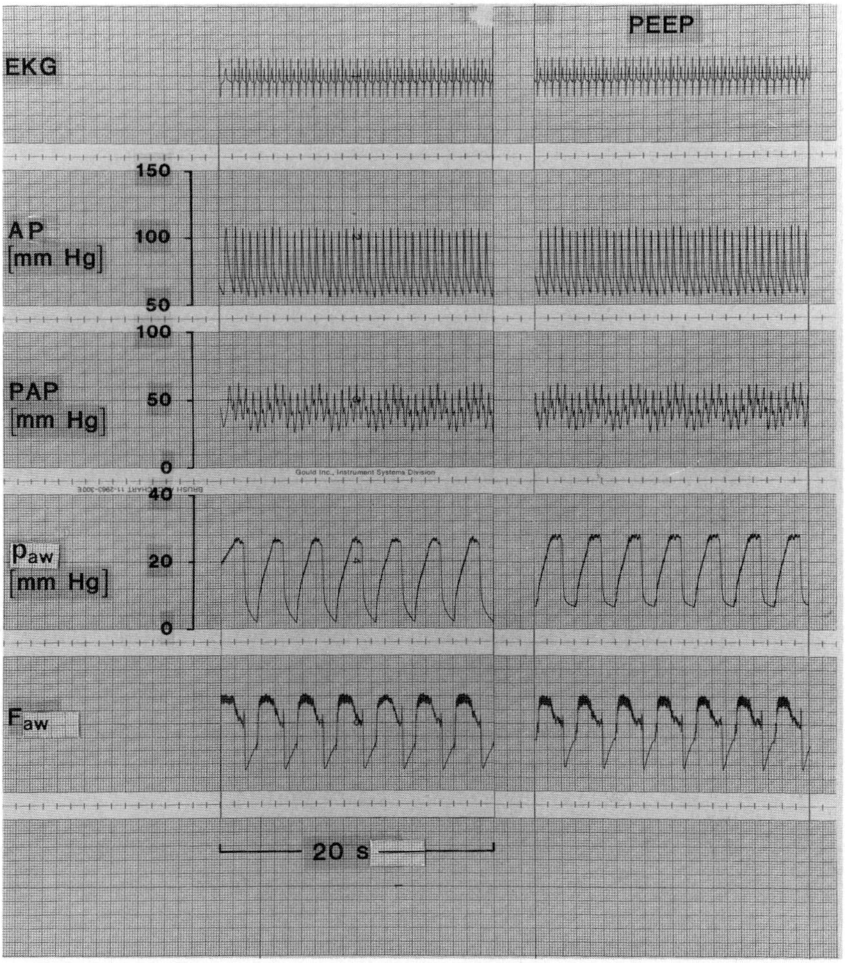

Abb. 3. Einfluß einer Beatmung durch positiv-endexspiratorischen Druck (*PEEP*) auf den peripheren Blutdruck (*AP*) und den pulmonalarteriellen Druck (*PAP*). F_{aw} Flow in den Luftwegen

Unveränderter Druck im Pulmonal- und Systemkreislauf

Im Gegensatz zu den ersten beiden Fallbeispielen wird beim 3. Patienten (Abb. 3) der gesteigerte Atemwegsdruck durch PEEP weder auf das pulmonale Gefäßsystem übertragen, noch ändert sich die periphere Blutdruckregistrierung. Bei ausgeprägten Veränderungen des Lungenparenchyms findet man eine Isolation der Drücke in den Luftwegen von den Drücken in den Gefäßen [52, 65].

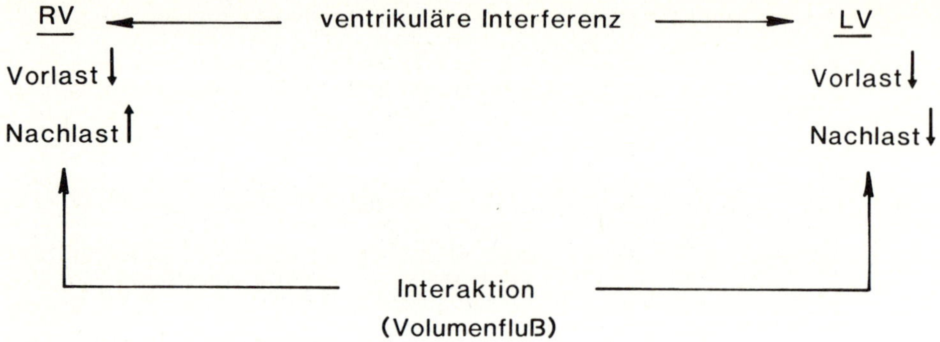

Abb. 4. Änderung der kardialen Funktionsbedingungen durch positiv-endexspiratorischen Druck (PEEP). *RV* rechter Ventrikel, *LV* linker Ventrikel

Reduktion des Herzzeitvolumens durch PEEP

Die positive Druckbeatmung in Verbindung mit positiv-endexspiratorischem Druck zur symptomatischen Therapie bei akuter respiratorischer Insuffizienz ist seit nahezu 30 Jahren ein anerkanntes und erfolgreiches Behandlungsprinzip (Übersicht bei [13] und [61]). Sie ist die Beatmungsform, die tierexperimentell und beim Menschen mit ihren Konsequenzen für das kardiovaskuläre System am besten untersucht ist. Vor- und Nachlast beider Ventrikel können jeweils gesondert beeinflußt werden, stehen aber als serielle Pumpen über den Volumenfluß miteinander in Verbindung (Abb. 4). Eine Änderung des Schlagvolumens auf der einen Seite führt nach wenigen Herzaktionen zur Anpassung auf der anderen Seite [9, 56, 57]. Die anatomische Nähe des rechten und linken Ventrikels innerhalb eines bei akuten Volumenveränderungen wenig dehnbaren Perikards [43] kann eine direkte gegenseitige Beeinflussung der beiden Ventrikel über das gemeinsame Septum (ventrikuläre Interferenz) bedingen [8, 16, 17, 18, 22, 49, 50, 60]. Die Bewertung der vielfältigen Effekte des PEEP auf die Herzfunktion im einzelnen sowie in der Kombination ist nach wie vor kontrovers und Gegenstand von tierexperimentellen und klinischen Untersuchungen.

Vorlastminderung für den rechten Ventrikel

Die Abb. 5 gibt eine Übersicht über inzwischen unumstrittene Effekte sowie über vorwiegend als Denkmodelle diskutierte Nebenwirkungen auf die Herzauswurfleistung. Gesichert ist, daß die Erhöhung des transpulmonalen Drucks durch gleichzeitigen Anstieg des intrathorakalen Drucks den rechtsatrialen Druck erhöht und somit den venösen Rückfluß infolge der verminderten Druckdifferenz zum systemischen Füllungsdruck vermindert. Die daraus resultierende Senkung des transmuralen Vorhofdrucks und damit der Vorlast führt i. allg. zur Reduktion des Herzzeitvolumens. In Abb. 6 ist die Herzauswurfleistung als Funktion des rechten Vorhofdrucks in Kombination mit der Kurve des venösen Rückflusses schematisch dargestellt: Stei-

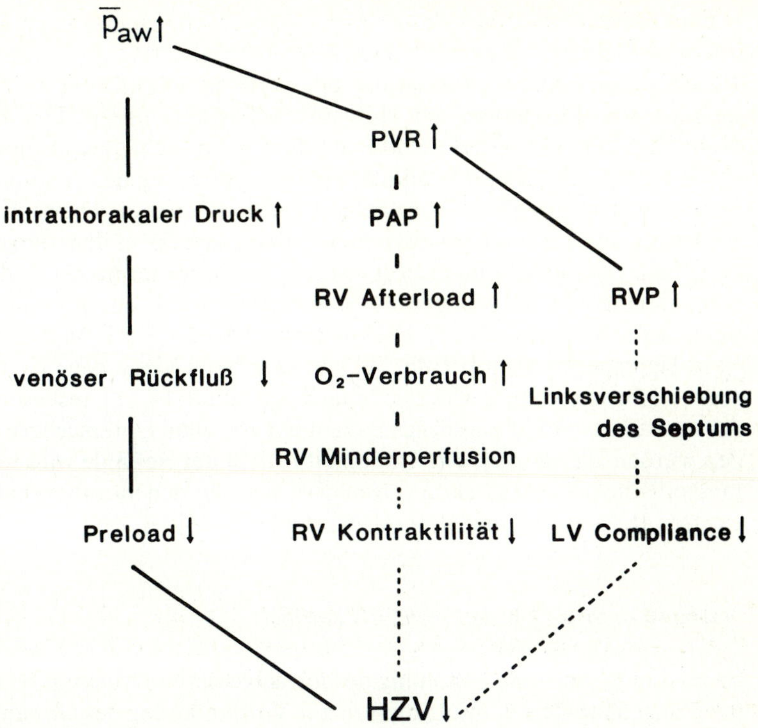

Abb. 5. Mechanismen der Verminderung des Herzzeitvolumens (*HZV*) durch PEEP. $\overline{P}_{aw}$ mittlerer Atemwegsdruck, *PVR* pulmonaler Gefäßwiderstand, *PAP* pulmonalarterieller Druck, *RVP* rechtsventrikulärer Druck (Einzelheiten s. Text)

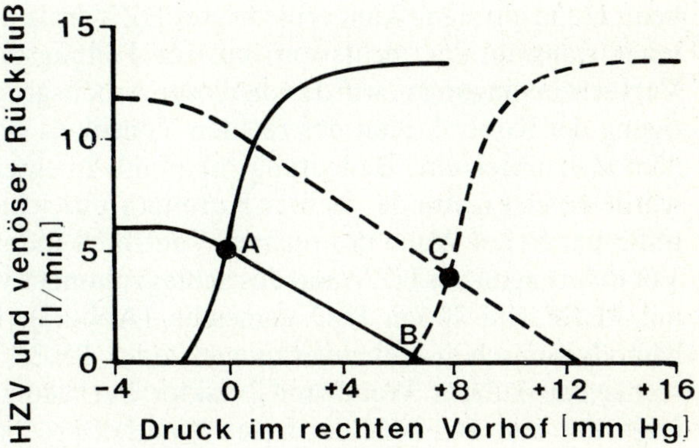

Abb. 6. Schematische Darstellung der Herzauswurfleistung als Funktion des rechten Vorhofdrucks in Kombination mit der Kurve des venösen Rückflusses.
Gestrichelte Linie: Rechtsverschiebung der HZV-Kurve und Verbesserung des venösen Rückflusses. (Nach [22])

gender rechtsatrialer Druck (in Abb. 6 gegen atmosphärischen Druck gemessen) infolge Erhöhung des intrathorakalen Druckes bewirkt eine Rechtsverschiebung der HZV-Kurve. Ohne Verbesserung des venösen Rückflusses würde dies zu einer ausgeprägten Minderung der Herzauswurfleistung führen. Das HZV würde vom Normalwert (Punkt A) auf Punkt B abfallen, wenn nicht durch Erhöhung des systemischen Füllungsdrucks und dadurch eine Verbesserung des venösen Rückflusses die Herzauswurfleistung wieder gesteigert würde (Punkt c). Dieser Effekt kann durch Erhöhung des mittleren systemischen Füllungsdrucks in dem dargestellten Fall von etwa 7 auf 13 mmHg kompensiert werden. Im Tierexperiment (11, 48, 54, 55, 62] und beim Patienten [7, 34] gelingt diese Kompensation z. T. durch Volumengabe und evtl. durch Katecholamine [2, 30]. Die rechtsventrikuläre Vorlastminderung durch PEEP ist in Tierexperimenten]19, 48, 55] und auch beim Menschen [35, 63] nachgewiesen. Jedoch gibt es auch hier widersprüchliche Befunde [14, 58], insbesondere hinsichtlich der transmuralen Füllungsdrücke, die nicht von allen Untersuchern erniedrigt gefunden wurden [12, 44, 47]. Die Uneinheitlichkeit der Befunde wird nicht zuletzt durch methodische Schwierigkeiten verursacht, da es für den intrathorakalen Druck keinen exakten Referenzort und Referenzwert gibt [3, 54].

Nachlasterhöhung für den rechten Ventrikel

In der Lunge führt die Erhöhung des intraalveolären Drucks u. U. zur Kompression der Lungenkapillaren, infolgedessen zur Verminderung des Gesamtquerschnitts der Gefäßstrombahn und kann dadurch den pulmonalen Gefäßwiderstand erhöhen [53]. Dies führt über die Steigerung des Pulmonalarteriendrucks zu einer vermehrten Nachlast für den rechten Ventrikel und verursacht somit eine Vermehrung der rechtsventrikulären Schlagarbeit mit Anstieg des myokardialen O_2-Verbrauchs (Abb. 5). Daraus könnte eine relative Minderperfusion der freien Wand des rechten Ventrikels resultieren, dessen verminderte Kontraktilität zum limitierenden Faktor für die Pumpfunktion werden könnte [6]. Dies wurde bisher jedoch tierexperimentell nicht bestätigt. Forst et al. [23] fanden bei PEEP bis 20 cm H_2O in einer Versuchsreihe beim Hund ein signifikant erniedrigtes HZV trotz durch Transfusion konstant gehaltener transmuraler rechtsventrikulärer Füllungsdrücke. Unter diesen definierten Versuchsbedingungen wurde von dieser Arbeitsgruppe geprüft, ob einer Beeinträchtigung der Kontraktilität des rechten Ventrikels während der Beatmung mit PEEP hämodynamisch eine Bedeutung zukommt. In einer Gruppe der untersuchten Tiere wurde durch Ligatur der rechten Koronararterie eine Verschlechterung der Kontraktilität der freien Wand des rechten Ventrikels induziert und im Anschluß daran die Veränderungen des HZV und des Schlagvolumens vor, während und nach Beatmung mit PEEP von 20 cm H_2O gemessen (Abb. 7). Die Ergebnisse zeigen, daß die hämodynamischen Nebenwirkungen eines PEEP in der Gruppe mit infarzierter rechtsventrikulärer Wand und intakter Perfusion gleich ausgeprägt sind. Daraus folgt, daß eine Ischämie der freien Wand des rechten Ventrikels unter diesen Versuchsbedingungen mit Volumenzufuhr keinen Einfluß auf die Pumpfunktion des rechten Ventrikels ausübte. Die Kontraktilität des Myokards des rechten Ventrikels ist demzufolge möglicherweise nicht der limitierende Faktor für die kardiale Pumpfunktion bei PEEP-Beatmung.

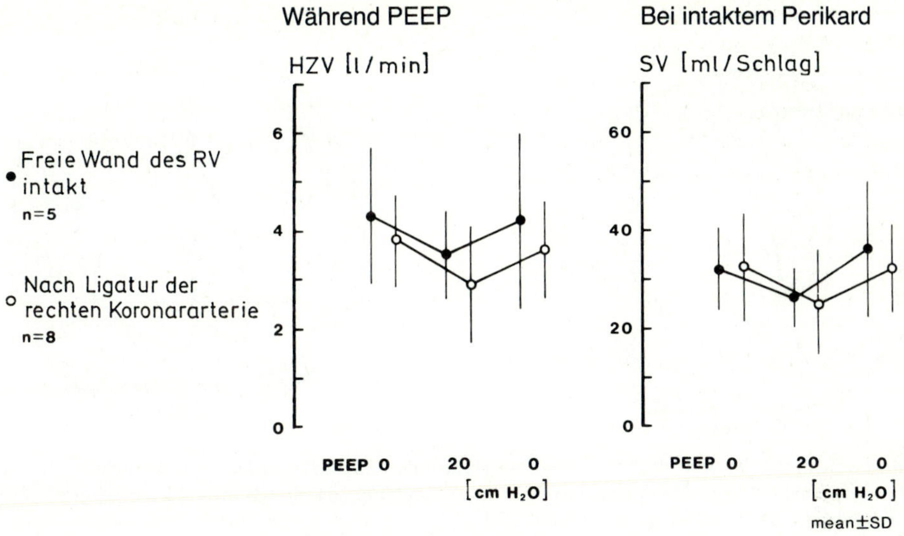

Abb. 7. Effekt einer lokalen Ischämie des rechten Ventrikels auf das Herzzeitvolumen (*HZV*) und das Schlagvolumen (*SV*) während PEEP.
Geschlossene Kreise: Mittelwerte (± S. D.) von 5 Hunden mit intakter Wand des rechten Ventrikels vor (0 cm/H_2O), während (20 cm H_2O) und nach (0 cm/H_2O)) PEEP. *Offene Kreise:* Mittelwerte (± S. D.) von 8 Hunden mit ligierter rechter Koronararterie

Ventrikuläre Interferenz

Ventrikuläre Interferenz als Ursache für die Beeinträchtigung des HZV durch PEEP-Beatmung nach Ausgleich der Vorlastminderung durch Volumengabe rückt damit in den Vordergrund der Überlegungen. Eine Erhöhung der rechtsventrikulären Drücke infolge der erhöhten Nachlast soll zu einer Dilatation des rechten Ventrikels und über einen Septumshift zur Tamponade des linken Ventrikels führen [41] (Abb. 8). Die dadurch bedingte Änderung der linksventrikulären Geometrie und Compliance beeinflußt vermutlich auch die linksventrikulären Funktionsbedingungen [34, 42, 58]. Der Effekt von Volumenänderungen des rechten Ventrikels infolge geänderter Lastbedingungen auf die Funktion des linken Ventrikels wird durch das Perikard zusätzlich moduliert [20, 33, 51, 64].

Im Tierexperiment wurde von Forst et al. [24] als indirektes Maß für die Ventrikelgröße, nach Einpflanzung von Kristallen in die freie Wand des rechten und linken Ventrikels sowie in das Septum, der links- und rechtsventrikuläre Querdurchmesser mit Hilfe des Ultraschallaufzeitverfahrens bestimmt. Die Originalaufzeichnung eines solchen Einzelversuchs beweist, daß es mit Einsetzen des PEEP (Erhöhung des Atemwegsdrucks) und Anstieg des intrathorakalen Drucks (gemessen mit Hilfe eines Druckaufnehmers-, Tip-Manometer – auf der Herzoberfläche in Höhe der rechten Vorhof-Ventrikel-Grenze) zu einer Zunahme des rechtsventrikulären und einer gleichzeitigen Abnahme des linksventrikulären Querdurchmessers kommt (Abstandsänderung zwischen Ventrikelwand und Septum: Abb. 9). Diese Veränderungen sind nach Reduktion des PEEP reversibel. Das gegensätzliche Verhalten der

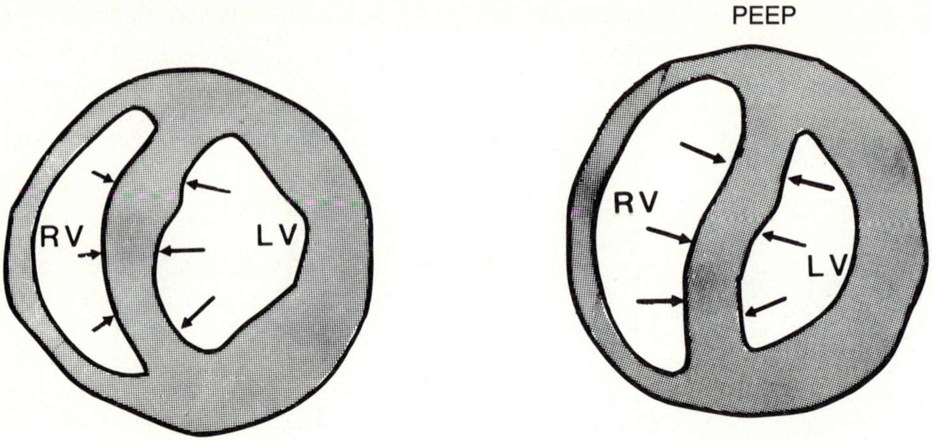

Abb. 8. Konzept der ventrikulären Interferenz während PEEP: Die Dilatation des rechten Ventrikels (*RV*) bewirkt über die Verschiebung und Abflachung des interventrikulären Septums eine geänderte Geometrie des linken Ventrikels (*LV*)

Durchmesser beider Ventrikel ließ sich in einer Reihe von Versuchen reproduzieren und bestand auch bei Ischämie der freien Ventrikelwand nach Verschluß der rechten Koronararterie.

Auch beim Menschen wurde versucht, die Größenänderungen der beiden Herzkammern durch den Einfluß von ARDS und PEEP-Beatmung zu erfassen. Erste Untersuchungen wurden mit Hilfe der Radionuklidszintigraphie durchgeführt [41, 58, 63]. Da dieses Verfahren keine exakten Hinweise auf die Geometrie der Ventrikel

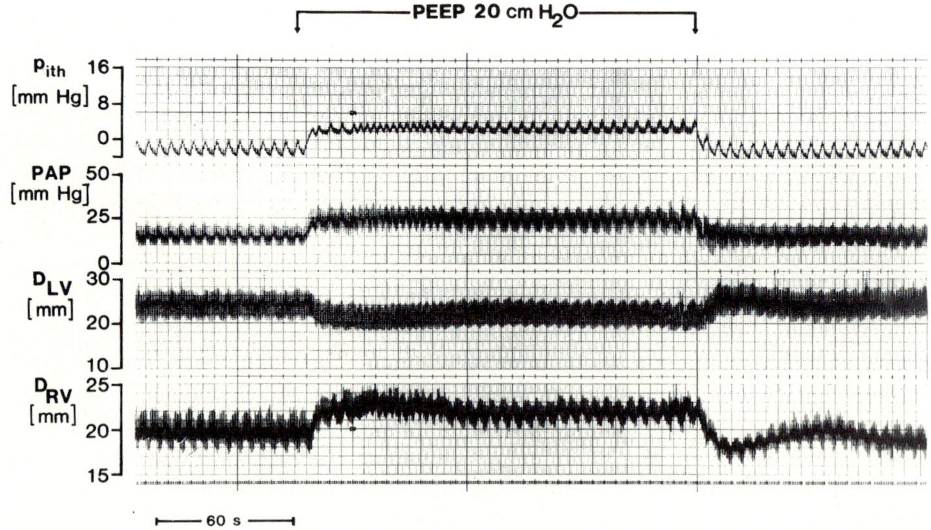

Abb. 9. Wirkung von PEEP auf den intrathorakalen Druck (P_{ith}) pulmonalarteriellen Druck (*PAP*) und die Ventrikeldurchmesser (D_{LV}, D_{RV}) (Einzelheiten s. Text)

liefert und keine wiederholten Messungen in kürzeren Abständen erlaubt, wurde die Darstellung des Herzens von Patienten mit ARDS und PEEP-Beatmung mittels 2dimensionaler Echokardiographie versucht. Jardin et al. [34, 35] wiesen mit dieser Methode bei steigenden Werten von PEEP eine stufenweise Abnahme der linksventrikulären enddiastolischen und endsystolischen Querschnittsflächen des Herzens und eine Abflachung des interventrikulären Septums nach. Diese Veränderungen waren durch Volumentherapie partiell reversibel [34].

Insgesamt lassen sowohl die tierexperimentellen Befunde sowie die Befunde beim Menschen vermuten, daß neben dem bekannten Effekt auf die rechtsventrikuläre Füllung weitere z.T. komplexe und in ihrer Bedeutung noch nicht vollständig geklärte Mechanismen als Ursache für die hämodynamischen Nebenwirkungen eines PEEP in Frage kommen. Die Messung der in der Klinik derzeit üblichen Parameter der rechts- bzw. linksventrikulären Vorlast sind unter dem Aspekt ihrer Beeinflussung durch intrapulmonale und intrathorakale Drücke sowie der geänderten ventrikulären Compliance nur eingeschränkt verwertbar.

Regionale Organdurchblutung während PEEP-Beatmung

Tritt als Nettoeffekt aller unterschiedlichen Faktoren, die die Pumpfunktion des Herzens bei Beatmung beeinflussen, eine erhebliche Verminderung des HZV ein, dann ist die regionale Organdurchblutung keineswegs gleichmäßig beeinträchtigt. In Abb. 10 sind die weitgehend übereinstimmenden Ergebnisse von 3 Arbeitsgruppen, die sich der gleichen Methodik zur Messung der regionalen Perfusion (Microspheres) bedienten, zusammengestellt. Fewell et al. [19] und Beyer u. Meßmer [5] führten ihre Untersuchungen am Hund, Halden et al. [29] am Schwein durch. Herz, Gehirn und Niere erfahren die geringste absolute Minderung des Blutflusses. Am Herzen erfolgt die Erniedrigung der Gesamtdurchblutung auf Kosten des linken Ventrikels. Der rechte Ventrikel wird vermutlich gemäß seiner Arbeitsmehrbelastung entsprechend gut durchblutet [5, 6]. Die Gehirndurchblutung ändert sich bei normalem intrakraniellem Druck nicht. Die Gesamtperfusion der Niere wird meist leicht vermindert gefunden; wahrscheinlich findet aber eine Umverteilung der Durchblutung zugunsten der Markzone statt [26]. Eine erhebliche Verminderung der Perfusion erfährt das Splanchnikusgebiet einschließlich der Leber und des Skelettmuskels. Das Verhalten von absoluter regionaler Durchblutung einerseits und deren Anteil am HZV anderer-

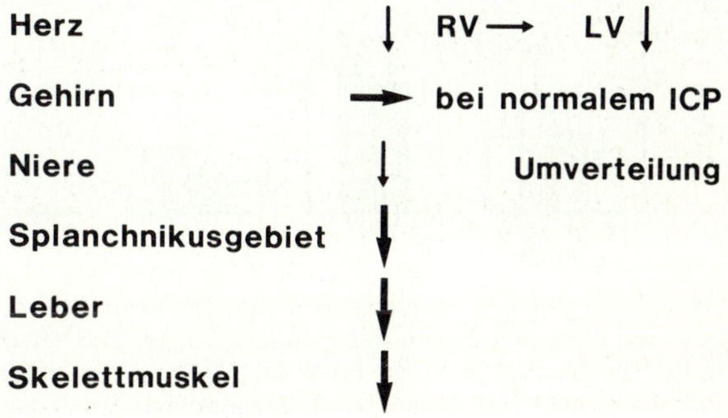

Abb. 10. Einfluß von positiv-endexspiratorischem Druck auf die Organdurchblutung, zusammengestellt nach den Ergebnissen von 3 verschiedenen Arbeitsgruppen [5, 19, 29].
RV rechter Ventrikel, *LV* linker Ventrikel, *ICP* intrakranieller Druck

seits veranschaulichen die Untersuchungsergebnisse von Beyer u. Meßmer [5] (Abb. 11 und 12). Die absoluten Werte der Durchblutung von Gehirn und rechtem Ventrikel bleiben konstant, die Perfusion der Nebenniere nimmt zu, während sich die Durchblutung des linken Ventrikels und der Nieren leicht vermindert (PEEP 20 cm H_2O) (Abb. 11). Anteilmäßig werden Gehirn, Herz und Nieren bevorzugt perfundiert. Von der Abnahme der Durchblutung im gesamten Splanchnikusgebiet bei Steigerung des PEEP sind insbesondere Magen und Pankreas betroffen, während sich für Dünn- und Dickdarm trotz einer Abnahme der Durchblutung der Anteil am HZV erhöht. Die Durchblutung von Leber und Milz nimmt entsprechend dem Rückgang des HZV ab (Abb. 12). Bei Magen und Pankreas ist auch der fraktionelle Anteil am HZV vermindert. Werden die absoluten regionalen Perfusionswerte unter Berücksichtigung des Organgewichtes zum HZV in Beziehung gesetzt, ergibt sich ein bestimmtes Verteilungsmuster des HZV: PEEP führt zu einer Umverteilung des reduzierten HZV zugunsten von Gehirn, Herz, Niere und Nebenniere.

Lokale Gewebeperfusion

Ob die veränderte regionale Durchblutung infolge einer PEEP-Beatmung Konsequenzen für die Verteilung der lokalen Gewebeperfusion hat, läßt sich bisher nur

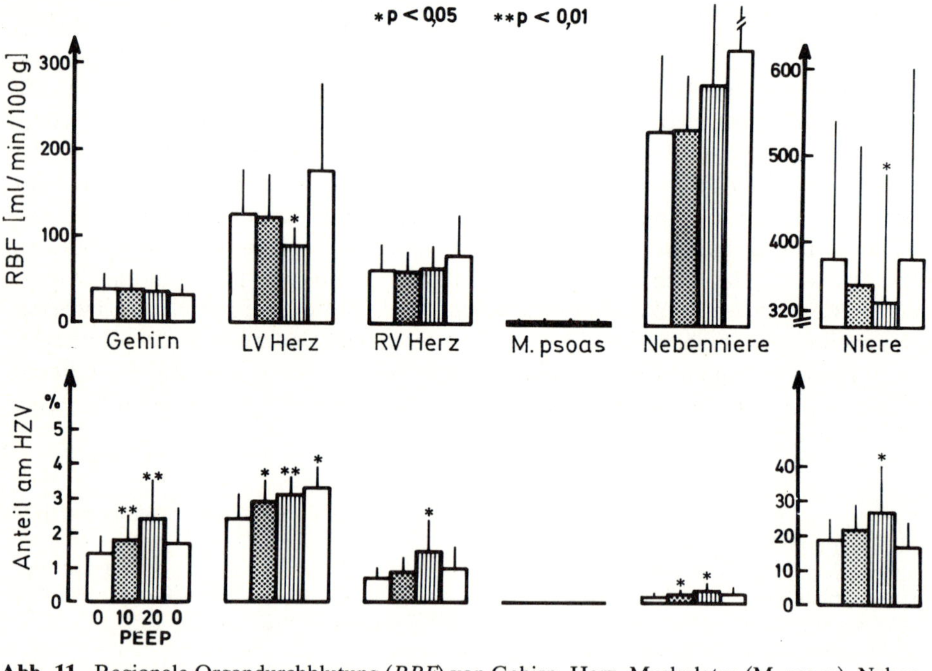

Abb. 11. Regionale Organdurchblutung (*RBF*) von Gehirn, Herz, Muskulatur (M. psoas), Nebenniere und Niere bei Tieren mit gesunder Lunge. Die verschiedenen markierten Säulen geben im *oberen Teil* der Abbildung die Höhe des RBF in den einzelnen Versuchsphasen (PEEP 0–10–20–0 cm H_2O) wieder. Im *unteren Teil* ist der jeweilige Anteil der Organe am HZV dargestellt.

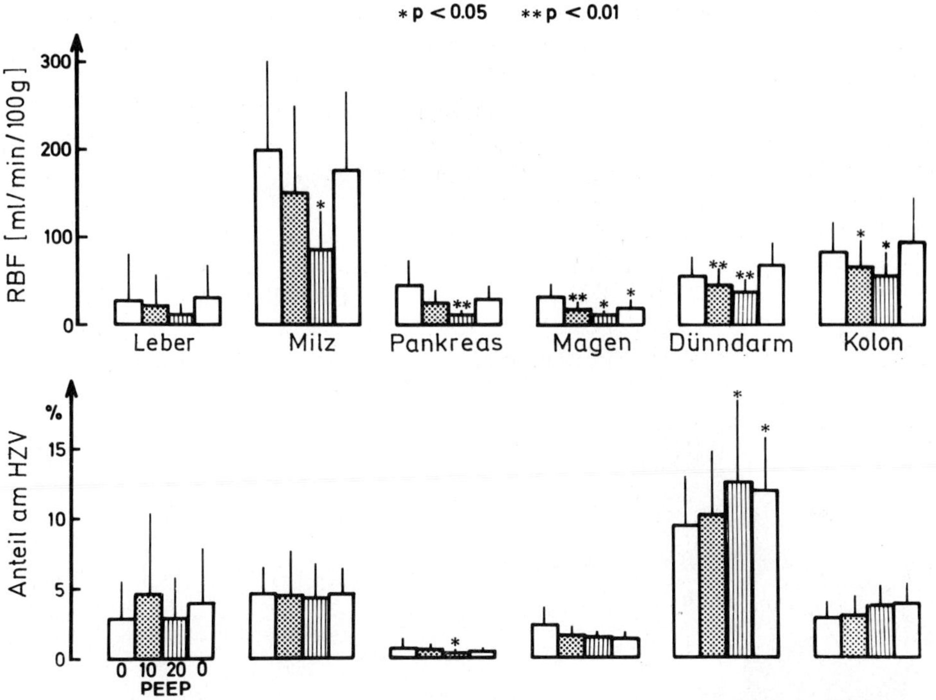

Abb. 12. Regionale Organdurchblutung (*RBF*) im Splanchnikusbereich vor, während und nach PEEP-Beatmung. (Aus [5])

mittelbar beurteilen. Die mikrovaskuläre Strombahn der genannten Organe ist direkten Untersuchungen bei größeren Säugetieren und beim Menschen nur selten bzw. unter extremen Versuchsbedingungen zugänglich. Zudem wird die Beurteilung der lokalen Perfusion durch die Heterogenität vieler morphologischer und funktioneller Größen in der Mikrozirkulation, wie z. B. Blutzellgeschwindigkeit, Gefäßdurchmesser, Hämatokrit und Viskosität, erschwert. Auf das Verhalten dieser Parameter sowie das der Kapillardichte und kapillären Austauschfläche einschließlich der Folgen für die Versorgung des Gewebes mit O_2 läßt sich aus Veränderungen von makrohämodynamischen Daten und Bilanzgrößen des gesamten Organismus, z. B. der $D_{av}O_2$, nicht rückschließen.

O_2-Druck im Gewebe

Die Schwierigkeit, Veränderungen der mikrovaskulären Strombahn zu erfassen und zu quantifizieren, führte zu dem Versuch, mit Hilfe der Messung des Gewebe-O_2-Drucks als einer Erfolgsgröße der lokalen Perfusion Rückschlüsse auf die lokale Durchblutung zu ziehen. So haben Beyer u. Meßmer [5] durch Messungen des Gewebe-pO_2 auf der Oberfläche der Leber während verschiedener PEEP-Stufen mit Hilfe der Platinmehrdrahtelektrode nach Kessler et al. [37] u. Lübbers [45] versucht,

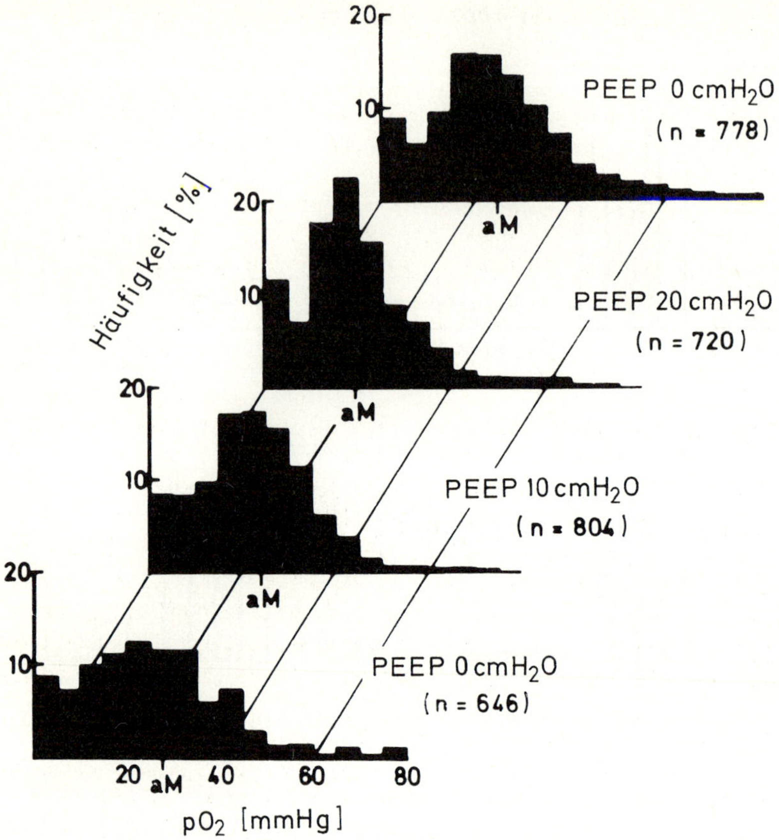

Abb. 13. Gewebe-pO_2- der Leber, gemessen an der Oberfläche des Organs, bei Tieren mit gesunder Lunge, in Form eines Histogramms dargestellt. *aM* arithmetischer Mittelwert. (Aus [5])

indirekt Rückschlüsse auf die lokale Durchblutung zu ziehen (Abb. 13). Bei PEEP von 10 cm H_2O betrug die regionale Durchblutung der Leber nur 70% des Ausgangswertes (keine nennenswerte Verbesserung des Histogramms), bei PEEP von 20 cm H_2O sogar nur noch 40% des Ausgangswertes (leichte Abnahme des arithmetischen Mittelwerts). Danach zeigte sich eine Verbesserung des lokalen pO_2 [5]. Trotzdem lassen sich aus den pO_2-Histogrammen keine eindeutigen Veränderungen der Gewebe-O_2-Versorgung hinsichtlich der Form, des Mittelwertes und der Anzahl der Werte im hypoxischen Bereich (0–5 mmHg) erkennen. Zwar ist offensichtlich die O_2-Versorgung dieses Gewebes und die Zellfunktion nicht extrem gefährdet, die Frage jedoch, ob diese relativ geringe Beeinträchtigung des O_2-Drucks im Gewebe in diesem Fall eine Folge des erhöhten arteriellen O_2-Drucks unter PEEP oder aber das Resultat einer Umverteilung der Perfusion in der Mikrozirkulation ist, bleibt nach diesen Untersuchungen offen.

Veränderungen der mikrovaskulären Hämodynamik durch antidiuretisches Hormon (ADH, Vasopressin)

Änderungen des HZV, wie im Fall der Beatmung mit PEEP, lösen Regulationsvorgänge auf regionaler und lokaler Ebene der Durchblutung aus (Abb. 14). Alle diese 3 Komponenten des Herz-Kreislauf-Systems können prinzipiell neurogen und humoral, sowie lokal durch Mediatoren, beeinflußt werden. Effekte z. B. von Katecholaminen werden in allen 3 Bereichen durch Zahl und Aktivität der Rezeptoren moduliert. Auch das Endothel hat nach neueren Erkenntnissen in den verschiedenen Gefäßprovinzen unterschiedliche Aufgaben und Funktionen [28]. Die neurogene Komponente der Regulation nimmt in der peripheren Strombahn bis zu den Arteriolen zu und weiter peripher zugunsten der Empfindlichkeit auf humorale Substanzen stark ab [10].

In dieser Hinsicht sind Befunde von Interesse, die auf erhöhte Spiegel von vasoaktiven Substanzen im Blut von mit PEEP beatmeten Patienten hinweisen. Annat et al. [1] fanden eine Erhöhung der Plasmareninaktivität und eine vermehrte Ausscheidung von ADH im Urin. Von Hemmer et al. [31] wurde ebenfalls eine vermehrte ADH-Ausscheidung während Beatmung gemessen; Kumar et al. [38] wiesen erhöhte Plasmaspiegel von ADH nach. Keine Daten stehen über den Einfluß vasoaktiver Substanzen wie ADH auf die einzelnen Segmente der Mikrozirkulation in einem kliniknahen Tiermodell oder bei Patienten zur Verfügung, obwohl sich die für den Gesamtorganismus entscheidenden Stoffwechselvorgänge in unmittelbarer Abhängigkeit von der kapillären Perfusion abspielen.

Ein Eindruck von den differenzierten Möglichkeiten der Reaktion der mikrovaskulären Strombahn bei intravenöser Infusion von Vasopressin läßt sich aus Untersuchungen am quergestreiften Hautmuskelgewebe in der Rückenhautkammer beim Goldhamster mittels intravitaler Fluoreszenzmikroskopie gewinnen [36]. Vasopressin bewirkte eine Abnahme des mittleren kapillären Volumenflusses um 62% als Folge der Vasokonstriktion der präkapillären Gefäßsegmente und Reduktion der Blutzellgeschwindigkeit in allen untersuchten mikrovaskulären Segmenten. Normalerweise ist die Perfusion des Kapillarbettes im Skelettmuskelgewebe außerordentlich heterogen. Die spontane Modulation des Flusses in der einzelnen Kapillare ist wahrscheinlich Folge einer spontanen Muskelaktivität in den vorgeschalteten Gefäßsegmenten [25].

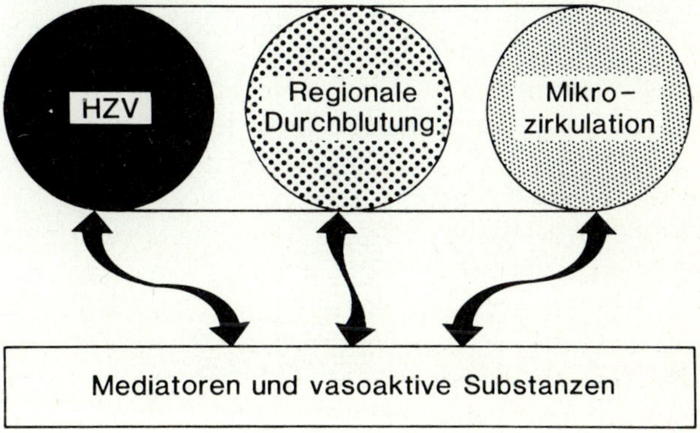

Abb. 14. Interaktion von Herzzeitvolumen (HZV), regionaler Durchblutung und Mikrozirkulation

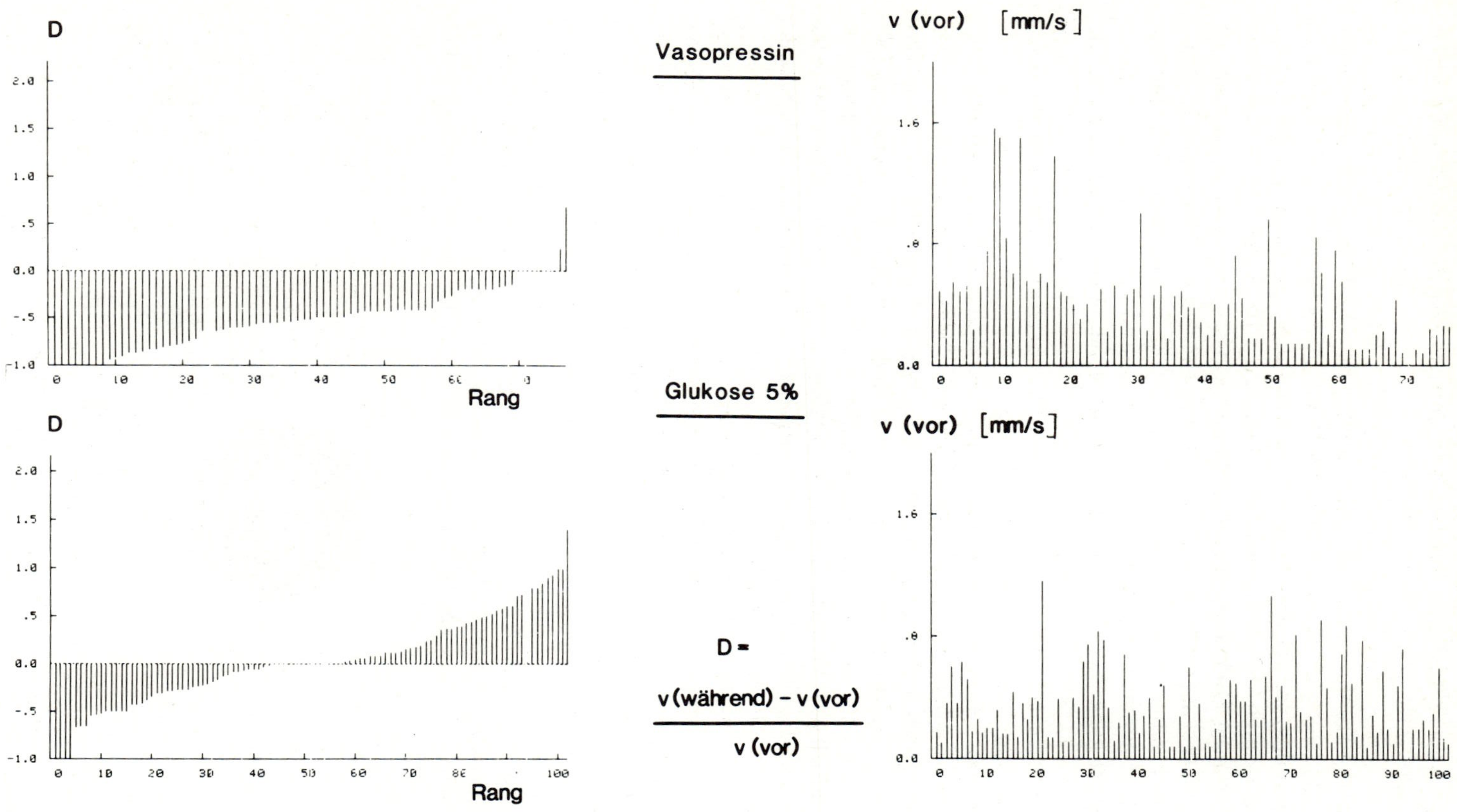

Abb. 15. Relative Differenzen der Blutzellgeschwindigkeit (v) in Einzelkapillaren und Beziehung zur Ausgangsgeschwindigkeit bei Infusion von Glukose oder Vasopressin. *Links:* relative Differenz der Blutzellgeschwindigkeit (D) in den Kapillaren vor und während der Infusion von Glukose und Vasopressin, nach Rang geordnet. *Rechts:* jeweilige Blutzellgeschwindigkeiten in der Phase vor Infusion der Pharmaka in identischer Reihenfolge wie *links* (Einzelheiten s. Text)

Der Frage, wie sich die Verminderung des mittleren Kapillarflusses durch Vasopressin auf die Perfusionsverteilung im Kapillarbett auswirkt, läßt sich durch Analyse der Veränderungen der Blutzellgeschwindigkeit in den Einzelkapillaren nachgehen [36] (Abb. 15). Betrachtet man die relativen Differenzen der Blutzellgeschwindigkeit zwischen den Phasen vor und während der Infusion von Glukose (Kontrollgruppe) in ranggeordneter Reihenfolge, so finden sich, obwohl die mittlere kapilläre Blutzellgeschwindigkeit konstant blieb, nur wenige Gefäße mit unveränderter Fließgeschwindigkeit. In den übrigen Kapillaren sind die Veränderungen der Blutzellgeschwindigkeit zwischen Strömungsstillstand und Zunahme bis zur doppelten Höhe der Ausgangsgrößen gleichmäßig verteilt. Dieses ausbilanzierte Muster der Geschwindigkeitsdifferenzen verschiebt sich bei pharmakologischer Beeinflussung des Volumenflusses in den Kapillaren. Bei Verminderung der kapillären Durchblutung durch Vasopressin bleibt die Blutzellgeschwindigkeit zwar wieder in einigen Kapillaren gleich, jedoch belegen die negativen relativen Differenzen der Blutzellgeschwindigkeit in den verbleibenden Kapillaren die Abnahme der Perfusion. Rechts in Abb. 15 sind in der gleichen Rangfolge die Ausgangsgeschwindigkeiten in den Einzelkapillaren dargestellt. Die Blutzellgeschwindigkeit in den einzelnen Kapillaren ändert sich in der Kontrollgruppe unabhängig vom Ausgangswert. Dagegen bewirkt eine Verminderung der Flußrate durch Vasopressin eine gleichmäßige Umverteilung der Durchblutung im Kapillarbett. So ist während der Infusion von Vasopressin die ausgeprägteste Veränderung der Strömungsgeschwindigkeit in den Kapillaren mit anfänglich hoher Blutzellgeschwindigkeit zu beobachten. Umgekehrt ermittelten wir nur geringe relative Veränderungen der Strömungsgeschwindigkeit in den Kapillaren mit initial geringer Blutzellgeschwindigkeit. Dies weist auf eine homogenere Verteilung der kapillären Perfusion bei Flußminderung durch Vasopressin hin. Eine Regulation der Blutverteilung in den Kapillaren muß man sich als passiven Mechanismus in Abhängigkeit von den Strömungsverhältnissen vorstellen, da aktive Durchmesserveränderungen im Kapillarbett beim Warmblüter nicht nachgewiesen wurden [27]. Die Umverteilung der Durchblutung in den Kapillaren ist wahrscheinlich abhängig von strömungsphysikalischen Faktoren, die ihren Ursprung in den Strömungsbedingungen des Kapillarbettes haben und sich somit unabhängig von den vorgeschalteten Gefäßsegmenten verhalten.

Schlußfolgerungen

Eine Erhöhung des intrathorakalen Drucks durch Beatmung bewirkt nicht nur Änderungen der Hämodynamik im System- und Pulmonalkreislauf, sondern auch Änderungen der regionalen Organdurchblutung. Die Annahme, daß die mikrovaskuläre Hämodynamik ebenfalls beeinflußt wird, liegt nahe, auch wenn noch keine Meßmethoden zur Quantifizierung der mikrovaskulären Perfusion beim Patienten vorliegen. Trotz der zahlreichen in der Literatur publizierten Ergebnisse über die Anatomie, Physiologie und Pathophysiologie der Mikrozirkulation wird diese in der klinischen Medizin noch nicht in ausreichendem Umfang als eine funktionelle Komponente des Herz-Kreislauf-Systems gesehen. Angesichts der komplexen nachgeschalteten Möglichkeiten der Regulation und Umverteilung der Perfusion zur Erhaltung der Organfunktion und des Stoffwechsels auf zellulärer Ebene ist bis heute beim Patienten nicht vorherzusagen, ob und wann im Falle einer Reduktion des HZV durch Beatmung nachteilige Folgen für Zell- und Organfunktionen entstehen.

Literatur

1. Annat G, Viale JP, Bui Xuan B, Aissa OH, Benzoni D, Vincent M, Gharib C, Motin J (1983) Effect of PEEP ventilation on renal function, plasma renin, aldosteron, neurophysins and urinary ADH, and prostaglandins. Anesthesiology 58: 136–141
2. Augustin HJ, Bischoff K, Engels TH (1979) Der Einfluß von Dopamin auf die Nierenfunktion während kontinuierlicher Überdruckbeatmung (PEEP). Anästhesist 28: 159–162
3. Avasthey P, Wood EH (1974) Intrathoracic and venous pressure relationships during responses to changes in body position. J Appl Physiol 32 (2): 166–175
4. Baum M, Benzer H, Mutz N, Pauser G, Tonczar L (1980) Inversed ratio ventilation (IRV)-ARDS. Anästhesist 29: 592–596
5. Beyer J, Meßmer K (1980) Organdurchblutung und Sauerstoffversorgung. Springer, Berlin Heidelberg New York (Anästhesiologie und Intensivmedizin, Bd 145)
6. Beyer J, Schosser R, Meßmer K (1981) Coronary blood flow during PEEP ventilation. Bibl Anat 20: 521–524
7. Bjurstedt H, Rosenhammer G, Lindborg B, Hesser CM (1979) Respiratory and circulatory responses to sustained positive-pressure breathing and exercise in man. Acta Physiol Scand 105: 204–214
8. Brinker JA, Weiss JL, Lappe DL, Rabson JL, Summer WR, Permutt S, ML (1980) Leftward septal displacement during right ventricular loading in man. Circulation 61: 626–633
9. Buckley M, Ogden E, Linton D (1955) The effects of work load and heart rate on filling of the isolated right ventricle of the dog heart. Circ Res 3: 434
10. Burnstock G, Griffith SG (1983) Die Innervation der glatten Muskulatur terminaler Gefäße. In: Meßmer K, Hammersen F (Hrsg) Vasomotion und quantitative Kapillaroskopie. Karger, Basel München Paris London New York Tokyo Sydney, S 19
11. Cassidy SS, Ramanthan M (1984) Dimensional analysis of the left ventricle during PEEP: relative septal and lateral wall displacements. Am J Physiol 246: H792–805
12. Cassidy SS, Robertson CH, Pierce AK, Johnson RL (1978) Cardiovascular effects of positive end-expiratory pressure in dogs. J Appl Physiol 44: 743–750
13. Craig KC, Pierson DJ, Carrico CJ (1985) The clinical application of positive end-expiratory pressure (PEEP) in the adult respiratory distress-syndrome (ARDS). Respir Care 30: 184–201
14. Ditchey RV (1984) Volume-dependent effects of positive airway pressure on intracavitary left ventricular enddiastolic pressure. Circulation 69: 815–821
15. Duma S, Baum M, Benzer H, Koller W, Mutz N, Pauser G (1982) Inversed ratio ventilation (IRV) nach kardiochirurgischen Eingriffen. Anaesthesist 31: 549–556
16. Elzinga G, Grondelle R van, Westerhof N, Bos GC van den (1974) Ventricular interference. Am J Physiol 226: 941–947
17. Elzinga G, Piene H, Jong JP de (1980) Left and right ventricular pump function and consequences of having two pumps in one heart. A study on the isolated ceat heart. Circ Res 46: 564–574
18. Feneley MP, Gavaghan TP, Baron DW, Branson JA, Roy PR, Morgan JJ (1985) Contribution of left ventricular contraction to the generation of right ventricular systolic pressure in the human heart. Circulation 71: 473–480
19. Fewell JE, Abendschein DR, Carlson J, Murray JF, Rapaport E (1980) Continuous positive-pressure ventilation decreases right and left ventricular end-diastolic volumes in the dog. Circ Res 46: 125–132
20. Glantz SA, Misbach GA, Moores WY, Mathey DG, Lekven J, Stowe DF, Tybers JV (1978) The pericardium substantially affects the left ventricular diastolic pressure-volume relationship in the dog. Circ Res 42: 433–441
21. Guyton AC, Jones CE, Coleman TG (1974) Circulatory Physiology: Cardiac output and its regulation, 2nd edn. Saunders, Philadelphia London Toronto, S 427

22. Guzman PA, Maughan WLl, Yin FC, Eaton LW, Brinker JA, Weisfeldt ML, Weiss JL (1981) Transseptal pressure gradient with leftward septal displacement during the Mueller manœvre in man. Br Heart J 46: 657–662
23. Forst H, Racenberg J, Fujita Y, Zeintl H, Meßmer K (1984) Does "PEEP" influence right ventricular performance? Eur Surg Res 16/Suppl 1: 34
24. Forst H, Racenberg J, Meßmer K (1985) Disturbed ventricular interdependence during ventilation with positive end-expiratory pressure (PEEP). International symposium on right ventricular function, Paris 1985 (Abstractband)
25. Funk W, Intaglietta M (1983) Spontane arterioläre Vasomotion. In: Meßmer K, Hammersen F (Hrsg) Vasomotion und quantitative Kapillaroskopie. Karger, Basel München Paris London New York Tokyo Sydney, S 74
26. Hall S, Johnson E, Hedley-Whyte (1974) Renal hemodynamics and function with continuous positive-pressure ventilation in dogs. Anesthesiology 41: 452–461
27. Hammersen F (1977) Bau und Funktion der Blutkapillaren. In: Altmann HW, Büchner F, Lottier H, Grundmann F, Holle G, Letterer E, Mosshoff W, Meesen H, Roulet F, Seifert G, Siebert G (Hrsg) Handbuch der Allgemeinen Pathologie. Springer, Berlin Heidelberg New York, S 135
28. Hammersen F, Hammersen E (1985) Das Endothel – ein disseminiertes metabolisch aktives Organ. In: Meßmer K (Hrsg) Angiodynamik und Angiopathie. Zuckschwerdt, München Bern Wien, S 15
29. Haldén E, Jakobsen S, Janeros L, Norlen K (1982) Effects of positive end-expiratory pressure on cardiac output distribution in the pig. Acta Anaesthesiol Scand 26: 403–408
30. Hemmer M, Suter P (1979) Treatment of cardiac and renal effects of PEEP with dopamine in patients with acute respiratory failure. Anesthesiology 50: 399–403
31. Hemmer M, Viquerat CE, Suter PM, Valleten DW (1980) Urinary antidiuretic hormone excretion during mechanical ventilation and weaning in man. Anesthesiology 52: 395–400
32. Hugget ASG (1924) Studies on the respiration and circulation of the cat. IV: The heart output during respiratory obstruction. Am J Physiol 59: 373–381
33. Janicki JS, Weber KT (1980) The pericardium and ventricular interaction, distensibility, and function. Am J Physiol (Heart Circ Physiol) 238: H494–H503
34. Jardin F, Farcot JCH, Boisante L, Curien N, Margairaz A, Boudarias JP (1981) Influence of positive end-expiratory pressure on left ventricular performance. N Engl J Med 304: 387–392
35. Jardin F, Farcot JC, Gueret P, Prost JF, Ozier Y, Bourdarias JP (1984) Echocardiographic evaluation of ventricles during continuous positive airway pressure breathing. J Appl Physiol 56: 619–627
36. Jensen U (1985) Die Wirkung vasoaktiver Pharmaka auf die Mikrozirkulation. Untersuchungen am wachen Hamster. Habilitationsschrift, Ludwig Maximilians-Universität München
37. Kessler M, Grunewald W (1969) Possibilities of measuring oxygen pressure fields in tissue by multiwire platinum electrodes. Prog Resp Res 3: 147–152
38. Kumar A, Falke KJ, Geffin B, Aldregde CF, Laver MB, Lowenstein E, Pontoppidan H (1970) Continuous positive-pressure ventilation in acute respiratory failure: effects on hemodynamics and lung function. N Engl J Med 283: 1430–1436
39. Kumar A, Pontoppidan H, Baratz RA, Laver MB (1974) Inappropriate response to increased plasma ADH during mechanical ventilation in acute respiratory failure. Anesthesiology 40: 215–221
40. Lachmann B, Jonson B, Lindroth M, Robertson B (1982) Modes of artificial ventilation in severe respiratory distress syndrome, lung function and morphology in rabbits after wash-out of alveolar surfactant. Crit Care Med 10: 724–732
41. Laver MB, Strauss HW (1979) Right and left ventricular geometry: adjustments during acute respiratory failure. Crit Care Med 7: 509–519
42. Laver MB, Pohost GM, Strauss HW (1980) Hemodynamic adjustments in acute respiratory failure: The role of the right ventricle. In: Peter K (Hrsg) Akute respiratorische Insuffizienz. Anästhesiologie und Intensivmedizin, Bd 131. Springer, Berlin Heidelberg New York, S 104–121
43. Lee JM, Boughner DR (1985) Mechanical properties of human pericardium: Differences in viscoelastic response when compared with canine pericardium. Circ Res 55: 475–481
44. Liebman PR, Patten MT, Manny J, Shepro D, Hechtman HB (1978) The mechanism of depressed cardiac output on positive end-expiratory pressure (PEEP). Surgery 83: 594–598
45. Lübbers D (1969) Principle of construction and application of various platinum electrodes. Prog Resp Res 3: 136–146

46. Lutch JS, Murray JF (1972) Continuous positive-pressure ventilation: effects on systemic oxygen transport and tissue oxygenation. Ann Intern Med 76: 193–202
47. Manny J, Patten MT, Liebman PR, Hechtman HB (1978) The association of lung distension, PEEP and biventricular failure. Ann Surg 18: 151–157
48. Marini JJ, Culver BH, Butler J (1981) Effect of positive end-expiratory pressure on canine ventricular function curves. J Appl Physiol 51: 1367–1374
49. Mirsky I, Rankin JS (1979) The effects of geometry, elasticity and external pressures on the diastolic pressure-volume and stiffness-stress-relations. How important is the pericardium? Circ Res 44: 601–611
50. Molaug M, Stokland O, Ilebekk A, Lekven J, Kiil F (1981) Myocardial function of the interventricular septum: Effects of right and left ventricular pressure loading before and after pericardiotomy in dogs. Circ Res 49: 52–61
51. Oboler AA, Keefe JF, Gaasch WH, Banas JS, Levine HJ (1973) Influence of left ventricular isovolumic pressure upon right ventricular pressure transients. Cardiology 58: 32–44
52. Pontoppidan H, Wilson R, Rie MA, Schneider RC (1977) Respiratory intensive care. Anesthesiology 47: 96–116
53. Powers SR, Dutton RE (1975) Correlation of positive end-expiratory pressure with cardiovascular performance. Crit Care Med 3: 64–68
54. Prewitt RM, Wood LDH (1979) Effect of positive end-expiratory pressure on ventricular function in dogs. Am J Physiol 236: H534–H544
55. Qvist J, Pontoppidan H, Wilson RS, Lowenstein E, Laver MB (1975) Hemodynamic responses to mechanical ventilation with PEEP. Anesthesiology 42: 45–55
56. Robotham JL, Mitzner W (1979) A model of the effects of respiration on left ventricular performance. J Appl Physiol 46 (3): 411–418
57. Robotham JL, Lixfeld W, Holland L, MacGregor D, Bryan AC, Rabson J (1978) Effects of respiration on cardiac performance. J Appl Physiol 44 (5): 703–709
58. Sibbald WJ, Driedger AA, Myers ML, Short AI, Wells GA (1983) Biventricular function in the adult respiratory distress syndrome. Hemodynamic and radionuclide assessment, with special emphasis on right ventricular function. Chest 84 (2): 126–134
59. Suter PM, Fairley HB, Isenberg MD (1975) Optimum end-expiratory airway pressure in patients with acute pulmonary failure. N Engl J Med 292: 284–289
60. Tanaka H, Tei C, Nakao S, Tahara M, Sakurai S, Kashima T, Kanehisa T (1980) Diastolic bulging of the interventricular septum toward the left ventricle. An echocardiographic manifestation of negative interventricular pressure gradient between left and right ventricles during diastole. Circulation 62: 558–563
61. Tyler DC (1983) Positive end-expiratory pressure: A review. Crit Care Med 11: 300–308
62. Venus B, Mathru M, Smith RA, Pham CCG, Shirakawa Y, Sugiura A (1985) Renal function during application of positive end-expiratory pressure in swine: Effects of hydration. Anesthesiology 62: 765–769
63. Viquerat CE, Rishetti A, Suter PM (1983) Biventricular volumes and function in patients with adult respiratory distress syndrome ventilated with PEEP. Chest 83 (3): 509–514
64. Visner MS, Arentzen CE, O Connor MJ, Larson EV, Anderson RW (1983) Alterations in left ventricular three-dimensional dynamic geometry and systolic function during acute right ventricular hypertension in the conscious dog. Circulation 67: 353–365
65. Zapol WM, Snider MT (1977) Pulmonary hypertension in severe acute respiratory failure. N Engl J Med 296: 476–480

Kardiales Lungenödem und Beatmung

H. P. SCHUSTER

Ziel der nachfolgenden Ausführungen ist es, die respiratorische Therapie beim kardialen Lungenödem zu besprechen und den pathophysiologischen Hintergrund ihrer Anwendung darzustellen. Eine Besonderheit der Beatmung beim kardialen Lungenödem besteht darin, daß nicht nur durch die Beeinflussung der Lungenphysiologie die O_2-Aufnahme verbessert wird, sondern daß die sonst störenden Nebenwirkungen einer Überdruckbeatmung, die Senkung von Füllungsdrücken, Vorlast und Nachlast die Pathogenese des Lungenödems möglicherweise günstig beeinflussen können.

Differenzierung von kardialem und nichtkardialem Lungenödem

Die Arbeitsgruppe von Staub [3, 9, 10, 22] hat auf der Grundlage des Starling-Gesetzes die Bedingungen für die In-vivo-Entstehung eines Lungenödems definiert und die beiden pathogenetischen Hauptfaktoren, eine Steigerung des intrakapillären Drucks (hydrostatisches Lungenödem) oder eine Zunahme der Permeabilität der Kapillarmembranen für Protein (Permeabilitätsödem) differenziert. Die wesentlichen Faktoren sind der transmural wirksame hydrostatische Druck (intrakapillärer Druck minus extrakapillärer Druck = interstitieller Druck), der transmural wirksame onkotische Druck (intravaskulärer Druck minus extravaskulärer onkotischer Druck) und der Lymphfluß.

Ein Lungenödem manifestiert sich, wenn der effektive Filtrationsdruck, der normalerweise − 9 bis − 17 mm Hg beträgt, größer als − 4 mm Hg wird. Der effektive Filtrationsdruck (FP_{eff}) läßt sich näherungsweise bestimmen als $FP_{eff} = PCP - (CoP_{Pl} - CoP_{EFl})$.

Dabei steht der pulmonalarterielle "wedge-pressure" (PCP) für den kapillären hydrostatischen Druck (der interstitielle hydrostatische Druck ist nicht zu bestimmen), der kolloidosmotische Druck des Plasmas (CoP_{Pl}) für den intrakapillären onkotischen Druck, der kolloidosmotische Druck der Ödemflüssigkeit (CoP_{EFl}) für den onkotischen Druck im interstitiellen Lungengewebe und der Lymphe. Fein et al. konnten nachweisen, daß die im Tierexperiment gefundenen Bedingungen auch für das klinische Lungenödem gelten [10].

Die Messung des onkotischen Drucks in der Ödemflüssigkeit beim Menschen ist jedoch problematisch und überhaupt nur möglich, wenn ein manifestes alveoläres Lungenödem vorliegt. Daher hat die Arbeitsgruppe um Weil [16, 21, 27] für die

Tabelle 1. Differenzierung des kardialen und nichtkardialen Lungenödems durch hydrostatische und kolloidosmotische Druckwerte

Kardiales Lungenödem (hydrostatisches Lungenödem)	Nichtkardiales Lungenödem (Permeabilitätsödem)
PCP	>
CoP_{Pl}	>
CoP_{EFl}	<
CoP_{EFl}/CoP_{Pl}	<
$CoP_{Pl}-PCP$	=

klinische Anwendung die Bestimmung des kolloid-hydrostatischen Druckgradienten CoP_{Pl} − PCP vorgeschlagen. Bei einem kolloid-hydrostatischen Druckgradienten von weniger als 7 mm Hg entwickelten 76% der Patienten mit Permeabilitätsstörungen und 58% der Patienten mit kardialen Problemen ein klinisch manifestes Lungenödem [21]. Bei Werten unter 4 mm Hg ist stets mit einem manifesten Lungenödem zu rechnen.

Aus den Meßwerten von PCP und CoP ist somit eine sichere Differenzierung zwischen einem kardialen, hydrostatischen Lungenödem und einem nichtkardialen, permeabilitätsbedingten Ödem möglich (Tabelle 1). Die Messung des kolloidosmotischen Drucks ist jedoch keineswegs als eine Routinemethode der Intensivmedizin anzusehen. So wird in der Regel die Entscheidung aufgrund des klinischen Befundes und des Verhaltens des Pulmonalkapillardrucks (PCP) getroffen. Der PCP ist bei vergleichbaren kolloid-hydrostatischen Druckgradienten bei Patienten mit kardialem Lungenödem signifikant höher als bei Patienten mit nichtkardialem Ödem [21]. Der PCP wird am genauesten als pulmonaler "wedge-pressure" (PWP) oder pulmonaler Okklusionsdruck (PAOP) gemessen. Er korreliert gut mit dem diastolischen Pulmonalarteriendruck (PAEDP) [17], ausreichend mit dem pulmonalarteriellen Mitteldruck (PAMP) [17], nicht jedoch mit dem zentralen Venendruck (CVP) [11]. Diese Aussagen gelten für das kardiale Lungenödem. Bei Patienten mit ARDS geht bei höheren Werten für den PAEDP die Korrelation mit dem PWP verloren und der PWP würde nach der Messung über den PAEDP überschätzt [6].

In diesem Zusammenhang interessiert die Frage, inwieweit der gemessene PCP (PAOP oder PWP) auch unter den Bedingungen einer kontinuierlichen Überdruckbeatmung den linksventrikulären Füllungsdruck und damit den hydrostatischen Druck in den Lungenkapillaren wiedergibt. Dazu liegen tierexperimentelle Befunde vor. Bei PEEP-Werten bis 10–15 cm H_2O besteht eine gute Korrelation zwischen PCP und linksatrialem Druck (LAP) [2, 4], die erst bei Werten von 20 cm H_2O durchbrochen wurde. In dieser Situation übersteigt der extramurale Druck im Bereich der Lungenkapillaren den LAP, und der gemessene PCP wird mehr vom Alveolardruck und damit vom PEEP bestimmt als vom LAP. Bei Patienten scheint die kritische Grenze bei etwa 10 cm H_2O zu liegen. Bei endexpiratorischen Drücken von 10 cm H_2O wurde der PCP mit und ohne PEEP gleich gemessen [5]. Bei Werten über 10 cm H_2O war der PCP unproportional höher als der gleichzeitig gemessene linksventrikuläre enddiastolische Druck (LVEDP) (Abb. 1) [12] oder der mittlere LAP [14].

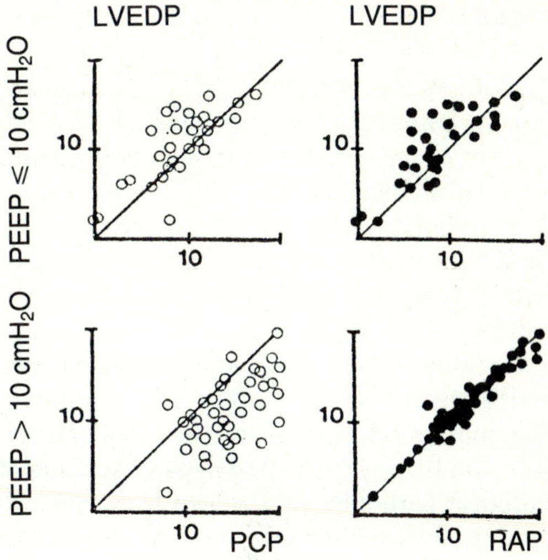

Abb. 1. Korrelation zwischen LVEDP und PCP sowie RAP in Abhängigkeit von der Höhe des endexspiratorischen Drucks bei der Beatmung. (Nach Jardin et al. [12])

Klinische Diagnosemöglichkeiten

Grundleiden

Ist bei einem Patienten mit Lungenödem ein kardiales Grundleiden bekannt, in typischer Weise eine hypertensive Herzerkrankung, ein Vitium, eine Kardiomyopathie oder liegt offenkundig eine akute Herzerkrankung vor, beispielsweise ein Myokardinfarkt, so wird es sich am ehesten um ein kardiogenes Lungenödem handeln. Dabei darf jedoch nicht übersehen werden, daß naturgemäß auch Herzkranke ein nichtkardiogenes Lungenödem entwickeln können. Es gibt Beobachtungen über ein zunächst kardiales und im späteren Verlauf nichtkardiales Lungenödem bei demselben Patienten [1]. Andererseits ist bei zahlreichen Patienten, die mit kardialem Lungenödem zur Notfallbehandlung kommen, ein kardiales Grundleiden bis dahin nicht eindeutig diagnostiziert worden, so daß eine vorbekannte Herzerkrankung keineswegs eine zwingende Voraussetzung für die Diagnose eines kardialen Lungenödems darstellt.

Klinischer Befund

War der Patient bereits vor Manifestation des Lungenödems in klinischer Beobachtung, so sind die nachgewiesenen Zeichen einer vorbestehenden Herzinsuffizienz ein guter Hinweis auf den kardialen Ursprung des Ödems. Solche Zeichen sind in erster Linie ein 3. Herzton (Füllungston des dilatierten linken Ventrikels) sowie beidseits basale inspiratorische feinblasige Rasselgeräusche als Ausdruck der Lungenstauung, der Palpationsbefund einer Stauungsleber und der Nachweis peripherer Ödeme. Als typisch für ein beginnendes ARDS wird ein ubiquitär verschärftes Atemgeräusch (Sklerophonie) beschrieben.

Thoraxröntgen

Radiologisch gehen dem manifesten kardialen Lungenödem deutliche Veränderungen im Thoraxbild voraus, bedingt durch die Lungenstauung als Vorläufer des Lungenödems. Exakte Analysen von qualitativ guten Röntgenbildern haben ergeben, daß sich auch ein ARDS bereits frühzeitig radiologisch zu erkennen gibt [20]. Jedoch sind die Röntgenfrühzeichen des ARDS sehr viel schwieriger zu erkennen als die Zeichen der Lungenstauung im Vorfeld des kardialen Lungenödems. Die für das ARDS typischen multiplen, fleckförmig konfluierenden Verschattungsherde sind bereits spätere Zeichen eines fortgeschrittenen Ödems.

Die Beurteilung von Röntgenbildern, die auf der Intensivstation an liegenden Patienten angefertigt wurden, ist bekanntlich schwierig. Die Erkennung einer Lungenstauung im Liegendbild erfordert Erfahrung. Jedoch ließ sich auch an Röntgenbildern von Intensivpatienten nachweisen, daß die radiologischen Befunde mit objektivierbaren pathophysiologischen Meßgrößen korrelieren. So haben Laggner et al. [13] bei der Untersuchung von 53 Intensivpatienten, von denen 16 beatmet waren, eine Korrelation zwischen radiologischer Begutachtung und gemessenem extravaskulärem Lungenwasser (Kälte- und Farbstoffverdünnungsmethode) finden können. Mit zunehmendem radiologischen Schweregrad der Lungenstauung, beurteilt nach einem radiographischen Score (CxR) von 0 bis +3, fand sich auch eine zunehmende Menge von extravaskulärem Lungenwasser. Zugleich nahmen der pulmonalarterielle Mitteldruck, (PAMP), der PCP und die alveoloarterielle O_2-Differenz im Verhältnis zur inspiratorischen O_2-Konzentration zu (Tabelle 2).

Tabelle 2. Zusammenhang von Thoraxröntgenbild und hämodynamischen Meßwerten bei Linksherzinsuffizienz. *CxR* Röntgenscore zunehmender Lungenstauung. (Nach Laggner et al. [13])

	CxR O	CxR +1 bis +2	CxR +3
PAMP [mm Hg]	20 ± 6	24 ± 5	27 ± 8
PCP [mm Hg]	10 ± 5	14 ± 4	16 ± 8
$D_{Aa}O_2$ F_IO_2 [mm Hg]	255 ± 155	306 ± 111	440 ± 138

Bei Respiratorpatienten verlieren die klinischen Zeichen erfahrungsgemäß deutlich an Aussagekraft. Radiologisch ist jedoch bei engmaschigen Kontrollen die zunehmende Lungenstauung als Hinweis auf ein kardiales Ödem erkennbar („kardiale Lunge").

Therapeutische Interventionen

Pharmakotherapie

Medikamente wie Vasodilatatoren (Nitrate, Nitroprussid-Natrium), Diuretika (Furosemid) und positiv inotrope Substanzen (Dobutamin, Amrinone) bilden die Basis der Behandlung eines kardialen Lungenödems. Sie sind nicht Gegenstand dieser Abhandlung.

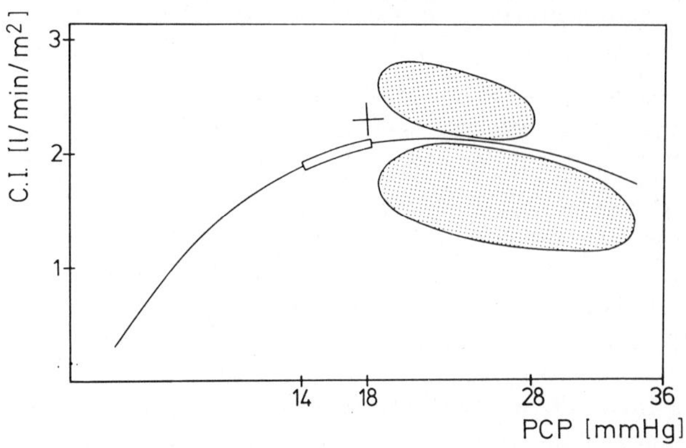

Abb. 2. Hämodynamische Befundmuster bei Patienten mit linksventrikulärem Pumpversagen bei akutem Myokardinfarkt. (Aus Schuster [25])

Respiratortherapie

Bei Patienten mit schwerer Linksherzinsuffizienz sind Intubation und Beatmung indiziert. Die Indikation stützt sich vorrangig auf das klinische Bild. Diese Patienten sind erheblich dyspnoisch und orthopnoisch, unruhig und ängstlich und machen einen schwerkranken Eindruck. Ein arterieller O_2-Partialdruck unter der Altersnorm stützt die Indikation. Der PCP liegt bei Patienten mit Lungenödem bei 18–28 mmHg, der Herzindex (C. I.) bei 2,2–2,7 l/min/m^2. Im manifesten kardiogenen Schock, der stets von Lungenstauung begleitet wird, liegt der PCP bei 22–35 mmHg, der C. I. unter 1,8–2,0 l/min/m^2 [8] (Abb. 2).

Die Initialeinstellung des Beatmungsmusters erfolgt mit einer Frequenz von 10–14/min, einem Atemminutenvolumen von 9–12 l bei einer inspiratorischen O_2-Konzentration von etwa 50% und einem positiv-endexspiratorischen Druck von etwa 6 cm H_2O. Danach werden die folgenden Zielgrößen gemessen, die die evtl. notwendige Korrektur anzeigen: der endinspiratorische Druck, der nicht über 35 cm H_2O betragen sollte, der p_aO_2, der zumindest die untere Grenze der Altersnorm überschreiten soll, der p_aCO_2, der unter 48 mmHg liegen soll, sowie die totale Thoraxcompliance, für die ein Wert über 40 ml/cm H_2O angestrebt wird. Möglichkeiten einer Korrektur des Beatmungsmusters zum Erreichen dieser Zielgrößen sind die Variation von Atemzeitverhältnis (I:E = 1:1 bis 3:1), Atemfrequenz, Zugvolumen, PEEP und F_IO_2.

Geht man davon aus, daß sich bei 10–20% aller Patienten mit akutem Myokardinfarkt eine schwere Form der Herzinsuffizienz entwickelt, so sollte die Beatmungsfrequenz ebenfalls in diesem Bereich liegen. Dies ist bisher nicht der Fall. In 4 größeren Serien über insgesamt 2050 Infarktpatienten betrug der Anteil der Beatmungsfälle nur 11% (Tabelle 3). In der eigenen Klinik wurden im Jahre 1984 von insgesamt 135 Patienten mit akutem Myokardinfarkt 21 (16%) beatmet, obwohl entsprechend der Klassifikation 29 Patienten im dem Stadium III und IV ein schweres linksventrikuläres Pumpversagen aufwiesen.

Tabelle 3. Respiratortherapie bei akutem Myokardinfarkt

Autor	Zeitraum	Patient mit akutem Myokardinfarkt n	Respiratortherapie n	[%]
Nobis et al.	1974–1980	976	85	8,7
Schuster et al.	1978–1979	256	21	8,2
Speiser u. Baumann	1978–1981	818	112	13,7
Gesamt		2050	218	10,6

Aus intensivmedizinischer Sicht werden Patienten mit akutem Myokardinfarkt sicher noch zu selten beatmet. Eine gewisse Scheu vor der Respiratortherapie ist offenbar durch die Notwendigkeit zur Sedierung und Intubation, durch die Gefährdung durch Infektion und durch die Sorge vor einer weiteren Senkung des Herzminutenvolumens durch Überdruckbeatmung begründet.

Analysiert man jedoch die neueren Übersichtsarbeiten zur Rückwirkung einer Überdruckbeatmung auf die Herzfunktion [7, 15, 24], so ist diese Sorge nicht zu begründen. Der PEEP drosselt den venösen Rückstrom und senkt damit den transmuralen Füllungsdruck und die Füllung des rechten Ventrikels. Der PEEP vermindert den transmuralen Füllungsdruck (FD) des linken Ventrikels und in noch stärkerem Ausmaß die linksventrikuläre diastolische Füllung, so daß bei vergleichbaren enddiastolischen linksventrikulären Volumina der Füllungsdruck des linken Ventrikels (LVFP) unter PEEP höher ist als unter endexspiratorischem Nulldruck (ZEEP). Dieses Verhalten entspricht einer verminderten diastolischen Dehnbarkeit. Da die myokardiale Herzinsuffizienz jedoch eine systolische Funktionsstörung darstellt und mit erhöhtem linksventrikulären enddiastolischen Volumen (LVEDV) einhergeht, sollte sich die Verminderung der linksventrikulären Füllung im Zustand der Herzinsuffizienz eher als günstig erweisen. Da unter PEEP der arterielle Blutdruck gleich bleibt oder gering absinkt und der transmurale LVEDP bzw. das LVEDV abnehmen, resultiert eine Verminderung der systolischen Wandspannung, also eine Abnahme der linksventrikulären Nachlast. Die Kontraktilität bleibt nach überwiegender Ansicht unverändert.

Die folgende Übersicht zeigt die Auswirkungen von PEEP auf die Herzfunktion:

↓ Venöser Rückfluß	(↓ Füllung des RV)
↓ Dehnbarkeit des LV	(↓ Füllung des LV)
– $LVEDP_{tm}$ ↓ – LVEDV ↓↓	(↓ Preload des LV)
↓ Afterload des LV	(↓ Wandspannung des LV)
→ Kontraktilität des LV	(→ Kontraktion des LV)

Wolff et al. [28] haben am Beispiel der akuten postoperativen Herzinsuffizienz schon vor vielen Jahren zeigen können, daß mit Übergang von Überdruckbeatmung auf Spontanatmung der transmurale linksatriale Druck anstieg und das Herzzeitvolumen etwas abnahm. Wurden die Patienten wieder beatmet, so waren diese

Tabelle 4. Einfluß von PEEP bei der Beatmung von Patienten mit akutem Myokardinfarkt. (Nach Nikki et al. [18])

	ZEEP	PEEP 10 cm H_2O
C.I. [l/min/m²]	2,25 ± 0,24	2.24 ± 0,23
p_aO_2 [mm Hg]	71 ± 3	93 ± 4
$P_{\bar{v}}O_2$ [mm Hg]	36 ± 1	38 ± 1
$\dot{Q}_s/\dot{Q}_T$ [%]	26 ± 3	17 ± 2

Veränderungen rückläufig. Dieser günstige Effekt der Beatmung auf Füllungsdruck und Herzfördervolumen war nachweisbar, solange eine manifeste Herzinsuffizienz bestand.

Untersuchungen über die Hämodynamik unter Überdruckbeatmung bei akutem Infarkt sind selten. Die besten stammen von Nikki et al. [18]. Sie untersuchten den Effekt von PEEP auf kardiorespiratorische Parameter (Tabelle 4). Unter der Beatmung mit einem PEEP von 10 cm H_2O kam es zu keiner Abnahme des C.I. und des Schlagvolumenindex. Jedoch stieg v.a. der arterielle O_2-Partialdruck (p_aO_2) signifikant an und die erhöhte venöse Beimischung nahm signifikant ab. Diese Daten beweisen eine deutliche Verbesserung der O_2-Aufnahme ohne Beeinträchtigung der Hämodynamik unter Überdruckbeatmung.

Ausblick

Die Schwachstellen der derzeitigen Verfahren liegen besonders darin, daß die (meisten) verfügbaren Respiratoren für diesen Typ von Patienten – zumeist älter, schwer koronarkrank, häufig polymorbide, häufig chronische Herzinsuffizienz mit Belastungsdyspnoe – für Spontanatmungsmuster (IMV, CPAP) wenig geeignet sind. Geräte mit geringerer Belastung bei Spontanatemmuster sind erforderlich.

Als therapeutisches Konzept für die Zukunft ist eine breitere Anwendung der Respiratortherapie bei akuter schwerer Linksherzinsuffizienz zu fordern. Die Beatmung sollte von Beginn an in kleinen PEEP-Stufen von 4–6 cm H_2O erfolgen.

Die Intensivbettenplätze für Infarktpatienten sollten zu 50% mit der Möglichkeit zur invasiven hämodynamischen Überwachung (Pulmonalarteriendrücke, arterielle Blutdrücke) und zu 25% als Respiratorplätze ausgelegt sein.

Zusammenfassung

Ausgangspunkt für das kardiale Lungenödem ist ein linksventrikuläres Pumpversagen. Die daraus resultierende Störung der Hämodynamik (Zunahme des Füllungsdrucks, Abnahme des Herzminutenvolumens) führt über eine Steigerung des hydrostatischen Kapillardrucks zu einer Akkumulation von Extrazellulärflüssigkeit in der Lunge (Zunahme des extravaskulären Lungenwassers) und über eine Störung der Verteilung von Ventilation zu Perfusion mit Shuntbildung zu einer Beeinträchtigung der O_2-Aufnahme (Erniedrigung des p_aO_2).

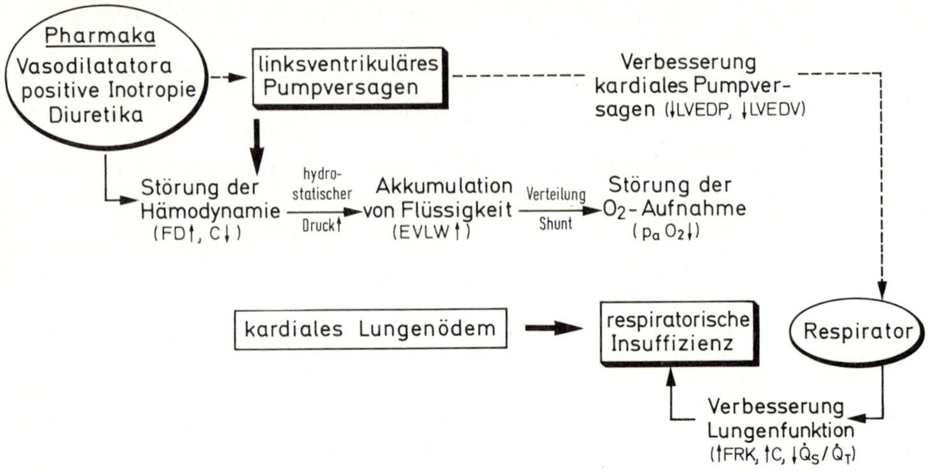

Abb. 3. Schematische Darstellung der Pathogenese und Therapie des kardialen Lungenödems. *C* Compliance *EVLW* extravasales Lungenwasser, $\dot{Q}_s/\dot{Q}_T$ intrapulmonaler Rechts-links-Shunt, übrige Abkürzungen s. Text

Alle 3 Komponenten, die Störung der Hämodynamik, die Akkumulation von Flüssigkeit und die Störung der O_2-Aufnahme konstituieren das klinische Bild des kardialen Lungenödems. Die Vitalbedrohung des kardialen Lungenödems resultiert aus der damit verbundenen respiratorischen Insuffizienz mit Hypoxie.

Die apparative Beatmung beeinflußt durch eine Verbesserung der Lungenfunktion (Zunahme der funktionellen Residualkapazität und der Compliance, Abnahme des Shuntvolumens) zunächst die respiratorische Insuffizienz.

Die Pharmakotherapie mit Vasodilatatoren, positiv inotropen Pharmaka und Diuretika führt zu einer Verbesserung der linksventrikulären Pumpfunktion und damit zu einer Korrektur der hämodynamischen Kenngrößen, insbesondere zu einer Abnahme des hydrostatischen Kapillardrucks. Die definitive Elimination der akkumulierten Flüssigkeit in der Lunge erfolgt durch die Verbesserung der allgemeinen Hämodynamik infolge Verbesserung der linksventrikulären Pumpfunktion und v. a. durch die Gabe von Diuretika.

Es gibt Hinweise dafür, daß die Respiratortherapie neben der Verbesserung der Lungenfunktion auch eine Verbesserung der kardialen Pumpfunktion bewirkt (Abnahme des linksventrikulären Füllungsdrucks, des linksventrikulären enddiastolischen Volumens und des Afterload des linken Ventrikels). Dieser kardiale Effekt der apparativen Beatmung muß jedoch noch bewiesen werden (Abb. 3).

Literatur

1. Ayres SM (1982) Mechanisms and consequences of pulmonary edema: Cardiac lung, shock lung, and principles of ventilatory therapy in adult respiratory distress syndrome. Am Heart J 103: 97
2. Beyer J, Meßmer K (1982) Organdurchblutung und Sauerstoffversorgung bei PEEP. Springer, Berlin Heidelberg New York

3. Brigham KL, Wooverton WC, Blake LH, Staub NC (1974) Increased sheep lung vascular permeability caused by Pseudomonas bacteremia. J Clin Invest 54: 792
4. Cassidy SS, Robertson CH, Pierce AK, Johnson RL (1978) Cardiovascular effects of positive endexspiratory pressure in dogs. J Appl Physiol 44: 743
5. Davison R, Parker M, Harrison RA (1978) The validity of determinations of pulmonary wedge pressure during mechanical ventilation. Chest 73: 352
6. Divertie BM, McMichan JC, Michel L, Offord KP, Ness AB (1983) Avoidance of aggravated hypoxemia during measurement of mean pulmonary artery wedge pressure in ARDS. Chest 83: 70
7. Dorinsky PM, Withcomb ME (1983) The effect of PEEP on cardiac output. Chest 84: 210
8. Effert S, Merx W, Meyer J (1982) Akutes Herzversagen, Lungenödem und Schock. Verh Dtsch Ges Inn Med 88: 57
9. Erdmann AJ, Vanghan TR, Brigham KL, Wollverton WC, Staub NC (1975) Effect of increased vascular pressure on lung fluid balance in unanesthetized sleep. Circ Res 37: 271
10. Fein A, Grossmann RF, Jones JG, Overland E, Pitts L, Murray JF, Staub NC (1979) The value of edema fluid protein measurement in patients with pulmonary edema. Am J Med 67: 32
11. Hanrath P, Bleifeld W, Merx W, Heinrich KW, Brunner E (1973) Akuter Myokardinfarkt, III. Die Bedeutung des zentralvenösen Druckes für die Funktion des linken Ventrikels. Z Kardiol 62: 718
12. Jardin F, Farcot JC, Bouisante L, Curien N, Margairaz A, Bourdarias JP (1981) Influence of postive end-exspiratory pressure on left ventricular performance. N Engl J Med 304: 387
13. Laggner A, Kleinberger G, Haller J, Lenz K, Sommer G, Druml W (1984) Bedside estimation of extravascular lung water in critically ill patients: comparison of the chest radiograph and the thermal dye technique. Intensive Care Med 10: 309
14. Lozmann J, Powers SR, Older T, Dutton RE, Ray RJ, English M, Marco D, Echert C (1974) Correlation of pulmonary wedge and left atrial pressures. Arch Surg 109: 270
15. Luce JM (1984) The cardiovascular effects of mechanical ventilation and positive end-expiratory pressure. JAMA 252: 807
16. Luz PL, Shubin H, Weil MH (1975) Pulmonary edema related to changes of colloid osmotic and pulmonary artery wedge pressure in patients after acute myocardial infarction. Circulation 51: 350
17. Merx W, Bleifeld W, Hanrath P, Heinrich KW, Nowak H (1973) Akuter Myokardinfarkt IV. Beziehung zwischen linksventrikulärem Füllungsdruck und enddiastolischem Pulmonalarteriendruck. Z Kardiol 62: 835
18. Nikki P, Räsänen J, Tahvanainen J, Mäkeläinen A (1982) Ventilatory pattern in respiratory failure arising from acute myocardial infarction. Crit Care Med 10: 75
19. Nobis H, Prachar H, Enenkel W (1981) Respiratortherapie bei akutem Myokardinfarkt. Intensivmed Prax 18: 192
20. Ostendorf P, Birzle H, Vogel W, Mittermayer C (1975) Pulmonary radiographic abnormalities in shock. Radiology 115: 257
21. Puri VK, Weil MH, Michaels S, Carlson RW (1980) Pulmonary edema associated with reduction in plasma oncotic pressure. Surgery 151: 344
22. Rackow EC, Fein A, Leppo J (1977) Colloid osmotic pressure as a prognostic indicator of pulmonary edema and mortality in the critically ill. Chest 72: 709
23. Schuster HP (1981) Beatmungstherapie bei Linksherzversagen. Notfallmedizin 7: 158
24. Schuster HP (1984) Die hämodynamischen Auswirkungen der Überdruckbeatmung. Klin Wochenschr 62: 56
25. Schuster HP (im Druck) Behandlung von Herzinsuffizienz und Schock. (Referat 91. Verhdg Dtsch Ges Inn Med, Wiesbaden 1985)
26. Speiser K, Baumann PC (1983) Prognose bei Komplikationen des akuten Myokardinfarktes, die eine maschinelle Beatmung nötig machen. Schweiz Med Wochenschr 113: 1157
27. Weil MH, Henning RJ, Morissette M, Michaels S (1978) Relationship between colloid osmotic pressure and pulmonary artery wedge pressure in patients with acute cardiorespiratory failure. Am J Med 64: 643
28. Wolff G, Grädel E, Hasse J, Gasser D (1974) Günstige Auswirkungen der künstlichen Beatmung auf den großen und kleinen Kreislauf bei Linksherzinsuffizienz. Intensivmedizin 11: 218

Aspekte und Trends der Respiratortherapie: nichtkardial bedingtes Lungenödem. Neuere Aspekte der Diagnostik und Therapie

G. Kalff

Ein Lungenödem wird definiert als eine über das normale Maß hinausgehende Flüssigkeitsansammlung im pulmonalen Interstitium, die nicht abdrainiert wird und bei weiterer Zunahme oder „Gewebsschädigung" auch intraalveolär auftritt. Es ist somit zwischen interstitiellem und intraalveolärem Ödem zu unterscheiden. Das Auftreten eines Ödems initiiert das Versagen der respiratorischen Funktion.

Generell muß unterschieden werden zwischen Hochdruck- und Niederdruck- oder Permeabilitätsödem (Sturm 1985). Das Hochdrucködem zeichnet sich durch hohe intravasale Drücke bei eiweißarmer Flüssigkeit aus. Hierzu gehört das Ödem beim kardialen Versagen. Das Permeabilitäts- oder Niederdrucködem ist eiweißreich (Carlson et al. 1979): Basalmembranen und Endothel der Lungenkapillaren sind für großmolekulare Substanzen, besonders Eiweiß, vermehrt durchlässig, ein erhöhter intravasaler Druck fehlt meist.

Zur Pathophysiologie und den biochemischen Abläufen beim Entstehen eines Lungenödems seien einige Stichworte erwähnt: Eikosanoide, Metaboliten der Arachidonsäure, hier besonders Prostazykline und Leukotriene bewirken einerseits eine pulmonale Vasokonstriktion und andererseits eine erhöhte Permeabilität für Flüssigkeit und Proteine (s. Beitrag Neuhof in diesem Buch).

Aus Leukozyten und anderen Zellen freigesetzte Proteinasen (Cochrane et al. 1983. Schraufstätter et al. 1984) besonders die Elastase, verursachen eine „Entzündungsreaktion" des Lungengewebes; Störungen des Surfactant, zusammen mit dem interstitiellen Ödem, bewirken eine Kollapstendenz der Alveolen.

Da eine beginnende respiratorische Insuffizienz erst bei Ödembildung klinisch erkennbar wird, sind Möglichkeiten zur „Frühdiagnose" von besonderem Interesse:

Lavagen erlauben Aussagen über den *Alveolarinhalt,* z.B. Elastase, Surfactant. *Nuklearmedizinische Untersuchungen* zur Messung der Extravasationsgeschwindigkeit mittels radioaktiv markierter Isotope (Albumin, Diäthylentriaminpentaazetat) erlauben die *Differenzierung* zwischen einem hydrostatischen (kardialen) und einem Permeabilitätsödem (Büll 1984; Jones et al. 1982).

Mittels verschiedener biochemischer Substanzen können die Funktionen der Lungenaustauschfläche gemessen werden (Dargent et al. 1985a, b; Morel et al. 1985):

Harnstoff zur Bestimmung der Permeabilitätsoberfläche,
Serotonin zur Bestimmung der metabolischen Kapazität,
Propranolol zur Erfassung der Endotheloberfläche,
Prostaglandin G zur Bestimmung der metabolischen Aktivität,

spezifische „Marker", *Fibronectin, ACE ("angiotensin converting enzyme")* zur Bestimmung der Endothelzellschädigung (Lundsgaard-Hansen et al. 1985).

Leider sind diese Verfahren noch nicht für die Routinediagnostik verfügbar, wobei ohnehin die Frage offen ist, ob die Aussagefähigkeit dieser Untersuchungsverfahren mehr der Erforschung der Ursachen eines beginnenden Lungenversagens dient oder wirklich einmal klinische Relevanz besitzen wird.

Neben diesen biochemisch-diagnostischen Untersuchungsmöglichkeiten sind physikalische Untersuchungen von Bedeutung:

Röntgenmorphologische Untersuchungen können sehr frühzeitig Aufschluß über ein entstehendes oder manifestes Lungenödem geben, jedoch sind die Ergebnisse erkauft durch hohe Kosten, großen Aufwand, bedingen ausgiebige röntgenologische Erfahrungen und sind somit nicht generell verfügbar.

Messungen des extravasalen Lungenwassers mittels der Doppelindikatorverdünnungsmethode (Lewis et al. 1982) erlauben zwar eine Quantifizierung, aber keinerlei Aussagen über Ursache oder jeweiligen Status eines Lungenödems.

Ein neues, noch im Versuchsstadium befindliches Verfahren der *Blutdichtemessung* (Kratky et al. 1969) erlaubt es durch Injektion von osmotisch oder kolloidosmotisch hypertonen Lösungen, die Beeinflußbarkeit des kapillaren Flüssigkeitsaustausches direkt zu untersuchen. Ob dieses Verfahren Zukunft hat, steht noch offen.

Wichtig und zur klinischen Routine gehören die diversen Verfahren des *Monitorings:* Pulmonaliskatheter und ZVD-Katheter erlauben Aussagen über die Druckverhältnisse im kleinen Kreislauf sowie über wichtige Blutgasparameter ($D_{Aa}O_2$, $S_{\bar{v}}O_2$.

Eine verbesserte, nichtinvasive *Pulsoxymetrie* sowie die fiberoptische *In-vivo-Reflexoxymetrie* (Waller et al. 1982; Baele et al. 1982) zur Ermittlung des $S_{\bar{v}}O_2$ geben weitere Möglichkeiten zur Überwachung des kardiorespiratorischen Systems. Allerdings fehlt diesen beiden Verfahren noch die breite Anwendung.

Von besonderer Bedeutung ist die Überprüfung der respiratorischen Funktion, speziell unter der Beatmung: Compliance, Atemwegsresistance, CO_2-Produktion und O_2-Verbrauch, sowie (intermittierend) die Messung der FRK.

Therapeutische Aussichten

Biochemische Interventionen mittels spezifischer Antielastase, Beeinflussung des Arachidonsäuremetabolismus durch Blockierung des Zyklooxyenase- und Lipoxygenasewegs durch Indomethazin oder Salizylsäure bzw. Prolox;

Anwendung selektiv wirkender Thromboxansynthetasehemmer und Thromboxanrezeptorantagonisten;

Zufuhr von Prostaglandin E_1 (Staub 1978);

Gabe von Surfactant, z. Z. nur bei Frühgeborenen (Hallman et al. 1985).

Neben den gesicherten Behandlungsmöglichkeiten der respiratorischen Insuffizienz wie O_2-Zufuhr, PEEP, d. h. CPAP bzw. druckunterstützte Beatmung, befindet sich die Anwendung der HFJV zur Ausschwemmung eines alveolären Ödems sowie die $ECMCO_2R$ noch in der Diskussion.

Zukunftsaspekte sind mit Entscheidungshilfen (z. B. mittels "fuzzy sets") ausgestattete computerisierte Beatmungsgeräte.

Literatur

Baele PD, McMichan JC, Marsh A,, Sill JCH, Southorn PA (1982) Continuous monitoring of mixed venous oxygen saturation in critically ill patients. Anesth Analg 61: 513–517

Büll U (1984) Nuclearmedizinische Verfahren in der Notfall- und Intensivmedizin. Internist (Berlin) 25: 341–350

Carlson RW; Schaeffer RC, Michaels SG, Weil MH (1979) Pulmonary oedema fluid. Spectrum of features in 37 patients. Circulation 60: 1161–1169

Cochrane CG, Spragg RG, Revak SD, Cohen AB, McGuire WW (1983) The presence of neutrophil elastase and evidence of oxidation activity in bronchoalveolar lavage fluid of patients with adult respiratory distress syndrome. Am Rev Respir Dis 127: 25–27

Dargent F, Gardaz JP, Morel PH, Suter PM, Junot AF (1985a) Effect of atelectasis and vascular occlusion on the simultaneous measurement of serotonin and propranolol extraction in dogs. Clin Sci 69: 279–286

Dargent F, Neidhart P, Bachmann M, Suter PM, Junot AF (1985b) Simultaneous measurements of serotonin and propranolol pulmonary extraction in patients after extracorporeal circulation and surgery. Am Rev Respir Dis 131: 242–245

Hallman M, Spragg R, Harrell JH, Moser KM, Gluck L (1982) Evidence of lung surfactant abnormalities in respiratory failure: Study of bronchoalveolar lavage, phospholipid surface activity, phospholipase activity, and plasma myoinositol. J Clin Invest 70/1: 673–683

Hallman M, Merritt TA, Jarvenpaa AC, Boynton B, Mannino F, Gluck L, Moore T, Edwards D (1985) Exogenous human surfactant for treatment of severe respiratory distress syndrome: A randomized prospective clinical trial. J Pediatr 106/2: 963–969

Jones JG, Minty BD, Royston D (1982) The physiology of leaky lungs. Br J Anaesth 54: 705–721

Kenner T (1982) Physiological measurements in circulation research. Med Prog Technol 9: 67–74

Kratky O, Leopold H, Stabinger H (1969) Dichtemessung an Flüssigkeiten und Gasen auf 10^{-6} g/cm^3 bei 0,6 cm^3 Probenvolumen. Z angew Physik 27: 273–277

Lee CT, Fein AM, Lippman M, Holtzman H, Kimbel P, Weinbaum G (1981) Elastolytic activity in pulmonary lavage fluid from patients with adult respiratory distress syndrome. N Engl J Med 304: 192–196

Lewis FR, Elings VB, Hill SL, Christensen JM (1982) The measurements of extravascular lung water by thermal-green dye indicator dilution. Ann NY Acad Sci 304: 394–410

Lundsgaard-Hansen P, Rubli E, Doran JE, Papp E, Morgenthaler JJ (1985) A controlled trial of purified fibronectin in patients with severe abdominal infections. Anaesthesist [Suppl] 34: 95

Morel DR, Dargent F, Bachmann M, Suter PM, Junod AF (1985) Pulmonary extraction of serotonin and propranolol in patients with ARDS. Am Rev Respir Dis 132/1: 479–484

Schraufstätter IU, Revak SD, Cochrane CG (1984) Proteases and oxidants in experimental pulmonary inflammatory injury. J Clin Invest 73: 1175–1184

Staub NC (1978) Factors affecting pulmonary fluid and proteine exchange. In: Variations hémodynamiques en anesthésie, Tome 2. Ve Congrès Européan d'Anesthésiologie Paris, 4.–9. Sept. 1978, p 489

Sturm JA (1985) Traumatischer Schock und die Lunge. Anaesthesie und Intensivmedizin Bd 166. Springer, Berlin Heidelberg New York Tokyo

Waller MD, Kaplan JA, Bauman DI, Craver JM (1982) Clinical evaluation of a new fiberoptic catheter oximeter during cardiac surgery. Anesth Analg 61: 676–679

Partielle Übernahme der Atemarbeit

J. HANSEN, M. WENDT und P. LAWIN

Die partielle Übernahme der Atemarbeit bedeutet, daß ein Respirator und der Patient zusammen die Atemarbeit erfüllen, um eine ausreichende alveoläre Ventilation und eine ausreichende O_2-Aufnahme zu gewährleisten. Das Umfang kann zwischen fast 0% und fast 100% variieren, ohne daß mit den heutigen Möglichkeiten des Monitoring tatsächlich festgestellt werden kann, wieviel Atemarbeit das Beatmungsgerät beispielsweise übernimmt.

In der Respiratortechnik sind in der Zwischenzeit mehrere Verfahren eingeführt worden, um speziell in der Weaningphase die Mitarbeit des Patienten zu fordern bzw. zu ermöglichen. Der Begriff „assistierte Ventilation" umschreibt vielleicht am besten diese Art von Beatmungs- bzw. Atemmustern. Hierzu gehört jedoch nicht die getriggerte Beatmung, da assistiert mehr bedeutet als nur Initiierung der zu leistenden Atemarbeit durch die Beatmungsmaschine. Sie sollte tatsächlich partielle Übernahme der Atemarbeit bedeuten, wenn auch überwiegend nur Übernahme der inspiratorischen Atemarbeit gemeint ist.

Zur assistierten Ventilation gehören die Beatmungsmuster:

IMV, SIMV,
DMMV, EMMV,
CPAP,
IFA, "inspiratory flow assistance",
  ASB, "assisted spontaneous breathing", Fa. Dräger,
  PS, "pressure support", Fa. Siemens,
  IHS, "inspiratory help system", Fa. Engström,
HFV,
apnoische Ventilation (kardiale Gasbewegungen).

Zwei dieser Beatmungsmuster stellen zwar eine partielle Übernahme der Atemarbeit dar, übernehmen jedoch die Atemarbeit nur über die Zeit, d.h. pro Zeiteinheit wird der Patient unterstützt und nicht pro Arbeitseinheit. Dieses sind zum einen IMV oder SIMV bzw. DMMV oder EMMV. IMV und SIMV sind Ventilationsmuster, über die vielfach bereits geschrieben worden ist [3, 5, 7, 10]. Lamy hat die Vor- und Nachteile von IMV wie folgt zusammengefaßt:

Vorteile:

1. Verminderung des notwendigen Monitorings während der Weaningphase im Vergleich zu IPPV,
2. psychologische Vorteile für den Patienten,

3. Aufrechterhaltung von Spontanatmung zur Verminderung der Respirationsmuskelatrophie und deren Diskoordination,
4. Reduktion des mittleren intrathorakalen Drucks,
5. geringerer Verbrauch von Sedativa und Relaxanzien,
6. bessere Nierenfunktion als unter IPPV [12].

Beschriebene Nachteile von IMV sind [7]:
1. erhöhter O_2-Verbrauch im Vergleich mit Spontanatmung,
2. Verlängerung der Weaningphase [11],
3. Gefahr der respiratorischen Azidose,
4. erhöhter maschineller Aufwand mit vermehrtem Monitoring, besonders wenn Continuous-flow-IMV verwandt werden soll, im Vergleich mit Spontanatmung über T-Stück.

Eine andere zeitbezogene Methode, Atemarbeit partiell zu applizieren, stellt DMMV bzw. EMMV dar. Dieses Atemmuster, das im Sinne einer „automatisierten" Ventilation nur ein bestimmtes Minutenvolumen garantiert, birgt die Gefahr der alveolären Hypoventilation in sich. Ein Patient, der eine Tachypnoe hat und entsprechend einen hohen Totraumquotienten V_D/V_T, ist mit diesem Ventilationsmuster nicht ausreichend therapiert. Die Philosophie, den Patienten spontan atmen zu lassen, aber ein Sicherheitsnetz im Sinne eines garantierten Minutenvolumens aufzuspannen, stimmt nicht, so daß sich der Arzt bei Anwendung dieses Verfahrens nicht in einer vorgespiegelten Sicherheit wiegen darf.

Ein weiteres Verfahren stellt die "inspiratory flow assistance" (IFA) dar.

Das Prinzip beruht darauf, bei jedem Atemzug dem Patienten Atemarbeit abzunehmen, indem ein inspiratorischer Flow zugeführt wird.

Firmenabhängig gibt es verschiedene Methoden der Steuerung. Leider hat dieses auch gleich zu verschiedenen Namen geführt, obwohl jeweils der gleiche Zweck verfolgt wird, dem Patienten in der Inspiration einen Flow zuzuführen.

Bei "assisted spontaneous breathing" (ASB) der Fa. Dräger wird durch einen Unterdruck ein inspiratorischer Flow appliziert (Abb. 1). Dessen Anstiegssteilheit und Höhe ist vom initialen Druckabfall (UV-2) bzw. direkt einstellbar (EV-A), sich grob klinisch an der Frequenz des Patienten orientierend, abhängig. Wenn der vorher eingestellte maximale Atemwegsdruck erreicht ist, wird die Exspiration freigegeben.

Bei "pressure support" (Siemens Servo 900 C) wird der Beginn ebenfalls durch einen Druckabfall angezeigt. Im folgenden wird ein Flow mit einem vorher eingestellten Druck appliziert. Wenn der Flow dezeleriert und einen Wert von weniger als 25% des initialen Flows erreicht hat, wird die Exspiration freigegeben.

Beim "inspiratory help system" (ERICA, Engström) wird nur die sog. Flowtriggerung verwendet (Abb. 2). Ab einem inspiratorischen Flow von 0,1 l/s wird vom Respirator ein Flow bis zum vorher eingestellten maximalen Atemwegsdruck zugeführt. Auch bei diesem Gerät ist das Ende der Inspiration flowgesteuert, die notwendig ist, da das Gerät eine große interne Compliance hat und kein Drucktrigger anwendbar ist.

Zur Nomenklatur ist anzumerken, daß verschiedene atemzugsynchrone Atemhilfen denkbar sind. IHS wäre somit eher eine Überschrift.

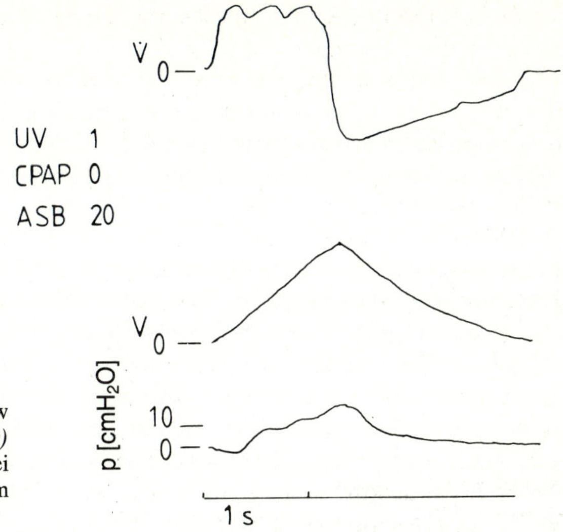

Abb. 1. Originalregistrierung von Flow *(obere Kurve)*, Volumen *(mittlere Kurve)* und Atemwegsdruck *(untere Kurve)* bei Atmung mit IFA von 20 cm H_2O mit dem UV-1 (Fa. Dräger)

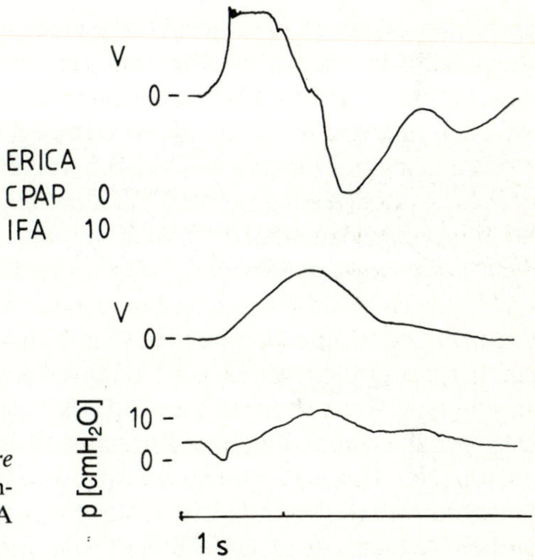

Abb. 2. Originalregistrierung von Flow *(obere Kurve)*, Volumen *(mittlere Kurve)* und Atemwegsdruck *(untere Kurve)* bei Atmung mit IFA von 10 cm H_2O mit ERICA (Fa. Engström)

ASB betont die spontane Atmung doppelt, nämlich "spontaneous breathing". Daneben wird der Begriff "assisted" eingeführt, der relativ gut das Wichtige an einer Atemhilfe beschreibt. Eine Assistenz beinhaltet, daß jemand etwas tut und dabei unterstützt wird. Strenggenommen würde allerdings auch IMV diese Voraussetzung erfüllen.

PS stellt den Druck als Regelgröße heraus. Ein tatsächlicher Differenzdruck kann jedoch nicht definiert werden, da der Trachealdruck der Maschine nicht bekannt ist und entsprechend der Differenzdruck nicht aufrecht erhalten wird. Es wird vielmehr auf einen Unterdruck ein inspiratorischer Flow geliefert, der über den Bedarf hinausgeht.

In einer Untersuchungsserie an 10 Patienten wurden 3 Geräte in ihrer "inspiratory flow assistance"-Funktion miteinander verglichen [6]. Die Patienten konnten mittels IFA vom Respirator entwöhnt werden. Unter IFA von 10 cm H_2O konnte eine 50%ige Zunahme des Atemzugvolumens gemessen werden, ab einer IFA von 20 cm H_2O sogar eine 100%ige Zunahme. Die Atemfrequenz verringerte sich nur in 50% der Patienten bei einer IFA von 10 cm H_2O. Das Verhältnis von Inspiration- zu Exspirationszeit veränderte sich im Sinne einer Verlängerung der Inspirationszeit mit Zunahme der "inspiratory flow assistance". Dies läßt vermuten, daß die inspiratorische Atemarbeit angesichts höherer Atemzugvolumina geringer ist. Allein das Engströmgerät fiel bei einem Vergleich der Geräte untereinander heraus. Der Flowtrigger reagierte sehr langsam und exspiratorisch wurde ein Widerstand von 4 cm H_2O aufgebaut. Das letztere drückte sich in einer Verlängerung der Exspirationszeit aus und erhöht damit offensichtlich die Atemarbeit.

Alle 10 Patienten konnten problemlos von IPPB auf eine IFA mit einem Druck bis zu 30 cm H_2O umgestellt werden. Des weiteren konnten für den Patienten fast unmerklich die inspiratorischen Umschaltdrücke gesenkt werden. Keiner reagierte mit einer Tachypnoe, so daß in keinem Fall ein Rückschritt in der Entwöhnung verzeichnet wurde. Die weitere Reduktion der "inspiratory flow assistance" orientierte sich an der Aufrechterhaltung eines ausreichenden Atemzugvolumens, einer gleichmäßigen Atemfrequenz und einem ausreichenden p_aO_2 und p_aCO_2. Ein Patient, der an einem Hirntumor operiert worden war und nur mäßig ansprechbar war, ließ sich von IFA mit einem Atemzugvolumen bis zu 2 l beatmen.

Voraussetzung für die Applikation von IFA ist immer eine intakte zentrale und periphere Atemregulation des Patienten. Davon abgesehen kann umgehend mit dem Weaning eines Patienten begonnen werden, sobald eine kontrollierte Beatmung nicht mehr notwendig ist. IFA bedeutet für den Patienten ein komfortables Atemmuster. Im Vergleich zu IMV ist die Atmung gleichmäßig und wird nicht von intermittierend hohen Drücken unterbrochen. Besonders bei eingeschränkter Compliance und hoher Atemfrequenz paßt sich dieses Verfahren gegenüber dem IMV dem Patienten besser an und wird entsprechend sehr gut toleriert. Die bereits genannten Nachteile von IMV werden von IFA nicht entsprechend kompensiert, allerdings fehlen noch Untersuchungen z. B. zur Frage der Verlängerung der Weaningphase. Es ist jedoch nicht zu erwarten, daß die Weaningphase sich tatsächlich verkürzt. Die Gefahr der respiratorischen Azidose ist gleichfalls nach wie vor vorhanden. Zum einen kann sich der Eigenanteil des Patienten an der Atemarbeit vermindern, so daß das Zugvolumen sinkt, wenn eine geringe IFA von beispielsweise bis zu 10 cm H_2O eingestellt ist. Zum anderen kann eine respiratorische Alkalose entstehen, wenn eine zu hohe IFA eingestellt ist, wie z. B. der bereits beschriebene Patient, der sich mit einer IFA von 20 cm H_2O ein Atemzugvolumen von 2 l applizieren ließ. Ein inkonstantes Atemzugvolumen ist nach wie vor ein Nachteil bei einer druckbegrenztenAtmung oder Beatmung. Der maschinelle Aufwand und das Monitoring sind ebenfalls erhöht. Der O_2-Verbrauch ist nach unseren Messungen unter IFA jedoch nicht erhöht. Die Vorteile des IMV werden unter Atmung mit IFA erhalten. Ob sich eine bessere Nierenfunktion unter IFA wie unter IMV im Vergleich zu IPPV erreichen läßt, ist z. Z. noch nicht bewiesen [12]. Nach den ersten Ergebnissen einer z. Z. noch laufenden Versuchsreihe scheint IFA keine wesentliche Veränderung der Hämodynamik im Vergleich zu IPPV zu verursachen, selbst wenn nur eine IFA bis zu 10 cm H_2O appliziert wird.

Einer der größten Vorteile ist im psychologischen Aspekt der Entwöhnung nach Langzeitbeatmung zu sehen. Noch mehr als unter IMV erlaubt und fordert IFA, daß der Patient wach ist und mitarbeitet. Dabei wird der Patient in seinem Atemrhythmus, der nicht immer konstant ist, von der Maschine eher unterstützt als gestört. Die Möglichkeit, den inspiratorischen Flow wie bei EV-A zu variieren, erscheint nach den klinischen Erfahrungen sinnvoll. Insofern erhöht IFA wesentlich den Komfort des Patienten in der Entwöhnungsphase vom Beatmungsgerät.

Weitere Möglichkeiten in der partiellen Übernahme von Atemarbeit durch einen Respirator bestehen bei Verwendung hochfrequenter inspiratorischer Gasströme über Gesichtsmasken oder Tuben beim spontan atmenden Patienten. Über den Anteil übernommener Atemarbeit und ob ein Nettogewinn an Atemarbeit für den Patienten entsteht, gibt es bisher keine Erkenntnisse, außer der klinischen Erfahrung, daß die Inspiration leichter ist. Daten wie z. B. die der CO_2-Elimination lassen jedoch die Vermutung auf eine nur noch in geringem Umfang notwendige Spontanatmung zu [1].

Die apnoische Ventilation, erstmals vorgestellt von Vollhard 1908 in der *Münchner Medizinischen Wochenschrift,* könnte dem alten Emphysematiker helfen, eine Respiratortherapie zu vermeiden [13]. Bei mangelnder Atemarbeit kann durch den O_2-flow, z. B. appliziert über einen dünnen Katheter via Minitracheotomie, eine ausreichende Oxygenation bei erhaltener Spontanatmung zur Abatmung von CO_2 und Vermeiden einer Azidose erfolgen [14].

Ein evtl. in Zukunft mögliches Verfahren zur partiellen Übernahme der Atemarbeit durch den Respirator bedeutet die Verwirklichung der "inspiratory tidal volume assistance" (ITVA). Hierbei wird der inspiratorische Flow des spontan atmenden Patienten überwacht. Dezeleriert der Flow zu früh, so daß kein ausreichendes Zugvolumen erreicht wird, erfaßt mit Hilfe eines sehr schnellen Rechners, wird dem Patienten ein inspiratorischer Flow zugeführt, bis das Volumen erreicht ist.

Die kontinuierliche Überwachung eines potentiell respiratorisch insuffizienten Patienten ist eine Conditio sine qua non. Gegenwärtig sind möglich die Überwachung von exspiratorischem und inspiratorischem Atemzugvolumen, Atemfrequenz, Atemminutenvolumen, Atemwegsdruck, die exspiratorische CO_2-Konzentration in Vol.-%, die CO_2-Produktion und die Totraumventilation. Unter IMV kann zusätzlich die Compliance und Resistance nach einem maschinellen Atemzug (diagnostischem Atemhub) gemessen werden. All dies sind nützliche Parameter in der Überwachung von Patienten in der Weaningphase. Doch zeigen alle nur indirekt das respiratorische Versagen, d. h. das Versagen der Respirationsmuskulatur an. Diese Parameter können bereits physiologischerweise schwanken, so daß letztlich erst durch eine Analyse der Blutgase und des pH oder den „klinischen Blick" bewiesen wird, daß ein Patient insuffizient ist. Gerade für den Bereich der partiellen Übernahme der Atemarbeit sollte der Grad der vom Patienten übernommenen Arbeit jederzeit bestimmbar sein, um so den Respirator den individuellen Bedürfnissen des Patienten anzupassen. Die arterielle Blutgasanalyse ist die allgemein angewandte Methode, um die Beatmung in ihrer Effektivität zu beurteilen. Die respiratorische Insuffizienz kann sich jedoch schon viel früher entwickeln, bevor das respiratorische System und damit der Gasaustausch zusammenbricht.

Gerade unter den Bedingungen der partiellen Übernahme der Atemarbeit durch den Respirator sollte es tatsächlich möglich sein, die Atemarbeit des Patienten zu messen. Für den routinemäßigen Einsatz gibt es z. Z. noch kein genaues Verfahren. Atemarbeit wird ausgedrückt als Integral des Produkts aus Druck, Flow und Zeit. Der Druck wird üblicherweise als Differenzdruck zwischen Ösophagus und Trachea gemessen; es werden jedoch auch Techniken zur Messung des Differenzdrucks zwischen Trachea und Pleuraraum empfohlen, wie z.B. von Downs [4]. Hierbei wird eine Meßsonde in den Pleuraraum eingeführt und ein schmaler Pneumothorax angelegt. Beide Verfahren halte ich für die kontinuierliche Messung in der Routine als nicht vertretbar. Einem wachen Patienten eine Ösophagusdrucksonde zu legen, die aufgrund der nur schweren, dauerhaften Plazierung keine genauen Meßwerte liefern kann, stellt für einen Patienten in der Weaningphase eine unzumutbare Belastung dar. Darüber hinaus ist bei Verfahren wie IFA der durch den Patienten erzeugte inspiratorische Flow nicht von dem durch den Respirator gelieferten Flow zu trennen. Dies bedeutet ebenfalls, daß die Aufzeichnung von Druck-Volumen-Kurven unter der Bedingung der partiellen Übernahme der Atemarbeit pro Atemzug sinnlos ist, da nach Messungen von Marini die Inspirationsmuskulatur selbst während der getriggerten Ventilation aktiv bleibt und entsprechend Atemarbeit leistet [8].

Eine andere Methode, die vom Patienten zu leistende Atemarbeit zu messen, ist die Registrierung der Veränderung des O_2-Verbrauchs und der CO_2-Produktion unter verschiedenen Atemmustern. In einer Versuchsreihe mit 10 Patienten, die eine langdauernde Operation zwischen 6 und 18 h überstanden hatten und zur postoperativen Nachbeatmung und Entwöhnung vom Respirator auf die Intensivstation gekommen waren, haben wir diese Methode angewandt. Für die Messung wurde der Oxycom der Fa. Hellige benutzt, und als Beatmungsgerät kamen überwiegend der Ev-A der Fa. Dräger und in einem Fall der Servo 900 C der Fa. Siemens zum Einsatz. Der O_2-Verbrauch zeigte unter den verschiedenen Stufen von IFA kein einheitliches Verhalten. Die große individuelle Schwankungsbreite wird an den enormen Standardabweichungen verdeutlicht. In gleicher Weise verhielt sich die CO_2-Produktion der Patienten (Abb. 3).

Da wiederum mit steigender IFA das Zugvolumen zunahm, sank der O_2-Verbrauch im Verhältnis zum Zugvolumen ab (Abb. 4).

Die Methode der O_2-Verbrauchsmessung ist in der Klinik eine sehr unsichere Methode. Erschwert wird die Anwendung durch die häufig notwendige Nacheichung der Meßapparatur. Darüber hinaus stellen die Meßwerte nur ein Konglomerat von Faktoren, die den O_2-Verbrauch beeinflussen können, dar, wovon nur ein Faktor die Atemarbeit ist. Weitere Faktoren sind metabolischer, nutritiver und humoraler Natur. Es ist illusorisch, einen Patienten unter Grundumsatzbedingungen messen zu wollen.

Die Ernährung spielt eine große Rolle, wenn man bedenkt, daß der RQ unter reiner Kohlenhydraternährung von 1,1 auf 1,4 steigen kann [9].

Humorale Aspekte müssen zusätzlich in Erwägung gezogen werden, da sie den O_2-Verbrauch und die CO_2-Produktion beeinflussen können. In einer Untersuchung (beschrieben von Wendt et al., persönliche Mitteilung) an spontan mit IFA atmenden Probanden zeigte sich nach Einsetzen eines hohen Atemwegswiderstandes, daß der O_2-Verbrauch bei maximaler Atemarbeit eher zurückging. Dieses Phänomen könnte mit einer hämodynamischen Zentralisation erklärt werden, wodurch peripher ver-

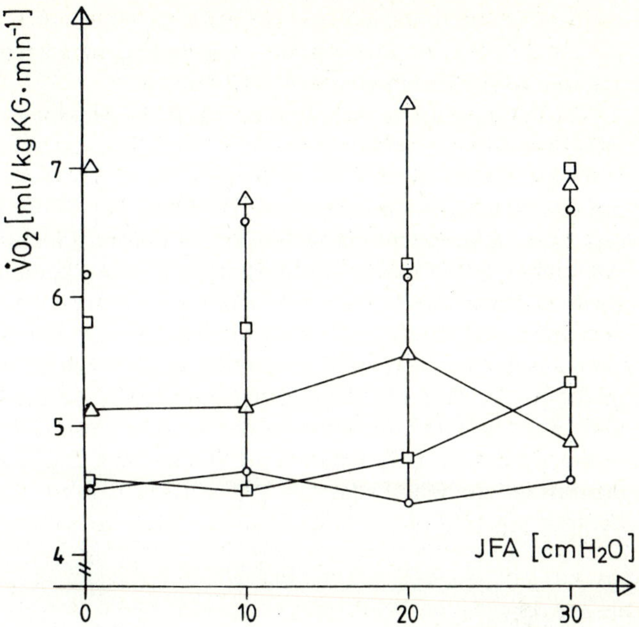

Abb. 3. O_2-Verbrauch ($\dot{V}_{O2}$) bei verschiedenen PEEP-Stufen und verschiedenen IFA-Stufen. o—o PEEP 10 cm H_2O, △—△ PEEP 5 cm H_2O, □—□ PEEP 0 cm H_2O

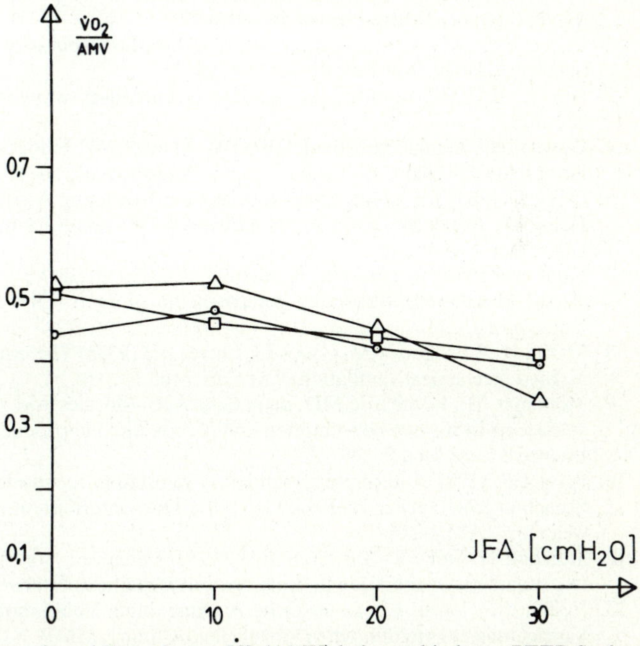

Abb. 4. Quotient von O_2-Verbrauch und Zugvolumen $\dot{V}O_2$/AMY) bei verschiedenen PEEP-Stufen und verschiedenen IFA-Stufen. o—o PEEP 10 cm H_2O, △—△ PEEP 5 cm H_2O, □—□ PEEP 0 cm H_2O

mindert O_2 verbraucht wird. Im übrigen waren auch in dieser Untersuchung an Probanden, die fast unter Grundumsatzbedingungen gemessen wurden, Schwankungen im O_2-Verbrauch von 50% meßbar.

Aus diesen genannten Gründen kann die Messung des O_2-Verbrauchs und der CO_2-Produktion kein klinisches Monitoring von Atemarbeit sein.

Als alternative Methode wäre für die Zukunft die direkte Bestimmung der Respirationsmuskelaktivität mit Hilfe des EMG denkbar. Hiermit wäre das direkte Signal für eine eventuelle Erschöpfung der Inspirationsmuskulatur meßbar. Bevor es zu einer kompletten Erschöpfung der Muskulatur kommt, kommt es nach Durenne beispielsweise zu einem Ausfall von Teilen der inspiratorischen Skelettmuskulatur [2]. Werden demnach mittels EMG verschiedene Anteile der Atemmuskulatur überwacht, kann aus der sich verändernden Aktivität ein Rückschluß auf den Funktionszustand gewonnen werden. Mit den Werten eines EEG, das die Aktivität des Atemzentrums mißt, mit dem EMG zur Messung der Respirationsmuskelaktivität (in- und exspiratorisch) sowie dem p_aO_2 und dem p_aCO_2 bzw. den Zugvolumina hätte man ein Instrumentarium zur Hand, das ein Maß für die Effektivität der Atemmuskulatur sein könnte.

Literatur

1. DaWeese EL, Sullivan TY, Yu P (1985) Ventilatory response to high-frequency airway oscillation in humans. J Appl Physiol 58 (4): 1099
2. Derenne JP, Macklem PT, Roussos C (1978): The respiratory muscles: mechanics, control and pathophysiology. Am Rev Respir Dis 118: 119
3. Downs JB (1981) Intermittent mandatory ventilation: why the controversy? Crit Care Med 9: 622–623
4. Downs JB, Douglas ME, Sanfelippo PM, Stanford W, Hodges MR (1977) Ventilatory pattern, intrapleural pressure and cardiac output. Anesth Analg 56: 88–94
5. Falke K (1984) Ein zeitgerechtes Konzept der Beatmung Anästh Intensivmed Prax 25: 386, 419
6. Hansen J, Wendt M, Lawin P (1984) Ein neues Weaningverfahren (Inspiratory Flow Assistance-IFA), Der Anästhesist 33: 428–432
7. Lamy M (1984) Intermittent mandatory ventilation (IMV) In: Lawin P, Peter K, Scherer R (Hrsg) Maschinelle Beatmung gestern–heute–morgen (INA Bd 48). Thieme, Stuttgart New York, pp 107–117
8. Marini JJ, Rodriguez RM, Capps JS, Culver BH (1985) The inspiratory work of breathing during assisted mechanical ventilation. Crit Care Med 13: 310
9. Mondejar EF, Lombardo MD, de la Cruz AJP, Morales AM, Ruiz JMT, Orihuela FAF (1982) Variations in oxygen consumption and carbon dioxide production during parenteral nutrition. Intensive Care Med 8: 169–172
10. Petty ThL (1981) Intermittent mandatory ventilation-reconsidered. Crit Care Med 9: 620–621
11. Schachter EN, Tucker D, Beck GJ (1981) Does intermittent mandatory ventilation accelerate weaning? JAMA 246: 11
12. Steinhoff H, Falke K, Schwarzhoff W (1982) Enhanced renal function associated with intermittent mandatory ventilation in acute respiratory failure. Intensive Care Med 8: 69–74
13. Vollhard F (1908): Über künstliche Atmung durch Ventilation der Trachea und eine einfache Vorrichtung zur rhythmischen künstlichen Atmung. MMW XLVIa, 209
14. Wendt M, Schneider U (1984): Apnoeische Ventilation. In: Lawin P, Peter K, Scherer R (Hrsg) Maschinelle Beatmung gestern–heute–morgen (INA Bd 48) Thieme, Stuttgart New York, S 284–288

Die inspiratorische Atemarbeit mit Demand- und kontinuierlichen Flow-CPAP-Systemen*

K. J. FALKE und L. F. SAMODELOV

Bei der Behandlung von Patienten mit Intubation und Beatmung ist es zu einer etablierten Routine geworden, Spontanatmung (spontane Ventilation, SV) in Kombination mit maschineller Ventilation (MV) oder mit einem kontinuierlich positiven Atemwegsdruck ("continuous positive airway pressure" CPAP) zu verwenden. Maschinelle Ventilation in Verbindung mit Spontanatmung wird auch als intermittierende maschinelle oder mandatorische Ventilation ("intermittent mandatory ventilation", IMV) bezeichnet.

Eine wesentliche Voraussetzung für die erfolgreiche Anwendung dieses Konzepts, das die Kombination von Spontanatmung und Beatmung beinhaltet, besteht darin, daß die Patienten die Möglichkeit haben, spontan zu atmen, ohne daß es nötig ist, Widerstände überwinden zu müssen, die durch das Beatmungsgerät oder das verwendete CPAP-System bedingt sind.

IMV oder SV mit CPAP wird ermöglicht durch Systeme, die entweder eine kontinuierliche Gasströmung oder eine Strömung auf Demand liefern (kontinuierliche oder Demandflowsysteme). Kontinuierliche Flowsysteme ermöglichen in aller Regel optimale Voraussetzung für Spontanatmung, weil das inspiratorische Gas direkt am endotrachealen Tubus des Patienten vorbeiströmt, und wenn diese Strömung den inspiratorischen Bedürfnissen des Patienten entspricht, muß dieser lediglich den Strömungswiderstand des endotrachealen Tubus überwinden. Im Gegensatz dazu erfordern Demandflowsysteme stets zusätzliche Arbeit, die vom Patienten geleistet werden muß, um den inspiratorischen Gasfluß der Maschine auszulösen (Triggerung). Darüber hinaus hängt es von den mechanischen Eigenschaften des Demandflowsystems ab, inwieweit eine zusätzliche inspiratorische Atemarbeit geleistet werden muß.

Unter erfahrenen Klinikern ist es bekannt, daß Patienten mit forcierter Atmung – u. U. am Rande der Dekompensation – in vielen Fällen mit einem kontinuierlichen CPAP-System wesentlich besser als mit einem Demandflow-CPAP-System atmen können. Wenn CPAP-Systeme nicht optimal funktionieren, so äußert sich dies in einem Abfall des inspiratorischen Atemwegsdrucks unter das gewählte CPAP-Niveau. Dies ist ein Zeichen dafür, daß die vom System oder von der Maschine gelieferte Gasströmung nicht den Bedürfnissen des Patienten entspricht.

---

* Wir danken den Herren Dr. W. Rothballer und Dr. D. Weismann von Drägerwerk AG, Lübeck, Dipl.-Ing. M. Krossa, Ing. P. Härter und Biotech. H. J. Felber für ihre Hilfe.
Unterstützt von der Deutschen Forschungsgemeinschaft (IIB7 – Fal39/1-1).

Aufgrund von Untersuchungen von Schlobohm et al. (1981) und Gherini et al. (1979) wissen wir, daß sich die funktionelle Residualkapazität und die Blutgase verschlechtern und daß die inspiratorische Atemarbeit zunimmt, wenn unter CPAP- oder IMV-Bedingungen der inspiratorische Atemwegsdruck nicht gut aufrecht erhalten wird. Das heißt, für die Unterstützung der akut gestörten Atmung bei Patienten am Rande der Dekompensation oder unter Entwöhnungsbedingungen müssen optimale Bedingungen für Spontanatmung in Verbindung mit maschineller Beatmung und/oder CPAP gewährleistet sein.

Obwohl sich kontinuierliche Flow-CPAP-Systeme v.a. dort, wo sie zuerst verwendet wurden, außerordentlich bewährt haben, wurden bisher von den Herstellern von Beatmungsgeräten bevorzugt Demandflowsysteme konstruiert, so daß – soweit den Autoren bekannt – in Europa keine Beatmungsgeräte mit kontinuierlichem Flowsystem kommerziell erhältlich sind. Diese Entwicklung ist z.T. damit zu erklären, daß die Überwachung der Atemzugvolumina unter kontinuierlichen Flowbedingungen bisher technisch nicht gelöst ist.

Die Hersteller moderner Beatmungsgeräte vertreten die Auffassung, daß die von ihnen produzierten Demandflowsysteme ebenso gut wie kontinuierliche Flowsysteme funktionieren, v.a. dann, wenn von den verschiedenen Möglichkeiten der Druckunterstützung oder assistierten Inspiration ("pressure support" oder "assisted spontaneous breathing", ASB) Gebrauch gemacht wird.

Vor diesem Hintergrund haben wir die inspiratorische Atemarbeit, die vom Patienten aufgebracht werden muß, um mit verschiedenen modernen Demandflowsystemen spontan zu atmen, im Vergleich zu einem kontinuierlichen Flow-CPAP-System (Standard) unter klar definierten experimentellen Bedingungen untersucht. Hierzu wurde ein spontan atmender Lungen- und Thoraxsimulator (RITA), entwickelt von der Fa. Drägerwerk (Lübeck), verwendet. Dieses Lungenmodell arbeitet nach einem mechanisch-elektronischen Prinzip und erlaubt die Registrierung des Atemzugsvolumens mit Hilfe eines geeigneten Strömungsaufnehmers (Pneumotachograph) und eines elektrischen Äquivalents für den Pleuradruck; beide Parameter können auf einem XY-Recorder dargestellt werden. Die Fläche, die von dem inspiratorischen Schenkel der so erhaltenen Druck-Volumen-Schleife und der Y-Achse umschlossen wird, entspricht der gesamten inspiratorischen Arbeit. Diese Größe wurde mit Hilfe der Planimetrie ermittelt.

Die folgenden Demandflowsysteme wurden im Vergleich zu einem kontinuierlichen Flow-CPAP-System zunächst *ohne* Verwendung der Druckunterstützung oder der assistierten Inspiration getestet: Siemens Servo-C, Dräger UV-2 und EV-A, Medishield CPU-1, Puritan Bennett 7200 und Engström ERICA.

Die Ergebnisse dieser Untersuchungen sind aus der Tabelle 1 zu ersehen. Es stellte sich heraus, daß unter den von uns gewählten Konditionen der Servo-C, der Dräger UV-2 und der EV-A Respirator, der CPU-1 und der Bennett 7200 nahezu gleichartig gut funktionierten mit nur einer geringen Zunahme der durch das jeweilige Gerät bedingten inspiratorischen Atemarbeit im Vergleich zum kontinuierlichen Flow-CPAP-System. Lediglich in Verbindung mit dem ERICA-Respirator war eine erheblich höhere (14–22%) inspiratorische Atemarbeit erforderlich als mit dem kontinuierlichen Flowsystem. Im Rahmen von Vorversuchen schnitt der Siemens Servo-B-Ventilator noch schlechter ab, weswegen wir ihn aus unserer Testserie völlig heraus-

Tabelle 1. Gesamte inspiratorische Atemarbeit mit 6 Demandflowsystemen im Vergleich zu kontinuierlichen Flow-CPAP-Systemen, registriert mit einem mechanisch-elektronischen Lungenmodell, das spontan atmen kann (RITA, Fa. Dräger AG, Lübeck). (Nach Falke u. Samodelov 1986)

Tube	Engstroem	Siemens-Servo-C		CPU-1	Bennett	Draeger	
	Erica				7200	UV-2	EV-A
	2. Reihe	1. Reihe	1. Reihe	2. Reihe	2. Reihe	1. Reihe	2. Reihe
[mm]	[Nm]/[%]	[Nm]/[%]	[Nm]/[%]	[Nm]/[%]	[Nm]/[%]	[Nm]/[%]	[Nm]/[%]
9[a]	1,08/+17	1,06/+5	1,05/+4	0,93/+1	0,98/+7	1,06/+5	1,01/+8
7[a]	1,19/+14	1,22/+8	1,16/+3	1,05/+1	1,06/+2	1,12/−1	1,05/+1
9[b]	0,66/+16	0,57/−5	0,58/−3	0,58/+2	0,58/+2	0,61/+2	0,60/+5
7[b]	0,77/+22	0,68/+0	0,68/+0	0,65/+2	0,63/+0	0,68/+0	0,67/+6
Mittel:	+17,3	+2,0	+1,0	+1,5	+2,8	+1,5	+5,0

[a] = Compliance 30
[b] = Compliance 60

Untersuchungsbedingungen: RITA: Atemzugvolumen 0,5 l, Inspirationszeit 1 s, Strömungsmuster überwiegend akzelerierend, Compliance 30 oder 60 $cm^3/cm\ H_2O$, Resistenz ca. 10 cm H_2O s/l; 7 und 9 mm id nasotrachealer Tubus.

Demandflowsystem: Triggereinstellung: wenn variabel 0,5 mbar oder 0,2 mbar nur mit Servo-C, Druckunterstützung nicht aktiviert; kontinuierliches Flowsystem: 45 l/m, 25 l elastisches Reservoir, CPAP: 10 cm H_2O.

Die erste Zahl gibt die gesamte inspiratorische Atemarbeit in Newtonmeter (Nm) wieder, die erforderlich für einen Atemzug von 0,5 l mit dem Demandflowsystem ist. Die zweite Zahl zeigt den Unterschied zur Atemarbeit, erforderlich mit dem kontinuierlichen Flowsystem in %.

Der Servo-C und der UV-2 wurden in einer ersten und die anderen Geräte in einer zweiten Serie getestet. Während der ersten Serie war die Anstiegsgeschwindigkeit des akzelerierten Flow etwas steiler als in der zweiten Serie. Dadurch entstanden Unterschiede in der Atemarbeit beim Referenzsystem in der Größenordnung von 5–10%.

genommen haben. Die zusätzlich erforderliche, gerätebedingte inspiratorische Atemarbeit betrug bei diesem Gerät bis zu 30% (Abb. 1). Aus diesen Gründen verwenden wir diese Maschine nicht mehr für IMV oder CPAP bei Patienten mit grenzwertiger Lungenfunktion.

Die zusätzlich erforderliche frühinspiratorische, auch „isovolämische" Atemarbeit war minimal mit dem Bennett 7200, gefolgt vom EV-A-Respirator und dem CPU-1. Mit dem Servo-C, dem UV-2 war die isovolämische Arbeit wenig und mit dem Engström ERICA-Respirator erheblich höher als mit dem kontinuierlichen Flowsystem. Gegen Ende der Inspiration zeigte sich beim Servo-C im Vergleich zum CPAP-System eine Abnahme der inspiratorischen Atemarbeit, ein Zeichen dafür, daß dieses Gerät in dieser Phase der Inspiration bereits eine Druckunterstützung ausübt.

Um die durch ein System zusätzlich bedingte inspiratorische Atemarbeit allein zu erfassen, wurde in einer zweiten Testserie Atemwegsdruck gegen Zugvolumen auf einem XY-Schreiber registriert. Mit diesem Vorgehen wurde außerdem der Einfluß einer inspiratorischen Druckunterstützung auf die zusätzlich zu leistende Arbeit getestet (Abb. 2). Diese Experimente ergaben, daß allein mit dem EV-A-Respirator Verhältnisse erreicht werden, die denen unter kontinuierlichen Flowbedingungen weitgehend ähneln, ohne daß zunächst eine Unterstützung der Inspiration eingestellt

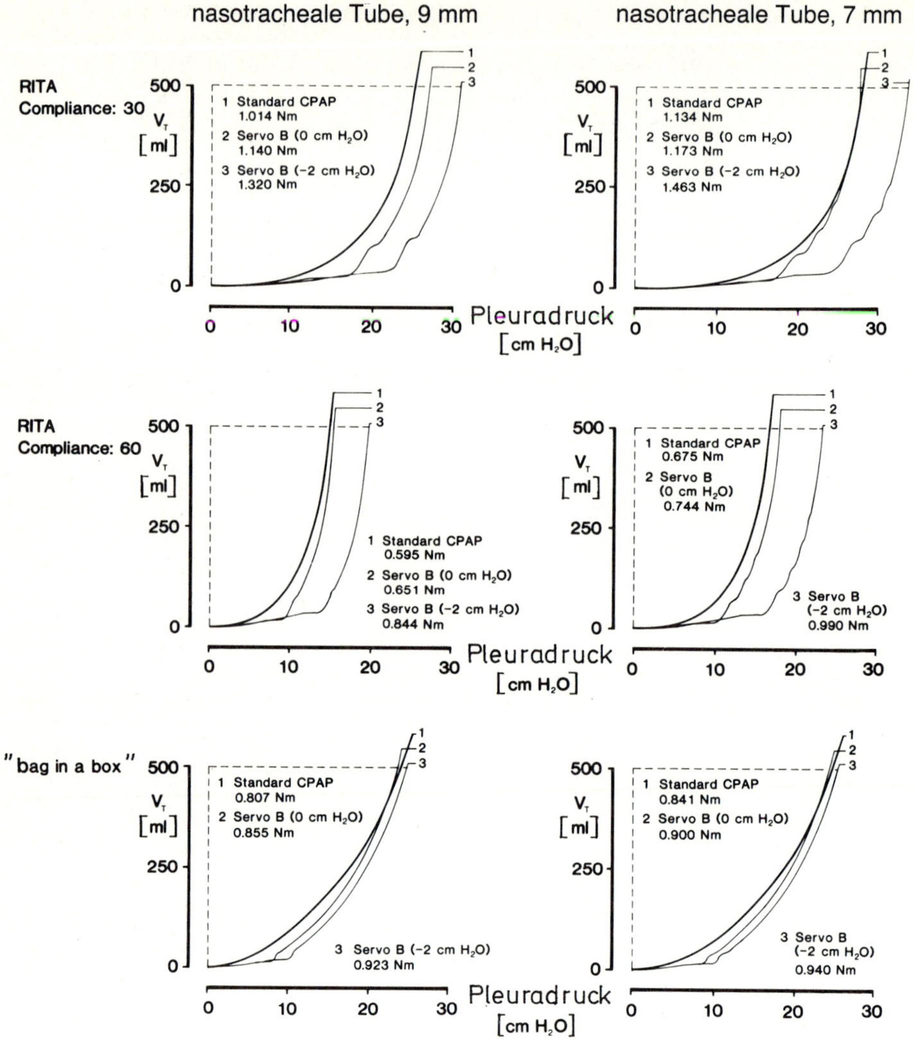

Abb. 1. Erhöhte inspiratorische Atemarbeit mit einem Demandflow-CPAP-System (Servo-B) im Vergleich mit einem kontinuierlichen Flowsystem. Es wurde auch ein "bag-in-a-box"-Atemmodell verwendet (*V* Atemzugvolumen, P_p Äquivalent für Pleuradruck). (Nach Falke u. Samodelov 1986)

war. Der Servo-C, zu einem geringeren Ausmaß auch der Bennett 7200 und der ERICA-Respirator, bewirken bereits eine Druckunterstützung der Inspiration, selbst wenn diese Option nicht eingeschaltet ist. Unter Berücksichtigung dieser Tatsache war die zusätzlich zu leistende inspiratorische Atemarbeit am geringsten mit dem Servo-C, gefolgt vom Bennett 7200 und dem EV-A-Respirator, jedoch am höchsten mit dem Engström ERICA-Gerät.

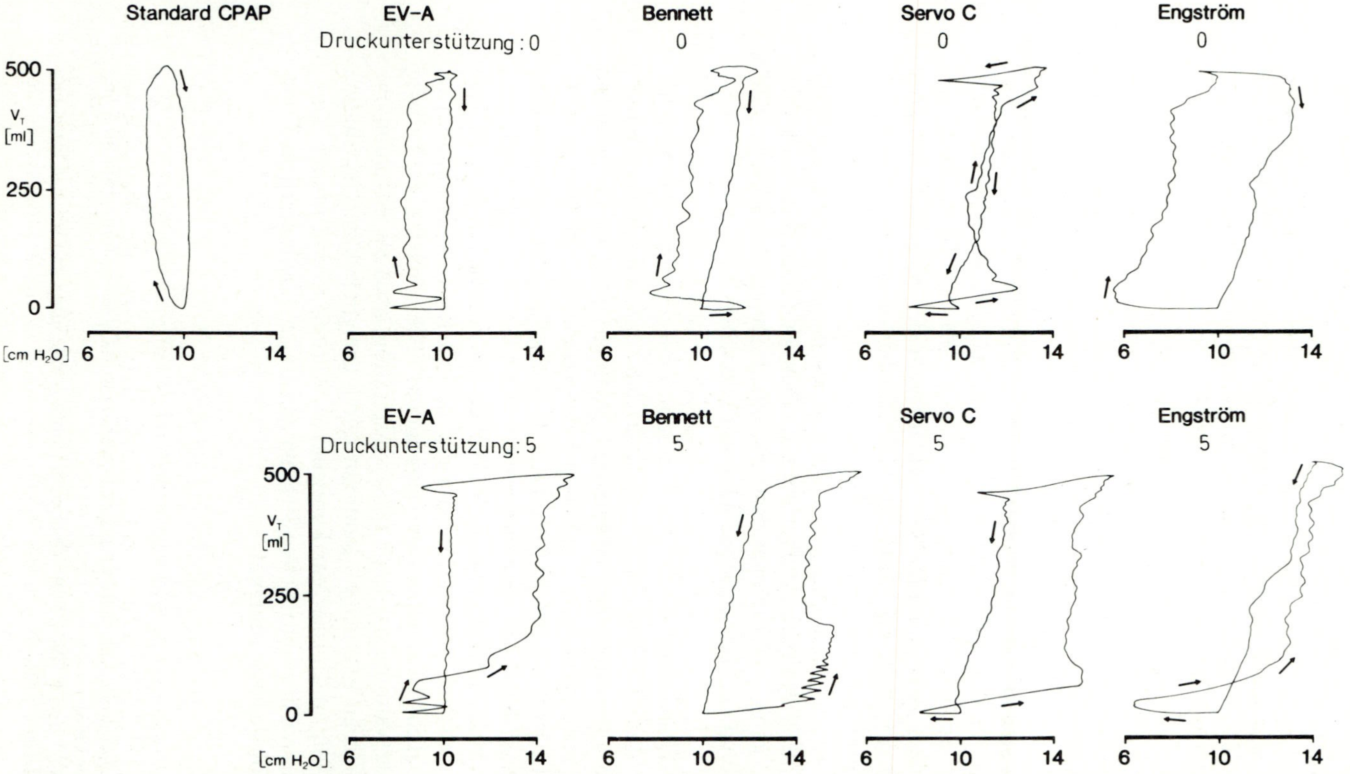

Abb. 2. Atemarbeit (in- und exspiratorisch), verursacht durch das Beatmungsgerät oder das verwendete System. Die Flächen zwischen inspiratorischem Schenkel der Druck-Volumen-Schleife und einer bei 10 cm H_2O gedachten vertikalen Linie entspricht der inspiratorischen Atemarbeit. Die Verschiebung des inspiratorischen Schenkels *(aufsteigender Pfeil)* nach links von 10 cm H_2O entspricht zusätzlich zu leistender Arbeit und eine Verschiebung der inspiratorischen Schleife nach rechts der Unterstützung der Inspiration. Die nach *unten gerichteten Pfeile* zeigen den exspiratorischen Teil der Druck-Volumen-Schleife an. Die Fläche zwischen der gedachten Vertikale bei 10 cm H_2O und der exspiratorischen Schleife entspricht zusätzlicher exspiratorischer Arbeit, die mit dem EV-A-Respirator minimal und mit dem ERICA-Respirator maximal war.

Die obere Zeile enthält Druck-Volumen-Schleifen, die ohne, und die untere solche, die mit eingeschalteter Druckunterstützung der Inspiration (+ 5 cm H_2O) registriert wurden

Wenn eine Druckunterstützung oder assistierte Inspiration (bei EV-A) eingestellt worden war, konnte zusätzlich zu leistende Arbeit entweder ganz oder zum überwiegenden Teil eliminiert werden. Allerdings war beim Servo-C, dem EV-A und dem ERICA-Respirator nach wie vor eine frühinspiratorische Arbeit erforderlich, um die druckunterstützte Inspiration auszulösen. Unter unseren experimentellen Bedingungen konnte diese zusätzliche Atemarbeit nur mit dem Bennett 7200 mit eingestellter Druckunterstützung eliminiert werden. Allerdings kann nach unserer bisherigen Erfahrung der Bennett 7200 unter klinischen Bedingungen nicht mit einer so hohen Triggerempfindlichkeit von 0,5 mbar verwendet werden, wie dies während unserer Experimente der Fall war. Um eine zuverlässige Zählung der Atem- bzw. Beatmungsfrequenz zu ermöglichen, muß eine höhere, weniger empfindliche Triggerung von 1,5 bis 2,0 mbar verwendet werden. Es bleibt offen, inwieweit dies zu einer unerwünschten Vermehrung zusätzlicher Atemarbeit unter klinischen Bedingungen führt.

Unsere Ergebnisse stehen in weitgehender Übereinstimmung mit früheren Untersuchungen von Gibney et al. (1982) und Gjerde et al. (1984) und ähneln weitgehend denjenigen von Katz et al. (1985), obwohl Katz et al. sich auf die Messung der zusätzlich zu leistenden Arbeit infolge der Widerstände der Maschine bzw. der Systeme beschränkte. Wir halten es für besser, wenn Schlußfolgerungen hinsichtlich der Leistungsfähigkeit von Demand – im Vergleich zu kontinuierlichen Flowsystemen auf Messungen der gesamten inspiratorischen Arbeit basieren. Da die zusätzliche systembedingte inspiratorische Atemarbeit mit einem kontinuierlichen Flowsystem sehr gering ist, kann im Vergleich dazu mit einem Demandflowsystem eine große relative Änderung auftreten, die jedoch unter klinischen Bedingungen irrelevant sein kann.

Zusammenfassend kann gesagt werden, daß unter unseren experimentellen Bedingungen die zusätzlich zur Überwindung respirator- oder systembedingter Widerstände erforderliche inspiratorische Atemarbeit minimal war, wenn moderne Demandflowsysteme mit kontinuierlichen Flow-CPAP-Systemen verglichen wurden. Lediglich mit dem Engström-ERICA-Respirator trat eine größere unerwünschte Vermehrung der zusätzlich zu leistenden inspiratorischen Atemarbeit auf. Auf diesen Beobachtungen basierend empfehlen wir die Verwendung von etwa 3 cm H_2O Druckunterstützung oder assistierte Inspiration, um die zusätzlich durch das System zu leistende Arbeit möglichst weitgehend zu eliminieren. Die klinische Bedeutung geringer Unterschiede während des Beginns der Inspiration, auch als isovolämische inspiratorische Atemarbeit bezeichnet, kann nur durch geeignete klinische Studien abgeklärt werden. Aufgrund bisheriger klinischer Erfahrungen sind immer dann, wenn Patienten mit hohen inspiratorischen Strömungen atmen, kontinuierliche Flow- besser als Demandflowsysteme geeignet.

Literatur

1. Falke KJ, Samodelov LF (1986) Inspiratory work of breathing with CPAP-systems. (6th Int Symp Int Care Med, Brüssel 1986)
2. Gherini S, Peters MM, Virgilio RW (1979) Mechanical work on the lungs and work of breathing with positive endexpiratory pressure and continuous positive airway pressure. Chest 1979; 76: 251–256

3. Gibney RTN, Wilson RS, Pontoppidan H (1982) Comparison of work of breathing on high gas flow and demand valve continuous positive airway pressure systems. Chest 82: 692–695
4. Gjerde GE, Katz JA, Kraemer RW (1984) Inspiratory work and airway pressure with continuous positive airway pressure delivery systems (abstract) Crit Care Med 984: 272
5. Katz JA, Kraemer RW, Gjerde CE (1985) Inspiratory work and airway pressure with continuous positive airway pressure delivery systems. Chest 88: 519–526
6. Schlobohm RM, Falltrick RT, Quan SF, Katz JA (1981) Lung volumes, mechanics, and oxygenation during spontaneous positive pressure ventilation: the advantage of CPAP over EPAP. Anesthesiology 55: 416–422
7. Thies WR, Härter P, Falke KJ (1983) Increased work of breathing with demand flow CPAP-systems (abstract & poster) (2nd European Congress on Intensive Care, Geneva 1983)

Hochfrequenzbeatmung

N. Mutz, M. Baum, H. Benzer, W. Koller und G. Kroesen

Die Entwicklung neuer Methoden, welche durch entsprechende technische Voraussetzungen ermöglicht wurden, hat insbesondere in den letzten Jahren zur Erweiterung und Differenzierung der Verfahren zur künstlichen Beatmung beigetragen. Soll eine kritische Analyse, besonders bei sog. Alternativverfahren, durchgeführt werden, muß zunächst nach den prinzipiellen Voraussetzungen gefragt werden, die zur Entwicklung dieser neuen Techniken geführt haben und führen.

Im wesentlichen sind es 3 Merkmale, die den Einsatz eines neuen Verfahrens oder die Modifikation einer herkömmlichen Methode rechtfertigen:

1. Die neue Technik ist a priori der bislang angewendeten überlegen.
2. Komplikationen oder Probleme, welche ursächlich auf die traditionelle Methode zurückgeführt werden müssen, machen die Suche nach Alternativen (Neuentwicklungen) notwendig.
3. Die Innovation trägt zur Bereicherung bisherigen Wissens bei oder ist Gegenstand besonderer wissenschaftlicher Fragestellungen.

Konventionelle Methoden der künstlichen Beatmung sind aufgrund ihres charakteristischen Funktionsprinzips durch davon abgeleitete negative Auswirkungen auf verschiedene Organsysteme belastet. Bei der Applikation von Atemgasvolumina entstehen periodische, mitunter hohe Druckbelastungen. Diese können einerseits zu direkten Schäden an der Lunge selbst führen (Barotrauma), haben aber andererseits auch Rückwirkungen auf andere Organsysteme (Herz-Kreislauf, Niere, Leber, intrakraniellen Druck etc.).

Darüber hinaus sind die Möglichkeiten herkömmlicher Beatmungstechniken bei speziellen Indikationen zur künstlichen Beatmung weitgehend eingeschränkt. Die Begrenzung der Fähigkeit, den Gasaustausch durch Anwendung der „klassischen" Techniken aufrecht zu erhalten, ist insbesondere bei schwerst geschädigten Lungenstrukturen zu erwarten (ARDS, bronchopleurale Fisteln). Auch die intraoperative Anwendung intermittierender Überdruckbeatmung im thoraxchirurgischen Bereich kann zu gewissen beatmungsbedingten Einschränkungen des operativen Vorgehens führen (Operationen an den Atemwegen, postoperativer Verlauf).

Die Entwicklung verschiedener Verfahren, welche unter dem gemeinsamen Überbegriff „Hochfrequenzbeatmung" zusammengefaßt sind, haben in ersten klinischen Anwendungen Auswege aus diesem Dilemma angedeutet. Diese Methoden, charakterisiert durch die Applikation kleiner und kleinster Atemgasportionen in hoher

Beatmungsfrequenz erfüllen zweifellos eine wesentliche Voraussetzung für ihre experimentelle und klinische Anwendung: die wissenschaftlichen Fragestellungen, welche sich aus dem Einsatz dieser neuen Methoden ergeben. Basis dafür sind notwendigerweise alternative Denkmodelle über physiologische Grundlagen, technische Innovationen und die Entwicklung neuer Therapiekonzepte.

Weisen aber hochfrequente Beatmungsverfahren auch jene Voraussetzungen auf, die notwendig sind, um Nachteile und Komplikationen konventioneller Beatmungsmethoden vermeiden zu können? Diese grundlegende Frage ist derzeit sicher nicht mit einem klaren „ja" oder „nein" zu beantworten.

Das Konzept, gasvolumenabhängige Druckbelastungen der Lunge möglichst zu vermeiden und darüber hinaus die Philosophie von der „Ruhigstellung der erkrankten Lunge" zu verwirklichen, hat zu Entwicklungen unterschiedlicher Techniken innerhalb der "high frequency ventilation" geführt. Einziges verbindendes Merkmal aller dieser Methoden ist die namengebende Steigerung der Beatmungsfrequenz bis, mitunter weit über jene, der bei konventioneller Beatmung üblichen.

Um dennoch eine gewisse Systematik zu erreichen, hat Froese die technisch voneinander oft sehr differierenden Methoden der Hochfrequenzbeatmung in 2 Gruppen eingeteilt [7]:
1. Techniken mit passiver Exhalation,
2. Techniken mit aktiver Exhalation.

Grundsätzlich folgen, abgesehen von der sog. "high frequency positive pressure ventilation" (HFPPV), einer weitgehenden Modifikation konventioneller intermittierender Überdruckbeatmung [18], sämtliche Variationen der von Klain inaugurierten "high frequency jet ventilation" [10] dem Prinzip der passiven Exhalation. Hingegen sind jene Methoden, deren Wirkungsweise durch die Erzeugung von Oszillationen charakterisiert sind – "high frequency oscillation" (HFO) [3, 12] oder "high frequency jet oscillation" (HFJO) [15] – durch die zusätzliche Aktivierung der Exhalationsphase charakterisiert.

Modifikationen, welche an diesen prinzipiell voneinander verschiedenen Systemkonfigurationen erfolgen, betreffen vorwiegend die Gerätetechnik mit dem Ziel, unterschiedliche, das jeweilige System betreffende Probleme zu lösen:
- Regelung des Gasaustausches auch bei schwer geschädigter Lunge,
- verbesserte „Ruhigstellung" der Lunge,
- Verbesserung in der Handhabung des Systems,
- Befeuchtungsoptimierung,
- Entwicklung eines adäquaten Monitorsystems für Patient und Gerät,
- Steigerung der aktiven Gerätesicherheit,
- Regulierung des intrathorakalen Drucks unabhängig von eingestellten Beatmungsparametern.

Alle diese Faktoren, deren vollständige Aufzählung diesen Rahmen übersteigen würde, spiegeln im besonderen die Unsicherheit im grundsätzlichen physiologischen Verständnis wider.

Klinische Anwendungsbeispiele haben gezeigt, daß es prinzipiell gelungen ist, diese Methode erfolgreich einzusetzen. Insbesondere bei der Beatmung von Patienten mit bronchopleuralen Fisteln [4, 5, 15], zur Verminderung von beatmungsbedingten Rückwirkungen auf andere Organsysteme [15, 17], aber auch im intra- und perioperativen Bereich [1, 6, 14, 19] haben sich Indikationsbereiche für die "high frequency ventilation" abgezeichnet. Allerdings fehlen breitere kontrollierte Studien, die im direkten Vergleich mit konventionellen Methoden der künstlichen Beatmung tatsächliche Vorteile der Hochfrequenzbeatmung bestätigen.

Zur Bestimmung des derzeitigen Stellenwertes der Alternativmethodik "high frequency ventilation" ist es notwendig, zunächst von der Entwicklung konventioneller Beatmungsverfahren innerhalb der letzten Jahre auszugehen.

Ausgehend von entsprechenden technischen Voraussetzungen (Respiratoren, Monitoring) wurden Beatmungstechniken entwickelt, die, angepaßt an die jeweilige Atemstörung, risikoärmer angewendet werden können (CPPV, IRV, ILV, IMV etc.). Darüber hinaus erlaubt heute eine weitgehende Variationsbreite an Einstellparametern bei modernen Respiratoren die entsprechende Individualisierung des Beatmungsmusters.

Abgesehen von der direkten Atemhilfe durch den Respirator werden zur Verbesserung der Lungenfunktionen im Rahmen intensivmedizinischen Vorgehens flankierend Alternativverfahren herangezogen. Der gezielte Einsatz solcher Methoden ($ECCO_2R$, Hämofiltration, etc.) [8, 11] hielt ebenfalls mit, die Effizienz der Behandlung pulmonaler Störungen zu steigern und gleichzeitig die Risiken der Respiratorbehandlung selbst zu senken.

Gerade die Weiterentwicklung „konventioneller" Beatmungsmethoden durch gezielte Variation von Beatmungsparametern hat den Indikationsbereich hochfrequenter Beatmungsverfahren in den letzten Jahren etwas zurückgedrängt. Dennoch hat die enorme Steigerung des technischen Niveaus der zur Verfügung stehenden Geräte und eine gewisse Kenntnis der Relevanz verschiedener Einstellparameter für die Beatmung einen weiteren Einsatz zugelassen. Gewisse Kenntnisse um „veränderte" physiologische Verhältnisse und die noch immer aktuelle Forderung nach der „respiratorischen Beatmung" [2], der Ruhigstellung der Lunge, induzieren heute folgende Anwendungsbereiche für Methoden der "high frequency ventilation":

1. *in der Intensivmedizin* [4, 5, 9, 15, 17]:
- bronchopleurale Fisteln (Gasvolumenverlust),
- Verminderung von beatmungsbedingten Organrückwirkungen (ICP),
- Neugeborenenbeatmung (RDS),
- postoperativ (Kardio-, Thoraxchirurgie);

2. *intraoperativ* [6, 13, 14, 16, 19]:
- Laryngotrachealchirurgie,
- Thoraxchirurgie,
- Neurochirurgie,
- Stoßwellenlithotripsie;

3. *andere Anwendungsbereiche* [1, 20]:
- Atemtherapie (Sekretmobilisation).

Einem breiten klinischen Einsatz der "high frequency ventilation" in den oben angeführten Anwendungsbereichen stehen allerdings noch immer folgende limitierenden Faktoren entgegen:

- fehlendes adäquates Monitoring zum raschen und sicheren Erkennen von Systemdysfunktionen,
- fehlende, automatisch wirksame Sicherheitseinrichtungen,
- fehlende, allgemein gültige Richtlinien für Parameter der Systemeinstellung,
- inadäquate, mangelhafte Atemgasbefeuchtung.

Obwohl die Anwendung von hochfrequenten Beatmungsverfahren zum gegenwärtigen Zeitpunkt zweifellos nicht zuletzt durch die besondere Entwicklung konventioneller Beatmungsmethoden weitgehend beschränkt erscheint, ist die Weiterentwicklung dieser Techniken unserer Meinung nach aus folgenden Gründen notwendig und erforderlich:
- Die „Ruhigstellung" der erkrankten Lunge ist als Forderung bislang nicht realisiert.
- Die Beatmung im gegen Atmosphäre offenen Systemen (FDV, HFP, HFJO, HFJV) bietet infolge fehlender Interfrequenz mit der Spontanatmung besondere Vorteile gegenüber konventionellen Beatmungsmethoden (Vermeiden von Barotrauma, Kombinationsmöglichkeit mit anderen Methoden, Absaugen während der Beatmung, Weaning) [9, 15, 20].
- Besondere methodische Vorteile ergeben sich bei der intraoperativen Anwendung dieser Techniken (Operationskomfort), aber auch in der Notfallmedizin und bei der Behandlung bronchopleuraler Fisteln.

Literatur

1. Benzer H, Baum M, Duma S, Geyer A, Mutz N (1983) Peri and postoperative application of various types of high frequency ventilation (HFV). In: Scheck PA, Sjöstrand UH, Smith RB (eds) Perspectives in high frequency ventilation. Martinus Nijhoff, Boston The Hague Dordrecht Lancaster
2. Benzer H, Coraim F, Mutz N, Pauser G (1979) Probleme der „Respiratorischen Beatmung" bei der Schocklunge. In: Mayrhofer-Krammel O, Schlag G, Stoeckel H (Hrsg) Akutes progressives Lungenversagen (iNA Bd 16). Thieme, Stuttgart
3. Bohn DJ, Miyasaka K, Marchak BE, Thompson WK, Froese AB, Bryan AC (1980) Ventilation by high frequency oscillation. J Appl Physiol 48: 710
4. Carlon GC, Ray C, Klain M, McCormack PM (1980) High frequency positive-pressure ventilation in management of a patient with bronchopleural fistula. Anesthesiology 52: 160
5. Derderian SS, Rajagopal KR, Abbrecht PH, Bennet LL, Doblar DD, Hunt KK (1982) High frequency positive pressure jet ventilation in bilateral bronchopleural fistulae. Crit Care Med 10/2: 119
6. El-Baz N, El-Ganzouri A, Ivankovich A (1983) High-frequency positive-pressure ventilation for major airway surgery. Perspectives in High Frequency Ventilation In: Scheck PA, Sjöstrand UH, Smith RB (eds) Martinus Nijhoff Boston The Hague Dordrecht Lancaster
7. Froese AB (1984) High-Frequency Ventilation: A critical Assessment. In: Shoemaker WC (ed) Critical care, state of the art, vol 5. Society of Critical Care Medicine, Fullerton CA
8. Gattinoni L, Pesenti A, Marcolin R, Bordone G, Rossi GP, Riboni A, Romagnoli R, Cugno M (1984) Extracorporeal CO_2-removal. In: Lawin P, Peter K, Scherer R (Hrsg) (INA Bd 48). Thieme, Stuttgart New York
9. Kalla R, Wald M, Klain M (1981) Weaning of ventilator dependent patients by high frequency jet ventilation. Crit Care Med 9/3: 162
10. Klain M, Smith RB (1977) High frequency percutaneous transtracheal jet ventilation. Crit Care Med 5/6: 280

11. Koller W (1986) Continuous arterio-venous hemofiltration in ICU patients with pulmonary disorders. (CAVH-Proceedings of the International Symposium on Continuous arterio-venous Hemofiltration, Milano)
12. Lunkenheimer PP, Rafflenbeul W, Keller H, Frank I, Dickhut HH, Fuhrmann C (1972) Application of transtracheal pressure oscillations as a modification of "diffusion respiration". Br J Anaesth 44: 627
13. Moulaert P, Rolly G (1983) High frequency jet ventilation for pulmonary resection. Ventilation In: Scheck PA, Sjöstrand UH, Smith RB (eds) Perspectives in High Frequency. Martinus Nijhoff, Boston The Hague Dodrecht Lancaster
14. Mutz N, Baum M, Benzer H, Duma S, Moritz E (1982) Intraoperative Anwendung der Forcierten Diffusions-Ventilation (FDV). Anaesthesist 31: 427
15. Mutz N, Baum M, Benzer H, Goldschmied W, Schedl R, Koller W (1984) Beatmung mit hohen Frequenzen in der Intensivmedizin. In: Lawin P, Peter K, Scherer R (Hrsg) Maschinelle Beatmung gestern – heute – morgen (INA Bd 48). Thieme, Stuttgart
16. Salzer GM, Kroesen G (1982) Jet-ventilation – A favourable Method of Mechanical Ventilation for Resections of the Tracheal Bifurcation. Thorac Cardiovasc Surg Spec Iss 1: 30, 26
17. Schedl R, Baum M, Benzer H, Kiss F, Mutz N, Spängler H (1985) Auswirkungen hochfrequenter Beatmungstechniken auf den Verlauf der intrakraniellen Druckkurve. Anaesthesist 34: 578
18. Sjöstrand U (1980) High Frequency Positive Pressure Ventilation (HFPPV): A Review. Crit Care Med 8: 345
19. Swartzman S, Babinski MF, Smith RB, Saunders T, Trinkle K, Grover F (1983) HFPPV and IPPV in open heart surgery. Anesthesiology 59/3: 79
20. Wagner J, Baum M, Benzer H, Jonas L, Koller W, Mutz N (1983) Hochfrequente Beatmung – High Frequency Pulsation (HFP) – zur tracheobronchialen Absaugung ohne Unterbrechung der Beatmung. Anaesthesist 32: 55

Hochfrequenzbeatmung: Modell einer inhomogenen Ventilation

P. P. Lunkenheimer, R. Bossler, J. Theissen, H. Van Aken, E. Zimmermann, P. Niederer und N. Stroh

Die Hochfrequenzbeatmung stand ursprünglich im Zeichen kleiner Hubvolumina. Diese wurden zunächst für die Oszillationsbeatmung nicht nach dem Wirkungsgrad alveolärer Ventilation, sondern nach den für eine intrathorakale Druckanregung notwendigen Hüben bemessen. Der ventilatorische Effekt war dabei eine zufällige Nebenbeobachtung [6–9].

Als dieser Gedanke in Vergessenheit geriet, war die Hochfrequenzbeatmung eigentlich ihres auslösenden Überraschungseffektes benommen. Angeregt durch die Erfahrungen mit der Jetventilation begann man, die Normoventilation in immer höhere Frequenzbereiche zu verlegen. Unter günstigen Umständen kam man mit kleinen Hubvolumina aus. Dies wurde im Sinne einer Einschränkung der Lungengewebsbelastung, v. a. aber der kreislaufaktiven intrathorakalen Druckwechselstörungen, als Vorzug gewertet [4, 5, 10].

Endgültig unübersichtlich wurden die Anregungsbedingungen, als man begann, das Inspirations-Exspirations-Zeitverhältnis frei zu variieren [1]. Man ging also von der ohnehin physikalisch schwer übersehbaren sinusoidalen Anregung ab, verwandte ein unsymmetrisches Druckwechselmuster, gab aber weiterhin – wie unter Oszillationsbeatmung – die Druckwechselfolge in 1/min oder gar Hz an, obwohl beide Phasen im Frequenzgehalt durchaus weit über, z. T. auch unter der Nennfrequenz liegen können. Als man in der Jetventilation begann, mit schnell schaltenden Elektromagnetventilen zu arbeiten, war die Konzeption des Atemhubvolumens im Sinne der konventionellen Beatmung längst restauriert. Mit steigendem Arbeitsdruck und wachsenden Ventilöffnungsquerschnitten wurden als Kompensation für die kurzen Öffnungszeiten der Ventile enorme Gasbeschleunigungen erzielt, die den Jet tatsächlich zu einem energiegeladenen, eng gebündelten Impulsträger machten. Es wird gezeigt, daß sich damit die Jetventilation durch eine ausgeprägte Richtstrahlcharakteristik disqualifiziert.

Hier findet die klinische Beobachtung einer inhomogenen Anwendungsbilanz der Hochfrequenzjetventilation ihre Aufklärung. Sie unterhält eine physiologisch lobär begrenzte Ventilation.

Die Oszillationsbeatmung wurde inzwischen so modifiziert, daß sie in ihrer klinischen Anwendung über relativ großvolumige Kolbenpumpen mit den gleichen Nachteilen einer Richtstrahlcharakteristik belastet ist [2, 3]. Klinisch wird zum Schutze des Patienten vor Barotraumen ungern am geschlossenen System gearbeitet, obwohl sich dieses durch weniger ausgeprägte Richtstrahlcharakteristika auszeichnet. Die nur von wenigen Arbeitsgruppen um einige Sicherheitsstufen klinikreif gemachte Ozillationsbeatmung am „offenen System“ liefert außer beim Kleinkind, so wenig reproduzierbare Ergebnisse wie die Jetventilation, so daß heute beide Methoden in der Klinik in den Bereich des atemphysiologisch interessierten Wissenschaftlers abgedrängt zu werden drohen.

Grundversuche zur unerwartet wirksamen Gegenstromgasmischung

Am Modell getrockneter Schweinelungen, deren gasführende Räume von der Trachea bis zur Alveole während der Trocknung im mäßig geblähten Zustand offen gehalten wurden, läßt sich der oralwärts gerichtete CO_2-„Transport“ gegen einen starken O_2-Einstrom unter Hochfrequenzoszillation nachweisen (Abb. 1). Dazu wurde die Pleura am dorsalen, diaphragmalen Abschnitt des rechten Unterlappens in einer Kreisfläche von 2 cm Durchmesser abgetragen. Dort wurde ein Dom mit einem Füllungsvolumen von 3 cm^3 aufgeklebt, so daß seine Lichtung mit dem darunter liegenden Alveolargebiet frei kommunizierte. Der Dom hatte außerdem 2 gleich große Öffnungen. In die eine wurden 200 ml/min CO_2 eingeblasen. Die andere Öffnung stand offen, so daß dort der größte Teil des insufflierten CO_2 entwich. In der Trachea kam nach 1–2 min Wartezeit CO_2 in steigender Konzentration an (Uras).

Wurden nun in die Trachea 2 l/min O_2 eingeblasen, dann nahm der Ausstrom aus der offenen Domöffnung zu. In der Trachea war kein CO_2 mehr nachweisbar. Die Lunge wurde also offensichtlich in oroalveolärer Richtung CO_2-freigespült.

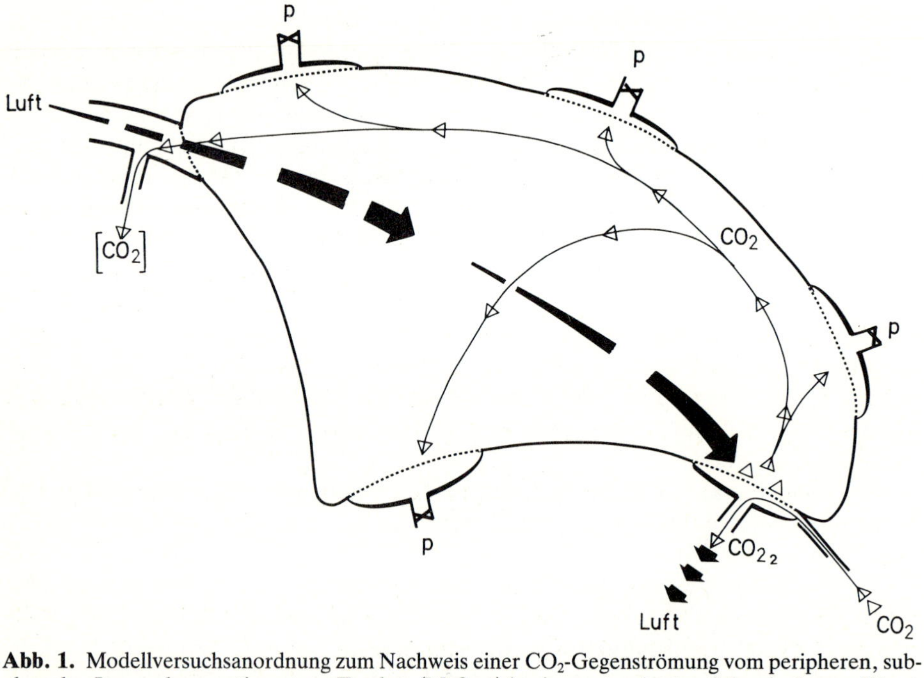

Abb. 1. Modellversuchsanordnung zum Nachweis einer CO_2-Gegenströmung vom peripheren, subpleuralen Lungenkompartiment zur Trachae (Meßort) in einer getrockneten Schweinelunge. Dieser Gegenstrom gegen die von der Trachea in die Lungenperipherie eingeblasene Gasströmung (O_2 oder Luft) stellt sich nur ein, wenn dem Gleichstrom eine Druckwechselanregung überlagert wird

Wurde schließlich dem kontinuierlichen O_2-Einstrom eine hochfrequente Druckschwingung (Oszillation) überlagert, dann erschienen in der Trachea mit 1–2 min Verzögerung geringe Konzentrationen an CO_2.

Kohlensäure (CO_2) wird also gegen den kontinuierlichen O_2-Einstrom in die Lunge von der eng begrenzten alveolären Öffnungsfläche – entlang dem ganzen Bronchotrachealbaum – nach oral transportiert, wenn dem Gleichstrom des vergleichsweise großvolumigen O_2-Zustroms zur Alveole eine Druckschwankung innerhalb eines schmalen Frequenzbandes überlagert wird. Der Vorgang entspricht der Durchmischung zweier Gase mit jeweiligem Nettostrom entlang dem entgegengesetzt gerichteten Partialdruckgradienten.

Der gleiche Durchmischungsvorgang war schließlich auch am isolierten (getrockneten) Bronchialbaum nachweisbar, der vollständig von seinem Lungenparenchym befreit war. Die freien Öffnungen der Bronchien (bis 1,5 mm lichte Weite) wurden zu jeweils 6 „Lappen" zusammengefaßt, mit Plastiksäcken überzogen und abgedichtet. In den so gebildeten Kompartimenten konnte der Druck gemessen werden. Sie konnten einzeln geöffnet und ihr Durchfluß konnte anemometrisch erfaßt werden (Abb. 2).

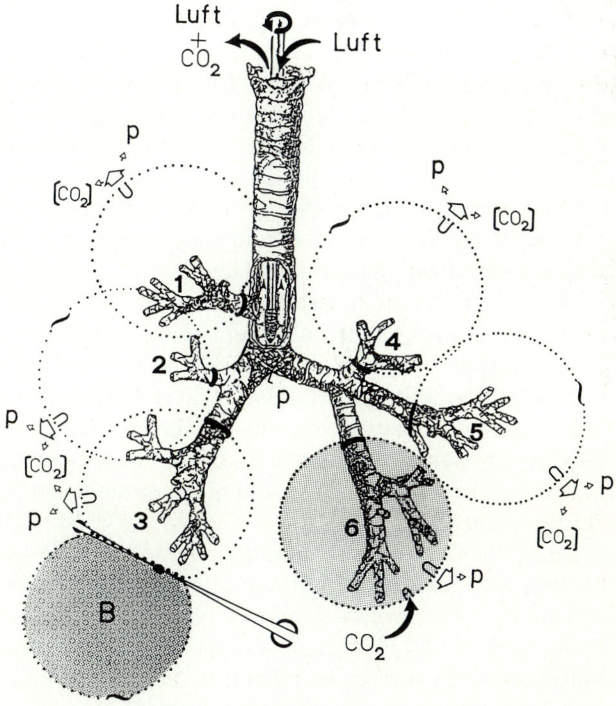

Abb. 2. Modell des kompartimentierten, isolierten (getrockneten) Bronchialbaums. Nach Entfernen des Lungenparenchyms wurden jeweils mehrere periphere Bronchialverzweigungen mit einem Kolostomiebeutel dicht abgekammert. Die Säcke wurden mit Araldit versteift. In ihnen wurde der Druck gemessen. Austrittsöffnungen gestatteten die Gasdurchflußmessung. An diesem Modell stellte sich wie am Modell der Abb. 1 unter oszillierender Druckwechselanregung ein CO_2-Gegenstrom vom Kompartiment 6 zum Meßort in der Trachea ein

Wurden in ein Kompartiment, das nach außen geöffnet war (Leck), kleine Mengen CO_2 eingewaschen, so verteilte sich das Gas rasch über alle Kompartimente. Wurde wiederum ein O_2-Einstrom von 2 l/min in die Trachea eingeleitet, so wurde der CO_2-Einstrom über das Leck im Instillationskompartiment abgeblasen. Das Anlegen eines oszillierenden Druckwechsels als Überlagerung des kontinuierlichen O_2-Einstroms über die Trachea richtet wieder einen stabilen CO_2-Gegenstrom entlang den gesamten Atmungswegen bis zur Trachea ein. CO_2 wurde nun wieder in allen (dichten) Kompartimenten (Lungensäcken) nachweisbar.

Grundversuch zum Einfluß der Anregungsfrequenz auf die Gasverteilung in der Lunge

Getrocknete Schweinelungen verschiedener Größe wurden an ihrer Oberfläche silikonbeschichtet. In einer Fläche von 2 cm^2 wurde über allen Lappen diese Grenzschicht mit der darunter liegenden Pleura zur Andichtung von Druckmeßdomen entfernt.

Das darunter liegende Alveolarkompartiment war an die Lichtung des Domes angekoppelt. Von den beiden freien Ansatzstufen der Dome war jeweils einer an ein Statham-Druckmeßelement angeschlossen, das andere blieb verschlossen.

In die Trachea wurde ein Endotrachealtubus eingeführt, aber nur unter Oszillationsanregung geblockt. Vergleichsweise wurde mit einem Acutronic-Jetventilator und einem Oszillator (Kolbenpumpe) angeregt. Die Anregungsfrequenzen wurden unter Jetventilation bis 10 Hz, unter Oszillationsbeatmung bis 60 Hz gesteigert. Der Hub lag unter Oszillation bei 25 cm^3. Unter Jetventilation wurde frequenzabhängig ein Minutenvolumen zwischen 30 und 20 l insuffliert.

Beide Beatmungsformen erzeugten ausgeprägte Inhomogenitäten im Druckprofil über den verschiedenen Lungenlappen.

Die Jetventilation belastete stark tubuslageabhängig den rechten oder linken Unterlappen, nämlich deutlich mehr als die Mittel- und Oberlappen. Das drückte sich in der größeren Druckwechselamplitude in den Unterlappen und einem häufig zu beobachtenden Mitteldruckabfall in den Oberlappen (unter O) aus. Bei Drehung des Tubus um seine Längsachse um wenige Winkelgrade änderte sich das Muster der Druckwechselamplitude gänzlich. Die Frequenzabhängigkeit unter dieser Anregung war wenig charakteristisch bis auf einen erheblichen Amplitudenverlust mit steigender Frequenz (bis 10 Hz).

Unter der Oszillationsbeatmung bildete sich eine ausgeprägte Frequenzabhängigkeit der Druckwechselamplituden und der Mitteldrücke aus (Abb. 3). Die Unterschiede der Druckwechselamplituden von Lappen zu Lappen wurden bei höheren Frequenzen (> 30 Hz) immer deutlicher. In den Oberlappen konnte zuweilen eine Mitteldruckabsenkung unter Null, in den Mittel- und Unterlappen eine Anhebung über Null gemessen werden ("airtrapping").

Auch unter diesen Anregungsbedingungen war das Muster der Amplitudenmodulationsprofile noch von Änderungen der Lage des Tubus in der Trachea abhängig, wenn auch deutlich weniger als unter Jetventilation.

Die Jetventilation zeigt also eine deutlich stärker ausgeprägte Richtstrahlcharakteristik als die Oszillationsbeatmung. Gerade unter Oszillation bei kleinen Hubvolu-

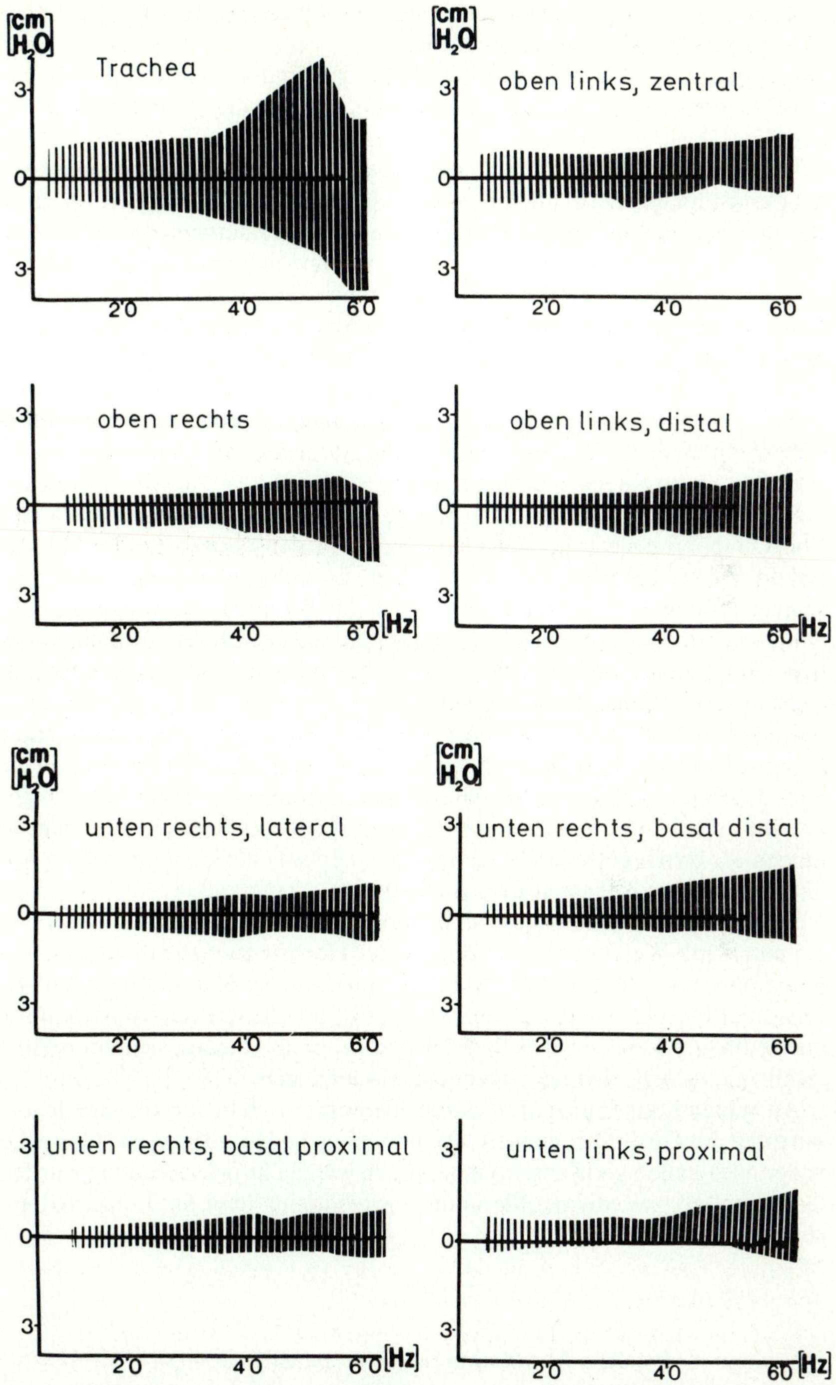

Abb. 3. Druckwechselamplitudenmodulationsprofile an verschiedenen Meßorten der Lungenoberfläche (getrocknete und wieder durch Befeuchtung erweichte Schweinelunge, Modell der Abb. 1) und in der Trachea in Abhängigkeit von der Anregungsfrequenz zwischen 0,5 und 64 Hz

mina am geschlossenen System läßt sich die Richtstrahleigenschaft durch hohe Intubation weitgehend unwirksam machen.

Frequenzabhängig baut sich besonders bei Frequenzen über 30 Hz ein "airtrapping" in den peripheren Kompartimenten auf, das den Mitteldruck dort über Null hebt.

In den oberen Lungenabschnitten (beide Oberlappen) senkt bei beiden Anregungsmustern ein Bernoulli-Effekt den Mitteldruck in den Sogbereich. Entsprechend der höheren maximalen Gasbeschleunigung unter Jetventilation sollte die Mitteldrucksenkung größer sein als unter Oszillationsbeatmung. Tatsächlich überwiegt aber der Effekt der größeren Hubvolumina, die das gesamte Druckniveau in der Lunge weiter anheben. Eine Mitteldrucksenkung unter Null war daher unter Jetanregung seltener zu beobachten als unter der kleinvolumigen Oszillationsbeatmung.

Ein eigentlicher Frequenzvergleich zwischen Oszillations- und Jetventilation ist nicht möglich, weil der Jetimpuls ein unbekanntes Frequenzenergiegemisch enthält, das sich durch den Energieverlust über die Atemwege an verschiedenen Bronchialabschnitten unterschiedlich zusammensetzt.

Schließlich ist das Muster der Amplitudenmodulationsprofile über verschiedenen Lungenlappen ganz ausgeprägt abhängig von der Lungengröße. Alle Amplituden sinken mit wachsendem Lungenvolumen. Es steht an zu zeigen, daß nicht nur das Lungenvolumen, sondern die Geometrie der Bronchialverzweigungen die peripher ankommenden Modulationsprofile entscheidend beeinflußt. Die langgestreckte tierische Lunge des Vierfüßlers zeigt möglicherweise größere Inhomogenitäten als die gedrungenere Lunge des Menschen.

Dieser Anregungsvergleich im breiten Frequenzbereich und mit Oszillations- und Jetventilation wurde schließlich am isolierten, getrockneten Bronchialbaum wiederholt, dem nach Abtragung des Alveolarparenchyms Plastiksäcke als Lungenkompartimente angedichtet wurden (Abb. 2). Prinzipiell ergaben sich die gleichen Beobachtungen wie an der getrockneten Lunge bis auf etwas stärker ausgeprägte Amplitudenunterschiede am isolierten Bronchialbaum.

Damit ist gezeigt, daß schon der Bronchialbaum allein in seinen Abschnitten bis auf 1,5 mm lichte Weite seiner Abgänge unter Hochfrequenzbeatmung eine ausgeprägt inhomogene Ventilation unterhält. Auch die beiden Hauptdeterminanten – für die Jetventilation die Richtstrahlcharakteristik, für die Oszillationsbeatmung die Frequenzabhängigkeit der Druckwechselübertragung – ließen sich am isolierten Bronchialbaum in vergleichbarer Deutlichkeit aufzeigen.

An beiden Lungenmodellen wurde anemometrisch in den verschiedenen Kompartimenten der Gasfluß gemessen. Dazu wurden die Dome bzw. die Gassäcke nacheinander nach außen geöffnet. So inhomogen wie die Druckverteilung wurden auch der Gasdurchfluß bzw. die oszillierenden Gasvolumina über die Lungenkompartimente verteilt gemessen.

Inhomogene alveoläre Ventilation im Tierversuch

An 5 Hunden wurden über eine linksseitige Thorakotomie 3–5 Katheter über den linken Vorhof in unterschiedliche Lungenvenen implantiert. Ein Katheter wurde weiterhin in die Pulmonalisarterie, ein weiterer in die linke Kammer gelegt. Nach Verschluß des Thorax folgte eine Erholungsperiode von 24–48 h.

Im wachen Zustande, nach Einleiten einer flachen Nembutalnarkose, unter konventioneller maschineller Beatmung und unter Jet- bzw. Oszillationsbeatmung wurden die Blutgase an den verschiedenen Entnahmestellen gemessen. Im flachen Schlafe wurde auch die Abhängigkeit der Blutgase von der rechten oder linken Seitenlage in verschiedenen Lungenabschnitten untersucht. Schließlich wurde zum Vergleich mit der Jet- bzw. Oszillationsanregung eine endotracheale Druckwechselanregung über einen Rotationsventilkatheter versucht. Hiermit war entweder eine Art eines Jetimpulses oder über einen intermittierten Rückstromimpuls eine Art Oszillation möglich. Der Katheter befindet sich in der technischen Entwicklung. Er wurde in Abhängigkeit von den Ergebnissen von einem Versuch zum nächsten modifiziert (Abb. 4).

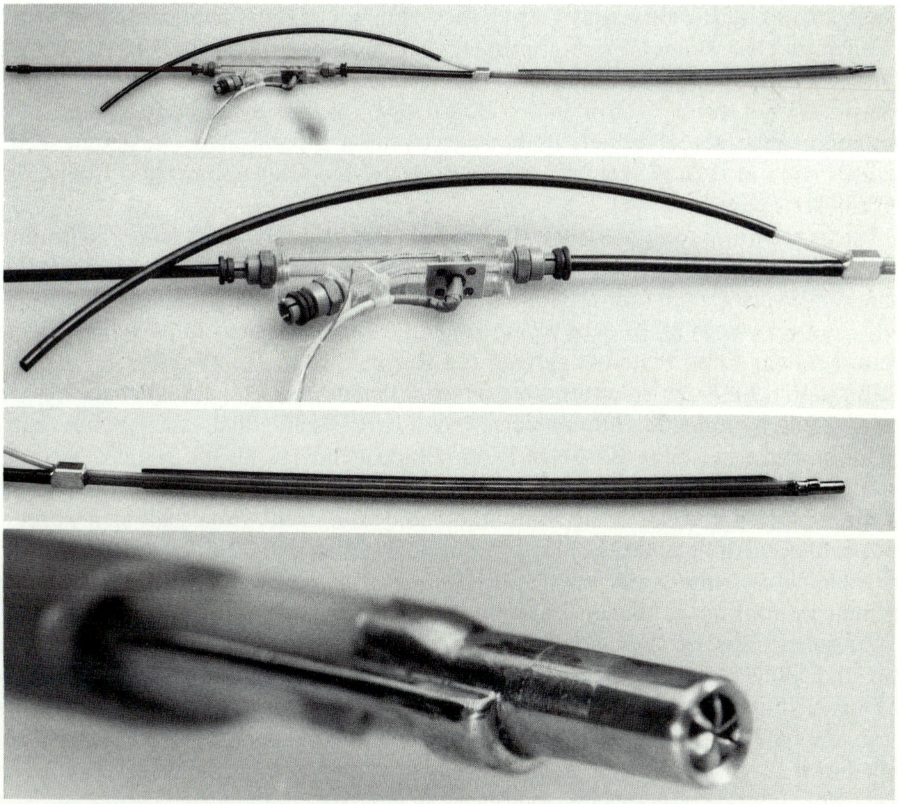

Abb. 4. Rotationsventilkatheter zur endotrachealen Anregung: Im *unteren Bild* ist das eigentliche Rotationsventilstück auf den Endotrachealtubus montiert zu erkennen. Der in die Lunge ausströmende Strahl wird über eine Flügeldrossel aufgespreizt. Eine nach hinten in den Tubus gerichtete feine Düse baut intermittierend einen Venturi-Effekt zum Tubuslumen hin auf, der die Absaugung des insufflierten Gases betreibt. Beide Gasströmungen werden getrennt zugeführt und von außen geregelt. In die Zuführung des Vorwärtsstromes ist eine Druckmessung integriert. Das Rotationsventil wird über eine biegsame Welle betrieben

Was sich in den Trockenmodellen als unterschiedliche Anregungsdruckmodulationsprofile oder Gasdurchflußraten in verschiedenen Lungenlappen darstellt, bestätigt sich im Tierversuch als ausgeprägt inhomogene alveoläre Ventilation. Unter Jetventilation geht die Tubusausrichtung entscheidend in die Gaswechselfunktion einzelner Lungenlappen ein. Unter Oszillation fanden wir eine deutliche Frequenzabhängigkeit der Verteilung der alveolären Ventilation. Die tracheale Anregung mit Frequenzen bis ~ 80 Hz scheint tatsächlich der Homogenisierung der Gasaustauschfunktion über die ganze Lunge entgegenzukommen. Hier aber lassen die unterschiedlichen Kathetermodelle noch erhebliche Unterschiede in der Wirksamkeit auf dem Wege zu diesem Ziele erkennen.

Aktivierung der Gerinnungskaskade

Unter Hochfrequenzbeatmung können extrem energiereiche Anregungsmuster (Frequenz, Amplitude, Gas- und Gewebebeschleunigung) aus mechanisch alterierten Lungengewebsarealen Gewebethromboplastin freisetzen, das unter Beteiligung der Thrombozyten temporär die Gerinnungskaskade aktiviert. Unter Verdünnung der aktivierten Faktoren im strömenden Blut tritt sofort ihre Neutralisation durch Antithrombin ein. Der Nachweis einer stattgehabten intravasalen Gerinnung gelingt jedoch noch im Lungenvenen- und im linksatrialen Blut anhand des erniedrigten Fibrinogenspiegels.

Die mit verdünnten (1–0,5%) Thromboplastinlösungen gemessene Prothrombinzeit ist in der Frühphase (30–180 s nach Einsetzen der intrathorakalen Druckwechselanregung) verkürzt, später erheblich verlängert. Thrombinzeit und PTT folgen diesen Ereignissen, wenn in dem vermessenen Perfusionsgebiet ein partieller Fibrinogenverbrauch durch Plättchenaktivierung eintritt.

Für die Technik der isolierten Lungenvenenkatheterisierung, möglicherweise auch beim klinisch üblichen Pulmonalarterienkatheter, schließlich auch beim zentralvenösen und arteriellen Katheter kann gerade beim Hund und seinem besonders sensiblen Gerinnungssystem eine lokal und zeitlich eng begrenzte Aktivierung der Gerinnungskaskade durch die Blutentnahmetechnik nicht ausgeschlossen werden.

Aus diesem möglichen Fehler können aber nicht jene Beobachtungen erklärt werden, die die einsetzende lokale Gerinnung der der einsetzenden Hochfrequenzbeatmung in direkten zeitlichen Zusammenhang bringen.

Zusammenfassend stellt sich die Hochfrequenzbeatmung in den heute experimentell und klinisch verwendeten Modifikationen als Instrument einer inhomogenen Ventilation dar. Die Jetventilation bedient durch ihre Richtstrahlcharakteristik besonders die Unterlappen. Die Oszillationsbeatmung – in ihrer experimentell reinsten Form am geschlossenen System angewandt – sequestriert die Gaswechselströme nach den frequenzabhängigen endobronchialen Strömungswiderständen, d.h. sie macht die Inhomogenitäten individuell noch variabler. Beide Anregungsverfahren erzeugen in verschiedenen Lungenabschnitten ein unterschiedlich stark ausgeprägtes "airtrapping".

Prinzipiell sollte die Jetventilation, die nicht mit einer sinusoidalen, sondern eher mit einer Stoßimpulsanregung arbeitet, d.h. ohnehin schon ein Frequenzgemisch anbietet, eine homogenere Globalanregung der Lunge aufrecht erhalten.

Tatsächlich überwiegt aber offensichtlich der methodische Fehler der Richtstrahlcharakteristik, der die Anregung von der Tubuslage in der Trachea abhängig und damit schwer anwendbar macht. Schließlich gehen auch die Lungengröße und deren individuelle Geometrie entscheidend in den wirksam werdenden alveolären Gaswechsel ein. All diese Variablen zusammen bestimmen das klinische Erfahrungsbild der wechselhaften Wirksamkeit der Hochfrequenzbeatmung. Dabei ist die Einbindung etwa sich ereignender Gerinnungsstörungen in die Palette möglicher Komplikationen im klinischen Beobachtungsraum noch nicht untersucht.

Literatur

1. Baum M, Benzer H, Geyer A, Haider W, Mutz N (1980) Forcierte Diffusionsventilation (FDV). Grundlagen und Anwendung. Anaesthesist 29; 586–591
2. Bohn DJ, Miyasaka K, Marchak BE, Thompson WK, Froese AB, Bryan AC (1980) Ventilation by high frequency oscillation. J Appl Physiol 48: 760–766
3. Butler WJ, Bohn DJ, Bryan AC, Froese AB (1980) Ventilation by high-frequency oscillation in humans. Anesth Analg 59: 577–584
4. Carlon GC, Ray jr C, Goetz WS, Groeger J (1981) High frequency jet ventilation in respiratory failure: Influence of driving pressure and canula size. Crit Care Med 9: 159
5. Eriksson I, Nilsson LG, Nordström S, Sjöstrand U (1975) High-frequency positive pressure ventilation (HFPPV) during transthoracic resection of tracheal stenosis and during perioperative bronchoscopic examination. Acta Anaesthesiol Scand 19: 113–119
6. Lunkenheimer PP, Ising H, Frank I, Scharsich M, Dittrich H (1978) Enhancement of CO_2-elimination by intrapulmonary high frequency pressure alternation during "apneic oxygenation". In: Silver JA, Erecinska M, Bicher HI (eds) Oxygen transport to tissue, vol III. Plenum Press, New York, pp 599–603
7. Lunkenheimer PP, Frank I, Ising H, Keller H, Dickhuth H (1973) Intrapulmonaler Gaswechsel unter stimulierter Apnoe durch transtrachealen, periodischen intrathorakalen Druckwechsel. Anaesthesist 22: 232–238
8. Lunkenheimer PP, Keller H, Ising H, Dickhuth HH, Rafflenbeul W, Frank I (1972) Transtracheal erzeugte intraventrikuläre periodische Druckschwankungen: Ein neues Diagnostikum in der Kardiologie. Verh Dtsch Ges Kreislaufforsch, Bd 38: Herzhypertrophie. Steinkopf, Darmstadt
9. Lunkenheimer PP, Rafflenbeul W, Keller H, Frank I, Dickhuth HH, Fuhrmann C (1972) Application of transtracheal pressure oscillations as a modification of "diffusion respiration". Br J Anaesth 44: 627
10. Sjöstrand U (1977) Review of the physiological rationale for the development of high-frequency positive-pressure ventilation – HFPPV. Acta Anaesthesiol Scand [Suppl] 64: 7–27

Quo vadis, "high frequency ventilation"?

M. WENDT, J. HANSEN, U. SCHNEIDER und P. LAWIN

Einleitung

Die Beatmung mit hohen Frequenzen wurde besonders von Klain derart propagiert, daß sich viele Ärzte ohne derartige Geräte schon mangelhaft ausgestattet, ja medizinisch nicht up to date empfanden.

Eine parallel von kommerziellen Zielen geprägte schnelle Einführung entsprechender Geräte ließ keine Zeit übrig für eine primäre wissenschaftliche Analyse der physiologischen und pathophysiologischen Prinzipien, die dahinter standen. Erst in den letzten Jahren wird dieses Vakuum langsam aufgefüllt. Dabei erscheint es fraglich, ob man einige dieser Forschungsebenen jemals voll mit Licht wird erfüllen können. So ist etwa der Gastransport in den Luftwegen auch mit großen Rechnern nur näherungsweise und modellhaft zu berechnen.

Schon früh wurden klinisch Vorteile der "high frequency ventilation" (HFV) gegenüber der "low frequency ventilation" (LFV) postuliert. HFV repräsentiert den Oberbegriff für pneumatische Verfahren, die mit einer Frequenz über 1 Hz appliziert werden. Diese Verfahren ordnen sich im Bereich „ventilatorischer Therapie" der respiratorischen Therapie unter. Die Therapiemöglichkeiten der respiratorischen Therapie bestehen aus:

- ventilatorische Therapie,
- Flüssigkeitsbilanz/Hämodynamik,
- i.v.-Pharmakotherapie,
- extrakorporale Elimination und Substitution von Gasen,
- mechanische Beeinflussung der die Lunge umgebenden Strukturen,
- Beeinflussung neuraler/zentraler Faktoren,
- Atemtraining,
- Beeinflussung des pulmonalen Metabolismus.

An diesem Umfeld muß sich die HFV aber auch messen lassen. Anhand postulierter Leistungen der HFV (oder auch Vorteilen gegenüber der LFV) kann man erkennen, daß die hochfrequenten Verfahren auch zum Ersatz ganz anderer Therapieprinzipien in das Rennen geschickt wurden. Man denke im Rahmen therapeutischer Bemühungen beim ARDS an die extrakorporale Elimination von Gasen oder die Beeinflussung des pulmonalen Metabolismus.

Genauer genommen gehört hochfrequente Beatmung jedoch zur ventilatorischen Therapie, die folgende Prinzipien hat:

- Anfeuchtung/Erwärmung,
- Sekretolyse,
- lokale Pharmakotherapie,
- Änderung der inspiratorischen O_2-Konzentration,
- Erhöhung der FRC,
- Übernahme der Atemarbeit,
- Beeinflussung der Gasdistribution.

Unter dem Begriff ventilatorische Therapie wird ein Teilbereich respiratorischer Behandlungsprinzipien zusammengefaßt, die über die oberen Atemwege appliziert werden. Die eben erwähnten Prinzipien muß die HFV, wenn sie langfristig bestehen will, erfüllen. Hier gibt es aber auch schon erhebliche Schwierigkeiten, wenn man etwa an die Anfeuchtung denkt.

Die LFV (< 1 Hz) ermöglicht die einfache und relativ leicht überwachbare Applikation von Atemarbeit. Dies ist der zentrale Baustein der ventilatorischen Therapie (s. die vorige Übersicht). Zumindest zu Beginn wurde die HFV als ein Verfahren zur Übernahme der Atemarbeit postuliert. Dabei sollten jedoch gegenüber der LFV erhebliche Vorteile bestehen:

1. Geringere Beeinträchtigung der Druckverhältnisse im kleinen Kreislauf/der Hämodynamik.
2. Ermöglicht Beatmung bei geringeren Spitzendrucken und Mitteldrucken.
3. Ermöglicht das Beatmen einer stark fistelnden Lunge und begünstigt den Verschluß der Leckagen.
4. Führt zu einer gleichmäßigeren Gasdistribution.
5. Ermöglicht eine „Heilung" der kranken Lunge bei HMD, ARDS.
6. Ermöglicht eine bessere Sekretclearance der Lunge.
7. Verbessert das Weaning.

Diesen vermuteten Vorteilen lagen vornehmlich klinische Beobachtungen zugrunde. So imponierten die geringen Thoraxexkursionen, und erste Druckmessungen zeigten geringe Druckamplituden. Als Anfang der 80er Jahre die HFV starkes Interesse fand, zeichnete sich das ARDS immer mehr als ein mit verbesserter Frühversorgung auftretendes, aber mit den derzeitigen klinischen Mitteln nicht direkt lösbares Problem ab. So war es verständlich, daß viele Arbeitsgruppen diese neue Technik auf ihre Valenz bei einem ohnehin „verlorenen" Patientengut einsetzten. Aber auch das Weaning, der Sekrettransport etc. schienen verbessert.

Betrachtet man, welche dieser Ziele derzeit mit der HFV erreicht werden, sieht man eine erhebliche Diskrepanz zwischen Postulat und Realität. Die derzeit gesicherten Vorteile der HFV sind folgende:

1. Ermöglicht Beatmung bei geringeren Spitzendrücken.
2. Ermöglicht das Beatmen einer stark fistelnden Lunge und begünstigt den Verschluß der Leckagen (?).
3. Ermöglicht eine bessere Sekretclearance der Lunge (?).
4. Verbessert das Weaning (?).

Kann die HFV auf diesem Hintergrund eine Zukunft haben, und wenn ja, wo kann sie liegen? Hierzu sollen im folgenden 3 Bereiche, die nach heutiger Erkenntnis noch neue therapeutische Chancen bieten können, kurz dargestellt werden.

Sekrettransport

Zur Reinigung der Lunge repräsentiert „Husten" den besten Mechanismus. Der größte Effekt eines Hustenstoßes scheint in der Trachea bzw. den großen Atemwegen zu liegen. Über die Wertigkeit von Husten für die pulmonalperiphere Sekretreinigung scheint keine Einigkeit zu herrschen. Diese Sekretreinigung ist jedoch für die Inzidenz einer Pneumonie sehr wichtig. Bei einer akuten respiratorischen Insuffizienz (ARI) mit Intubation ist die Effektivität der Sekretreinigung durch die Reduktion des exspiratorischen Gasspitzenflusses deutlich eingeschränkt. Durch Sedierung oder gar Relaxation wird der Hustenstoß weiter abgeschwächt oder aufgehoben.

Unter der Beatmung mit hochfrequenten Schwingungen postulierte Kroesen (schon 1974!) eine verbesserte Sekretclearance des pulmonalen Systems. Später konnte er unter einer solchen Beatmung erhöhte abgesaugte Sekretmengen belegen. Auch unter der HFJV wurde eine erhöhte Sekretabsaugmenge beobachtet, und speziell Klain postulierte die HFV dann zur verbesserten Sekretreinigung. Dieser klinisch oft eindrucksvolle Effekt imponierte derart, daß die HFV zur Sekretreinigung weit akzeptiert erscheint. Der Mechanismus des Sekrettransports darunter ist aber immer noch nicht endgültig geklärt.

Hochfrequente Schwingungen können über einen Tubus bzw. eine Maske primär tracheal als interne Perkussion oder als externe Perkussion [auch als "high frequency chest wall compressions" (HFCWC) bezeichnet] appliziert werden. In mehreren Publikationen hat sich die Gruppe um Gross, Zidulka und King (King et al. 1983, 1984; Gross et al. 1985) dem Phänomen angenommen. Sie konnten unter HFCWC eine signifikant verbesserte pulmonalperiphere Sekretclearance am Hund belegen. Die tracheale Sekretclearance verbessert sich proportional. Die Autoren fanden Peakcuffdrücke (in der um den Thorax gelegten Applikationsmaschette) von 50–60 cm H_2O und eine Frequenz von 13 Hz als Optimum heraus. Der Pathomechanismus der Sekretreinigung wird von den Autoren zum einen in dem höheren exspiratorischen Flow vermutet und zum anderen durch die baumartige Struktur der Atemwege begründet. In pulmonalen Regionen, denen der Cuff nicht anlag, war der Sekrettransport deutlich niedriger. Weiter bedeutsam erscheint, daß bei Cuffdrücken um 100 cm H_2O subpleurale Blutungen auftraten.

In einer weiteren Arbeit konnten die Autoren belegen, daß HFCWC die tracheale Mukusclearance gegenüber Spontanatmung erhöhte, während die HFO, am Tubus appliziert, dies nicht vermochte (King et al. 1984). McEvoy fand ähnliche Ergebnisse unter 4 h HFO im Vergleich mit IPPV (1982). Er konnte sogar bronchoskopisch einen distalen Transport des Sekrets unter HFO beobachten. Weiter beobachtete er die Ansammlung großer Mengen von Sekret in der Trachea unter HFO. Wahrscheinlich interferiert der Gasstrom mit dem Sekrettransport.

Für den Effekt einer HFCWC ist weiter die applizierte Frequenz wichtig. Bei einem untersuchten Frequenzbereich von 3–17 Hz fand King eine maximale Transportrate bei 13 Hz (340% of control) und keinen Effekt bei 3 Hz (1983). Dies im Zusammenhang mit einer von anderen Autoren beobachteten ziliären Aktivität von 13 Hz läßt den Rückschluß auf eine Art Resonanzphänomen zu. Hierbei würde nicht die Frequenz der Zilien, sondern die Schlagamplitude vergrößert. In einem Trachealstück fanden Radford et al. (1982) in vitro eine optimale Transportsteigerung von Mukus zwischen 25 und 35 Hz (1982). Somit scheint eine einzige optimale Frequenz noch nicht festzustehen. Auch die von Lunkenheimer et al. (1984) beschriebenen Resonanzschwingungen verschiedener Lungenareale sprechen gegen eine einzige Perkussionsfrequenz. Physikalische Stimuli können auch biologisch aktive Substanzen in der Lunge frei setzen. Lungenblähung und Hyperventilation konnten so nachweislich zu einer gesteigerten Prostaglandinproduktion führen (Said 1977). Prostaglandine E_1 und E_2 wie auch Leukotriene C_4 verursachen eine dosisabhängige Steigerung der ziliären Schlagfrequenz (Iravini u. Melville 1975; Wanner et al. 1983; Verdugo et al. 1980).

Der Effekt der HFV auf den Mukus selbst ist nicht als vorrangig anzusehen. Während King in einem Modell eine Viskositätsabnahme feststellte, wobei er die Austrockung durch Applikation eines Wasseraerosols verhinderte – welches zu einer Mukusverdünnung führen kann –, konnte er in einem ähnlichen Experiment, in dem jedoch nur eine wasserdampfgesättigte Kammer benutzt wurde, nur eine Zunahme der Viskosität messen. Ein Auftrennen etwa der Disulfidbrücken unter der HFV scheint daher unwahrscheinlich.

Der vermehrte Anfall von Sekret ist damit durch eine Sekretproduktionssteigerung, eine Lösung des Sekrets im Bereich der Subphase und einem gesteigerten zentripetalen Transport zu erklären.

Unter interner Perkussion – gleichgültig ob HFO oder HFJV – interferiert der tracheale Abtransport aber mit dem applizierten Gasstrom.

Für die Applikation der internen Perkussion stellt somit der erhaltene Hustenstoß eine zwingende Vorbedingung dar.

HFCWC, aber auch die am Mundstück bzw. Tubus applizierten hochfrequenten Schwingungen, übernehmen einen Teil des Gastransports bzw. der Atemarbeit (Zidulka et al. 1983). Weiter stellt ein derartiges Verfahren über CPAP-Maske appliziert ein sicheres therapeutisches Procedere dar, welches effektiv CPAP – in Abhängigkeit von Arbeitsdruck und Frequenz – mit der Sekretlösung appliziert. Die Gefahr einer Hypoventilation unter diesem Verfahren erscheint aufgrund der Gastransporteigenschaften dieser Technik gering. Die nur intermittierende Applikation ermöglicht zugleich mit dem erhaltenen Hustenstoß die definitive Entfernung des vermehrt anfallenden Sekrets.

Verfahren zur Verbesserung der pulmonalen Sekretclearance, die den Organismus gering belasten, werden dringend benötigt. Dies mag verdeutlicht werden an der Analyse des ARDS. Montgomery et al.(1985) stellten vor kurzem eine prospektive

Studie über die Ursachen der Mortalität im ARDS vor. 70% (33 von 47) der ARDS-Patienten entwickelten eine Sepsis. Die Sepsis ging bei 13 Patienten dem ARDS voraus und trat bei 20 Patienten nach dem Beginn als Komplikation des ARDS auf. Bei 75% der Patienten fand sich eine pulmonale Ursache für die Sepsis bei diesen 20 Patienten. Septische pulmonale Komplikationen sind also häufig beim ARDS.

Andererseits liegt der Verdacht nahe, daß beim Einsatz der HFV zur lungenschonenden Beatmung (nicht zur Atemtherapie!) unter dem ARDS diese septischen Komplikationen eine entscheidende Rolle spielen. Der erhebliche Kühleffekt der HFJV verschleiert die ersten Zeichen der pulmonalen Infektion, insbesondere des Fiebers. Für eine solche Beatmung werden möglichst geringe pulmonale Spitzendrücke angestrebt. Diese Ruhigstellung der Lunge führt dann beim sedierten und relaxierten Patienten zu einer – oben schon angedeuteten – Sekretretention in der Lungenperipherie und bereitet mit dem im ARDS hohen Eiweißreichtum der Infektion den Weg.

Gastransport pulmonale Blähung unter "single frequency ventilation" (SFV)

Bei der LFV einer Lunge mit verminderter Compliance werden – insbesondere bei der Beatmung mit PEEP – schnell Atemwegsspitzendrücke von über 40 cm H_2O erreicht. Sowohl Egan (1982) als auch Parker et al. (1984) konnten zeigen, daß die Proteinpermeabilität des Alveolarbereichs als auch die mikrovaskuläre Permeabilität bei einer Beatmung mit Spitzendrücken über und z.T. schon unter 40 cm H_2O erheblich zunahmen. Carlon et al. (1983) konnten in einem Kollektiv von 1639 Patienten zeigen, daß die verstorbenen Patienten einen "peak inspiratory pressure" von 46 cm H_2O aufwiesen und die Überlebenden einen "peak pressure" von 37 cm H_2O. Das Vermeiden eines hohen Spitzendrucks ist also – sicher in Abhängigkeit von der betreffenden pulmonalen Erkrankung – jedoch besonders bei einem vorbestehenden mikrovaskulären Schaden außerordentlich wichtig. Hier bietet die HFV theoretisch wie praktisch einen günstigen Ansatz, da sich eigentlich alle Autoren darin einig sind, daß man bei einer vergleichbaren Beatmung für die LFV und HFV einen gleichen mittleren Atemwegsdruck braucht, daß aber die peripheren Druckamplituden unter der HFV niedriger sind. Auch bei einem Hustenstoß des Patienten etc. wird das weitgehend offene Beatmungssystem wesentlich mehr Sicherheit bieten.

In diesem Zusammenhang soll nicht auf die Schwierigkeiten einer adäquaten alveolären Druckmessung eingegangen werden. Sicherlich kann man den Alveolardruck nicht durch eine Messung des Trachealdrucks vorhersagen (Simon et al. 1984). Auch die Messung des pleuralen Drucks hilft hier sicher nicht weiter, da der regionale alveoläre PEEP-Level in Abhängigkeit von der lokalen Atemwegsresistance variiert. Dies erklärt regionale Überblähungen bzw. auch eine mögliche Fistelbildung unter HFV. Fredberg et al. (1984) konnten interregionale Druckdifferenzen an der Tierlunge verifizieren, die unter 9 Hz eine Variabilität von 15% und über 30 Hz von 60% erreichten. Entsprechend beobachtete er Phasendifferenzen bis zu 180°. Er beobachtete aber auch, daß ein Anstieg der HFV-Frequenz immer zu einem Abfall der alveolären Druckamplituden per Volumenflow führte. Dies deckt sich mit dem zuvor Gesagten. Aufgrund der asynchronen Ventilation mit Phasenunterschieden von 180° vermutet er weiter, daß bei geeigneter Beatmung eine bessere Homogenisierung alveolären Gases erzeugt werden könnte. Hier stehen noch weitere Untersuchungen an, besonders wenn man die SFV verläßt und mit mehreren Frequenzen gleichzeitig beatmet.

Nun steht, besonders beim ARDS, natürlich nicht nur die Prävention weiterer pulmonaler Schädigung durch lungenschonende Beatmung an, sondern insbesondere muß darunter auch ein adäquater Gasaustausch gewährleistet werden.

Über eine Vielzahl von Studien rundet sich allmählich das Bild dahingehend ab, daß die HFV keine zusätzlichen Noxen in einer Lunge setzen muß – aber kann. Bei einigen Modellen der Lungenschädigung wie etwa der Lavagelunge scheinen günstige Eigenschaften zu überwiegen, während in anderen Modellen, etwa einer Schädigung der Lunge durch HCL, kein Benefit zu erkennen ist. Nur wenige dieser Studien weisen jedoch Versuchszeiten von 24 h oder gar länger auf. Morphologische Beeinflussung kann so sicher nicht belegt werden. Die beobachtete zumindest initiale Besserung der pulmonalen Funktion im schweren ARDS trat nach 24 h frühestens auf. Weiter wurde in der Vergangenheit eine entsprechende hochfrequente Ventilation oft auch erst sehr spät begonnen. Weitere Schwierigkeiten bei der Interpretation wissenschaftlicher Resultate ergeben sich aus der unscharfen Definition des Begriffs ARDS, so daß die Vergleichbarkeit verschiedener Untersuchungen sicher in Frage zu stellen ist.

Es scheint, daß das Konzept der Ruhigstellung einer Lunge auf pneumatischem Wege mit einer Frequenz allein nicht befriedigend lösbar ist und daß weiter „nur Ruhigstellung" zu sekundären Problemen führen kann.

"Multi frequency ventilation" (MFV)

Die Kombination verschiedener Beatmungsfrequenzen ist bisher von wenigen Gruppen untersucht worden. Das Vorhandensein regional unterschiedlicher Resonanzfrequenzen in unterschiedlichen Lungenarealen und auch unterschiedlich kranken Abschnitten läßt die Anwendung der MFV sinnvoll erscheinen. Hierbei dienen die hohen Frequenzen einer Erhöhung der FRK (Crawford et al. 1983) und bestimmen damit den P_aO_2, während die niedrigeren der CO_2-Elimination Sorge tragen. Dieser FRK-Effekt unter sehr hohen Frequenzen verhindert aufgrund der statische Blähung der Lunge eine ausreichende Ventilation. Unter alleiniger Anwendung hoher Frequenzen wird daher eine aktive Exspiration zur CO_2-Elimination erforderlich – damit also die "high frequency oszillations" (HFO). Alternativ zur aktiven Exspiration kann die Überlagerung hoher und tieferer Frequenzen erfolgen. Czech et al. (1983) und insbesondere El-Baz et al. (1984) berichteten über den Einsatz einer solchen Beatmung bei ARDS-Patienten und kommen zu positiven Ergebnissen. Die Überlagerung mit LFV, z. B. IMV (Ackermann et al. 1983), empfiehlt sich dabei nicht, da die geblähten Alveolarbereiche überdehnt werden und ein Barotrauma deutlich häufiger zu beobachten ist. Es bieten sich daher eher rein pneumatische Verfahren in einem offenen System an, wie sie etwa mit der digitalen Ventilation (DV) (Wendt et al. 1983) entwickelt wurden. Hierbei wird rechnergesteuert – digital – bei einer hohen Grundfrequenz (alveoläre Blähung) die Ventilation mittels Änderungen im Inspirationszeitverhältnis bewirkt. Eine solche Beatmung kann dann z. B. sinuidale Atemwegsdrucke erzeugen und die Elimination von CO_2 über die Ablauflänge der Sinusschwingung regeln. Hierbei wird parallel mit steigender Ablauffrequenz der Spitzendruck reduziert. In einer klinischen Studie an pulmonal vorgeschädigten Patienten konnte die Effektivität einer solchen Mehrfrequenzbeatmung belegt werden. Mit zunehmendem Ersatz des niederfrequenten AMV durch ebenso rhythmisch applizierte HFJV konnte die Oxygenation dieser mit einem PEEP von 10 cm H_2O und einer F_IO_2 über 0,5 beatmeten Patienten signifikant gebessert werden. Diese Untersuchungen mittels eines experimentellen HFV-Zusatzes zum Servoventilator ließen die LFV und HFV ohne Wechsel des Systems vergleichen.

Die Kombination mehrerer Beatmungsfrequenzen erscheint als eine interessante und weiter untersuchungswürdige Variante der HFV. Ein Digitalventilator, der aus einzelnen Gasimpulsen ein beliebiges Beatmungsmuster zusammensetzt, repräsentiert ein preisgünstiges, aber extrem leistungsfähiges Beatmungsgerät. Dieses Gerät ist zudem extrem schnell in seiner Reaktionszeit aufgrund der minimalen geräteseitigen Toträume. Die alveoläre Ruhigstellung darf aber, wie oben angeführt, in Zukunft nicht mehr als absolutes Ziel postuliert werden. Es müssen experimentell andere rechnergestützte Atemzyklen entwickelt werden, die einen besseren Sekrettransport bewirken.

Darüber hinaus ist für die Prognose eines ARDS zu bedenken, daß eine Therapie nur dann Aussicht auf Erfolg hat, wenn der zugrunde liegende Pathomechanismus durchbrochen wird. Dies ist mit pneumatischen Mitteln sicher nicht zu bewirken.

Apnoische Ventilation

Die Einordnung der apnoischen Ventilation (AV) in Verfahren der HFV erfolgt, weil der zugrunde liegende zyklische Gastransportmechanismus durch die Herzfrequenz definiert ist. Diese wiederum weist eine Frequenz von 1 Hz auf.

Apnoische Ventilation, in einer Urform 1908 von Vollhard beschrieben, fand 1982 mit einer Arbeit von Lehnert erneut Eingang in das experimentelle Interesse. Dieses Verfahren verlegt den Anschluß frischer Atemluft von Mund- bzw. Nasenregion in den Bronchialbereich, für den West schon in den 50er Jahren einen Gasaustausch zwischen einzelnen Lungenarealen gemessen hat.

Interesse könnte dieses Verfahren besonders für jene emphysematösen Patienten finden, die nach Extubation oder auch nach Tracheotomie noch hypoventilieren und aus diesem Grund postoperativ oder posttraumatisch ateminsuffizient bleiben. Diesen Patienten könnte man nach einer Trachealpunktion einen auf der Karina reitenden Doppelkatheter vorschieben, der nicht nur zur Sekretgewinnung, sondern auch zur AV dienen könnte. Aufgrund der Katheterdurchmesser von je 2–3 mm bleibt die Trachea weitgehend frei, jedoch wird ein erheblicher Teil der Atemarbeit abgenommen. Auch die AV ist derzeit in einem rein experimentellen Stadium und eine Bedeutung für die Klinik kann noch nicht abgeschätzt werden.

Alle Verfahren der hochfrequenten Ventilation sind damit derzeit noch immer in einer experimentellen Phase. Sie können trotz noch ungeklärtem endgültigem Wirkungsmechanismus klinisch-pragmatisch zur Atemtherapie – also zur Verbesserung des Sekrettransportes – eingesetzt werden. Die Langzeitbeatmung mit einer hohen Frequenz kann nur für eine erkrankte Lunge Vorteile bieten. Die Art der pulmonalen

Veränderung spielt für eine Indikationsstellung sicher eine große Rolle. Die HFV hat u. E. nach noch immer das Potential, ein Segment der Beatmungstherapie etwa im Bereich des nicht primär septischen ARDS sinnvoll zu übernehmen. Auch für den Bereich der AV ist ein enges, aber sinnvolles Indikationsspektrum denkbar.

Bis zur akzeptierten Indikationsstellung für eine HFV ist aber noch ein langer Weg zu bewältigen, der mit seriöser Forschung an größeren Kollektiven absolviert werden muß.

Literatur

Ackerman NB, Kuehl TJ, Coalson JJ, Escobedo MB, Stoddard RA, Minnik LH, Null DM, Robotham JL, de Lemos RA (1983) Distal airway rupture during high frequency ventilation in the premature baboon with hyaline membrane disease. Crit Care Med 11: 223

Carlon GC, Howland WS, Ray C, Miodownik S, Griffin JP, Groeger JS (1983) High frequency jet ventilation: a perspective randomized evaluation. Chest 84: 551–559

Crawford MR, Rheder K (1983) High frequency ventilation in anesthetized man. Anesthesiology 59: A503

Czech K, Mauritz W, Sporn P (1983) Superimposed high frequency jet bei ARDS. Anaesthesist [Suppl] 32: 347–348

Egan EA (1982) Lung inflation, lung solute permeability and alveolar edema. J Appl Physiol 53: 121–125

El-Baz E, Braverman B, McCarthy R (1984) Continuous jet insufflation combined with IPPB for treatment of induced ARDS: A new technique. Anesth Analg 63: 208

Fredberg JJ, Keefe DH, Glass GM, Castile RG, Frantz ID (1984) Alveolar pressure nonhomogeneity during small amplitude high frequency oscillation. J Appl Physiol 57: 788–800

Gross D, Zidulka A, O'Brien C, Wight D, Fraser R, Rosenthal L, King M (1985) Peripheral mucociliary clearance with high-frequency chest wall compression. J Appl Physiol 58: 1157–1163

Iravini J, Melville GN (1975) Mucociliary activity in the respiratory tract as influenced by prostaglandin E 1. Respiration 32: 305

King M, Phillips DM, Gross D, Vartian V, Chang HK, Zidulka A (1983) Enhanced tracheal mucus clearance with high frequency chest wall compression. Am Rev Respir Dis 128: 511–515

King M, Phillips DM, Zidulka A, Chang HK (1984) Tracheal mucus clearance in high-frequency oscillation II: Chest wall versus mouth oscillation. Am Rev Respir Dis 130: 703–706

Kroesen G (1974) Beatmung unter Vibration. Anaesthesist 23: 229–231

Lehnert BE, Obersdörster G, Slutsky AS (1982) Constant-flow ventilation of apneic dogs. J Appl Physiol 53: 483–489

Lunkenheimer PP, Kronholz HL, Haverkamp U, Lunkenheimer A, Stroh N (1984) Perspektiven der hochfrequenten Lungenanregung. In: Lawin P, Peter K, Scherer R (Hrsg) Maschinelle Beatmung gestern – heute – morgen (INA 48). Thieme, Stuttgart, S 298–310

McEvoy RD, Davies NJH, Hedenstierna G, Hartman MT, Spragg RG, Wagner PD (1982) Lung mucociliary transport during high-frequency ventilation. Am Rev Respir Dis 126: 452–456

Montgomery AB, Stager MA, Carrico J, Hudson LD (1985) Causes of mortality in patients with the adult respiratory distress syndrome. Am Rev Respir Dis 132: 485–489

Parker JC, Townsley MI, Rippe B, Taylor AE, Thigpen J (1984) Increased microvascular permeability in dog lungs due to high peak airway pressures. J Appl Physiol 57: 1809–1816

Radford R, Barutt J, Billingsley JG, Hill W, Lawson WH, Willich W (1982) A rational basis for percussion-augmented mucociliary clearance. Am Rev Respir Care Dis 27: 556–563

Said S (1977) Release of biologically active material from lung; release induced by physical and chemical stimuli In: Bakhle JS et al. (eds) Metabolic function of the lung. (Vol 4 Lung biology in health and disease). Dekker, New York, pp 303–306

Simon BA, Weinmann GG, Mitzner W (1984) Mean airway pressure and alveolar pressure during high frequency ventilation. J Appl Physiol 57: 1069–1078

Verdugo P, Rumery RE, Tam PY (1980) Hormonal control of oviductal ciliary activity: Effect of postaglandins. Fertil Steril 33: 193

Vollhard F (1908) Über künstliche Atmung zur Ventilation der Trachea und eine einfache Vorrichtung zur rhythmischen künstlichen Atmung. MMW XLVIa: 209
Wanner A, Maurer D, Abraham WM, Szepafulsi Z, Siclezak M (1983) Effects of chemical mediators of anaphylaxis on ciliary function. J Allergy Clin Immunol 72: 663–67
Wendt M, Freitag L, Dankwart F (1983) Digital ventilation. In: Scheck PA, Sjöstrand UH, Smith RB (eds) Perspectives in high frequency ventilation. Nijhoff, Boston, pp 172–177
Zidulka A, Gross D, Minami H, Vartian V, Chang HK (1983) Ventilation by high-frequency chest wall compression in dogs with normal lungs. Am Rev Respir Dis 127: 709–713

Integrierter Arbeitsplatz Intensivbett – ein Anforderungsprofil

E. Hecker

Das Anforderungsprofil des Arbeitsplatzes „Intensivbett" gliedert sich in die folgenden Unterpunkte:

- kurze Betrachtung der historischen Entwicklungsstufen der Intensivmedizin und Beatmungstechnik,
- Definition der Aufgaben der Intensivtherapie,
- Analyse des Arbeitsplatzes Intensivbett, der Tätigkeiten des Personals, der Häufigkeiten der verwendeten Therapie- und Diagnosegeräte,
- Zusammenstellung des Analysenergebnisses, Schlußfolgerungen aus dem Analysenergebnis, technische Konzeptideen zur zukünftigen Entwicklung des Arbeitsplatzes „Intensivbett".

Eine Zusammenstellung der Entwicklungsstufen in der Intensivmedizin – und hier mit Schwerpunkt auf die Beatmung – zeigt, daß seit der ersten Intubation durch Kuhn 1910, der Konzeption von Wachstationen 1930 sowie der Bekämpfung der Poliomyelitis 1952 von ärztlicher Seite besondere Anstrengungen unternommen wurden, um durch intensive Betreuung das Leben von Patienten zu retten (Tabelle 1).

Begleitet wurden diese Bemühungen durch Entwicklungen technischer Hilfsmittel bei der Beatmung mit dem Ziel, das Personal von der manuellen Tätigkeit der Ventilation zu befreien.

Erst seit 1960 spricht man von Intensivstationen im heutigen Sinne. Durch Prophylaxe von Lungenkomplikationen und Entwicklung besonderer Beatmungsverfahren für die „kranke Lunge", wie CPAP und IRV, ist es mit Hilfe der Erkenntnisse der

Tabelle 1. Entwicklungsstufen der Intensivmedizin

Jahr	Medizinischer Fortschritt	Technischer Fortschritt der DW-Beatmungstechnik
1910	1. Intubation (Kuhn)	Pulmotor
1930	Konzeption der Wachstation (Sauerbruch)	Fahrbarer Pulmotor
1952	Bekämpfung der Poliomyelitis	Poliomat
1960	Prophylaxe von Lungenkomplikationen	Spiromat
1971	CPAP, Gregory	CPAP-Geräte
1980	IRV-Ventilation	EV-A

pathophysiologischen Zusammenhänge gelungen, selbst schwerste Erkrankungen der Lunge zu behandeln. Die technische Gerätschaft hat bei der Fa. Dräger hierbei im Laufe der Zeit die Entwicklung vom Pulmotor zur EV-A durchlaufen.

Vielleicht nicht ganz so schnell wie die Entwicklung in der Elektronikindustrie mit der Herstellung von Halbleiterspeicherchips, aber dennoch eng gebunden an die technischen Erfolge dieser Technologien, hat sich die Intensivmedizin und damit auch die Gerätetechnik am Arbeitsplatz „Intensivbett" entwickelt. In ihrer heutigen Konzeption ist sie erst rund 25 Jahre alt; dennoch hat sich der Umfang technischer Gerätschaft um das Intensivbett enorm gesteigert.

Ziel und Aufgabe der Intensivtherapie sind die Erhaltung und die Wiederherstellung vitaler Funktionen. Hierunter soll die Atmung, der Kreislauf, der Metabolismus, die Nierenfunktion und das zentrale Nervensystem verstanden werden.

Voraussetzungen für die Lösung dieser Aufgabe sind die Erfassung und Überwachung der vitalen Funktionen. In Tabelle 2 sind für die Organsysteme die notwendigen Überwachungsmaßnahmen und Techniken zur Stabilisierung des Organsystems wiedergegeben.

Tabelle 2. Technik zur Überwachung und Stabilisierung der Organsysteme

Organsystem	Aufgabenbereich	Technik
	– EKG, HF, AF	EKG-Monitor
	– Arrhythmie	Arrhythmierechner
Herz/Kreislauf	–	
	– Blutdrücke	INV/NINV-Blutdruckmonitor
	– Herzzeitvolumen	HZV-Meßgerät, Infusionspumpen
Atmung	Gasaustausch	Ventilationsmonitor, Blutgasanalysator, Ventilator
Zentrales Nervensystem	Neurologischer Verlauf	EEG-Analyse, intrakranieller Druckmonitor
Metabolismus, Temperatur-regulation	Bilanzierung	Infusionsgeräte, Bettenwaage, Blutanalysator, extrakorporale Perfusion, Thermometer
Niere	Nierenfunktion	Dialysegerät, Blutanalysator

Es wird deutlich, welche vielfältige Gerätetechnik eingesetzt werden muß, um die Funktion der Organsysteme zu überwachen bzw. zu unterstützen. Eine Darstellung der häufigsten Gerätetechnik ist in Abb. 1 wiedergegeben. Das am häufigsten im Intensivbereich angewendete Überwachungsgerät ist der EKG-Monitor. In Abb. 1 stellen die Balken des Diagramms jeweils Medianwerte dar, die dünn ausgezogenen Linien zeigen die minimale bzw. maximale Verwendungshäufigkeiten. Der invasive arterielle Druck wird zu 70% bei allen Patienten verwendet, jedoch mit einer relativ hohen Streubreite zwischen minimaler und maximaler Verwendungshäufigkeit. Der zentralvenöse Druck (CVP) wird bei 50% aller Patienten gemessen, bei 30% der Pulmonalarterienwedgedruck (PAWP) sowie der "cardiac output" (C.O.).

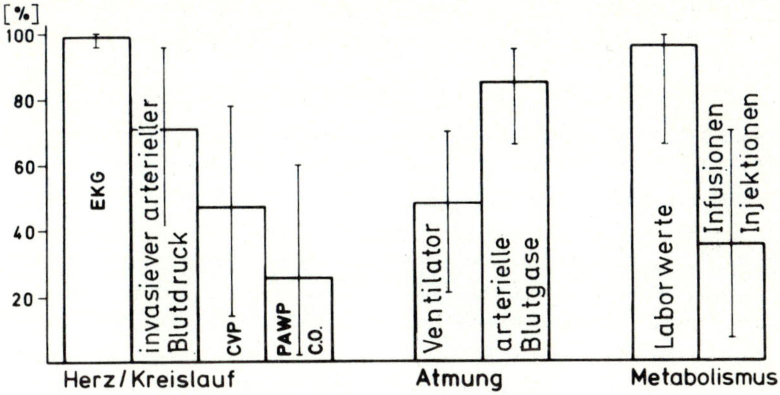

Abb. 1. Gerätetechnik im Intensivbereich (n = 4135, 1. Tag der Anwendung, nähere Erläuterungen s. Text). (Nach A. Knaus, George Washington University Medical Center)

Ein Ventilator wird in 50% aller Fälle eingesetzt, arterielle Blutgase werden zu 90% gemessen. Infusionen und Injektionen werden in knapp 35% aller Fälle eingesetzt, Laborwerte werden hierzu in einem sehr hohen Prozentsatz von über 90% verwendet.

Eine Analyse von 8 Intensivbetten mit dem Ziel, den Komplexitätsgrad des Arbeitsplatzes „Intensivbett" zu erfassen, ergibt das folgende Bild:

Es befinden sich durchschnittlich je Intensivbett 0,9 Beatmungsgeräte und 3,2 einfache Atemtherapiegeräte, und hierunter sollen Geräte für die CPAP-Therapie, die O_2-Inhalation, Ultraschallvernebler, O_2-Luft-Mischer, Beutelbeatmung usw. verstanden werden.

Für den Kreislauf werden 3,4 Geräte benötigt. Hierunter werden Blutdruckmesser, ZVD-Meßeinrichtungen, Pacemaker etc. verstanden.

Bei den Infusionen sind ca. 3,8 Geräte je Intensivbett im Einsatz. Für Drainagen, und hierunter sind Dauerdrainagen, Wundsaugflaschen, Urinbeutel etc. zu verstehen, werden 4,2 Geräte verwendet. Für die Temperaturmessung steht ein Thermometer zur Verfügung.

Zusammengefaßt ergibt sich folgendes Analysenergebnis:

- typisch 18,5 Diagnose- und Therapiegeräte,
- ca. 180 Bedienelemente,
- typisch 15 Leitungen zum Patienten,
- typisch 11 Geräteleitungen zur Logistik,
- Anzahl der Alarme in den letzten 15 Jahren verdoppelt.

Als Medianwert sind 18,5 Geräte mit ca. 180 Bedienelementen im Einsatz. Es waren hierbei minimal 14 und maximal 28 Geräte an diesen Intensivbetten vorzufinden.

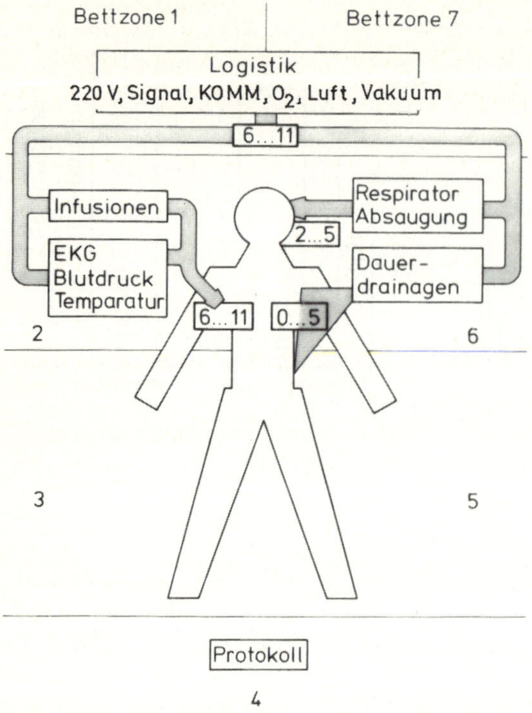

Abb. 2. Leitungsverbindungen zwischen Patient, Gerätschaft und Logistik (nähere Erläuterungen s. Text)

Die Bettzone um den Patienten ist gekennzeichnet

a) durch eine Vielzahl von Geräten und
b) auch eine Vielzahl von Leitungen zum Patienten, aber auch Leitungen zur Ver- und Entsorgung der Geräte.

In Abb. 2 ist diese Situation dargestellt.
Infusionsgeräte sowie Geräte, die EKG, Blutdruck und Temperatur messen, bringen typischerweise 6–11 Leitungen an den Patienten. Ein Respirator und die Bronchialtoilette führen 2–5 Leitungen an den Patienten. Dauerdrainagen können je nach Krankheitsbild 0–5 Leitungen am Patienten umfassen. Die gesamte Gerätschaft in der Bettzone wird mit der Logistik über typischerweise 6–11 Leitungen verbunden. Geräte und Leitungen blockieren hierbei die wichtigen Zonen um den Oberkörper und Kopf des Patienten.

Analysiert man, welche Forderungen aus der Sicht des Pflegepersonals an die Bettzone zu stellen sind, so hilft hier die folgende kleine Statistik (Abb. 3):

Dargestellt sind die 7 Bettzonen, die sich um ein Intensivbett herum klassifizieren lassen. Man kann erkennen, daß in den Bettzonen 2 und 6, d.h. die jeweilige rechte und linke Seite am Kopfende des Patienten, zu 15 bzw. 25% vom Pflegepersonal benutzt werden. Die übrigen Bettzonen, nämlich der hintere Logistikbereich mit den Zonen 1 und 7 sowie die Fußendezonen 3 und 5 werden nur selten vom Personal aufgesucht. Ein häufiger Vorgang ist auch das Eintreten bzw. Austreten aus dem Bettzonenbereich. Typisch erfolgt alle 90 s eine Bewegung über die Bettzonengrenze, und 50% der Einsätze am Patienten dauern kürzer als 30 s.

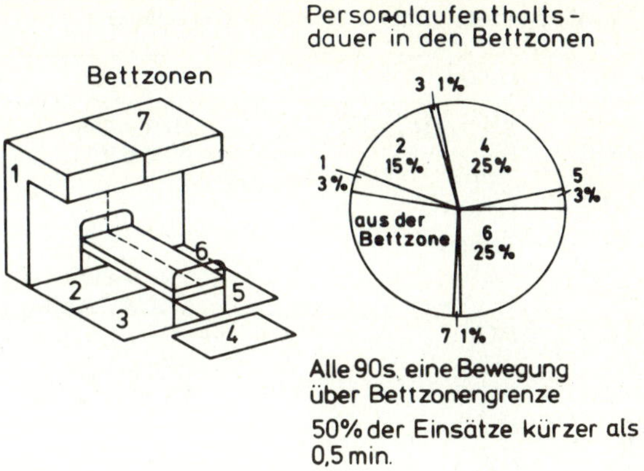

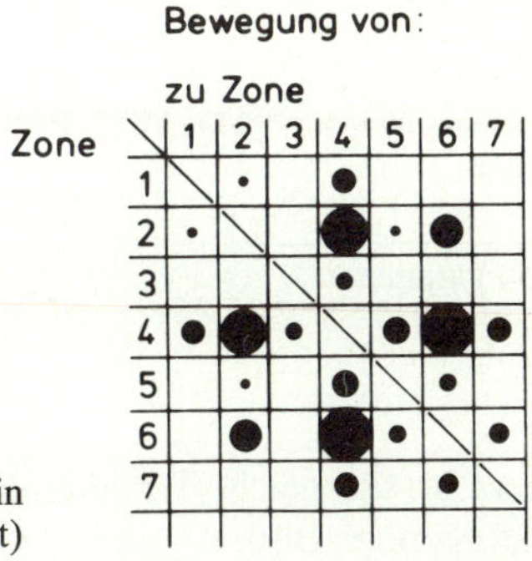

Abb. 3. Bewegungen des Pflegepersonals in der Bettzone (nähere Erläuterungen s. Text)

Aus einer Matrix, die die Interaktionen von Zone zu Zone darstellt, ist ablesbar, wo die Hauptbewegungen in der Bettzone stattfinden. Die schwarzen Kreise geben hierbei das Gewicht des Wechsels von einer Zone zu einer anderen wieder. So bedeutet z. B. der Wechsel von Zone 4 zu Bettzone 6, d. h. der Gang vom Protokolltisch zum rechten Kopfende des Patienten, die häufigste Bewegung (ca. ⅓ aller Bewegungen). Relativ zu dieser häufigsten Bewegung sind alle anderen mit ihrer Häufigkeit entsprechenden kleineren Kreise gekennzeichnet. Die zweitwichtigste Bewegung ist der Gang von der Zone 4 zur linken Kopfseite des Patienten, Zone 2, bzw. auch zu den Logistikrückwänden, Zonen 1 und 7. Man kann hieraus deutlich erkennen, daß sich das Personal hierbei sehr häufig im Konflikt mit der Gerätschaft und den Leitungen befindet. Interessant ist auch die Analyse der Aufenthaltszeiten von Personen in der Bettzone. In der Bettzone befindet sich zu 40% eine Schwester, zu 10% 2 Schwestern, zu 30% ist der Patient allein. Nicht wiedergegeben ist hierbei, daß es für den Patienten recht selten längere, zusammenhängende Phasen von Ruhe gibt. Wie bereits angegeben, sind die Aktionen in der Bettzone relativ kurz. Besonders darauf hinzuweisen ist, daß bei der Einlieferung des Patienten der für die „Normalsituation" anzugebende Prozentsatz an Personalaufwand um den Faktor 3 steigt.

Tabelle 3. Monitoring- und Diagnoseparameter

	Direkt	Abgeleitet	Funktionstest/Modell
Routine	EKG, HF, AF	Arrhythmie	
	BP –	NIV BP	
	CVP — INV		
	PCWP –		
⟶	Temperatur		C. O. SHUNT
	PAW	PV–LOOP	Inspirationskraft
Heute	$\dot{V}$	V.AMV.AMV$_{spont.}$	C. R.
	F_IO_2		
	BGA	Blutanalyse	
	$fECO_2$	$E_tCO_2.V_{DS}.V_{DA}$	
	Fluidmengen		
Morgen	ICP		
	S_aO_2		
⟵	$TCpO_2$		FRK, △ FRK
	TC_pCO_2		D_{CO}
Forschung	TC_pM		W. O. B.
		$\dot{V}O_2.\dot{V}CO_2.RQ$	$\dot{V}_A/\dot{Q}$
	NIV C.O.(IMP)		Expertensystem zur Diagnoseunterstützung
	Σ mehr als 50 Parameter		

Etwas überraschend ist, für welche Tätigkeiten das Pflegepersonal Zeit aufwenden muß. Es ergibt sich folgendes Bild:

Für Protokoll, Interpretation und apparateabhängige Behandlungspflege des Patienten werden 56% der Zeit des Personals benötigt. Für die Grundpflege des Patienten steht ein Viertel der Zeit zur Verfügung. Ergeben sich Gerätestörungen, wie Alarme von EKG-Monitoren, Beatmungsgerät oder Infusionspumpe, so wird kurzzeitig der Personalaufwand ca. 3mal so hoch.

Geräte am Intensivbett werden sowohl für die Therapie als auch für die Diagnose verwendet. Hierbei hat die diagnostische Früherkennung von Patientenstatusänderungen im Laufe der letzten Jahre einen steigenden Stellenwert erhalten. In Tabelle 3 sind Parameter, welche zum einen heute bereits in der Routine Verwendung finden, sowie zum anderen, die erst im Bereich der Forschung sind, zusammengestellt. Hierbei wird zwischen Größen unterschieden, die direkt gemessen werden können, und solchen – dies geschieht zunehmend –, die aus mehreren Meßgrößen oder indirekten Meßverfahren und auch solchen Parametern abgeleitet werden, die erst mit Hilfe eines Funktionstests bzw. durch eine Modellrechnung gewonnen werden können.

Dieser Ausblick zeigt, daß zukünftig am Intensivbett mehr als 50 Parameter anfallen werden und verantwortet werden müssen. Ferner ergibt sich aus der Analyse des geräteabhängigen Personalaufwandes von 7 Intensivbetten (Abb. 4), daß der Aufwand je Mann (Mannstunde) pro Stunde Arbeit in der Bettzone mit der Anzahl der Geräte zunehmend ist. Es bleibt weiterhin anzumerken, daß die Anzahl der Geräte und der damit verbundenen Alarme seit 1970 typischerweise von 19 Alarmen auf ca. 45 Alarme 1985 gestiegen ist.

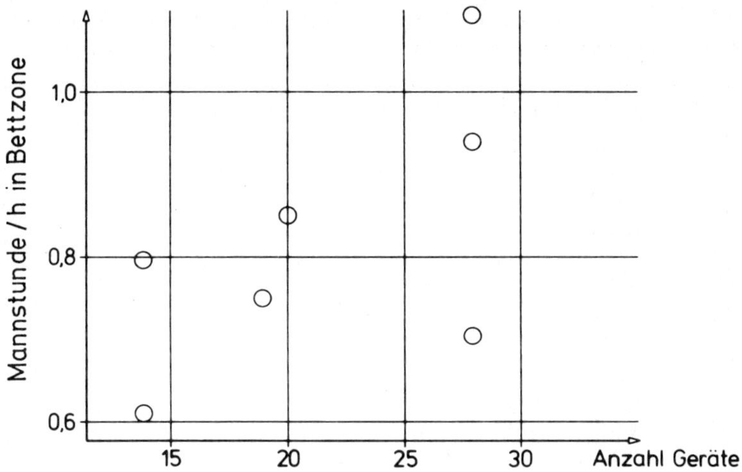

Abb. 4. Geräteabhängiger Personalaufwand (n = 7)

Fassen wir die Analyse des Arbeitsplatzes „Intensivbett" zusammen (s. Übersicht, S. 189): Es werden typisch 18,5 Diagnose- und Therapieeinheiten heute vorgefunden, die ca. 180 Bedienungselemente mit leicht steigender Tendenz in der Anzahl enthalten. Wir finden ein Kabelgewirr von typisch 15 Leitungen zum Patienten und typisch 11 Geräteleitungen zur Logistik. Die Anzahl der Alarme in den letzten 15 Jahren hat sich verdoppelt.

In bezug auf das Personal ist die Situation folgendermaßen: 25% der Zeit dient für die direkte Patientenpflege, 50% der Zeit sind Aktionen mit einer halbminütigen Dauer. Aus ersten Analysen ist zu sehen, daß ca. 30 Geräte bereits die Arbeitskraft einer Pflegeperson binden. Zu beachten ist noch, daß additive Personalbelastungen natürlich dadurch hinzukommen, daß es Interaktionen gibt, die über den einzelnen Bettplatz hinausreichen, wie z. B. die Patientendatenübermittlung, die Materialaufbereitung und natürlich die Übergabe bei Schichtwechsel.

Aus den Analysen sind folgende Schlußfolgerungen zu ziehen: Es wird eine Zusammenfassung der Technik am Arbeitsplatz „Intensivbett" benötigt mit der Zielsetzung, das Personal für seine originären Tätigkeiten zu entlasten.

Dies kann durch die physikalische Integration der im Arbeitsplatz benötigten Standardgeräte geschehen. Benötigt wird weiterhin eine modulare Erweiterbarkeit von optionalen Geräten, die zur Anpassung der Therapie an die unterschiedlichen Krankheitsbilder des Patienten dient.

Dieses „integrierte Konzept" ist so ergonomisch zu gestalten, daß leichte Bedienbarkeit und Benutzerführung ermöglicht wird. Sichergestellt werden kann dies durch eine datentechnische Verkopplung, die sowohl nach innen, d. h. zu den Geräten des Arbeitsplatzes, als auch nach außen zu einem Zentralrechner erfolgt. Bedient werden sollte eine solche Geräteanordnung nur über eine zentrale Bedien- und Anzeigeebene. Damit dieses System auch den Anforderungen in bezug auf Zuverlässigkeit und Sicherheit im Betrieb entspricht, ist zu fordern, daß das System autonom betreibbare Gerätesubeinheiten enthält.

Signalaufnahmen sind durch Signalverknüpfungen, Plausibilitätskontrollen und Berücksichtigung von Trends in eine aussagekräftigere Ebene zu überführen. Dies gilt insbesondere auch für eine neu zu schaffende Alarmverarbeitung.

Wie lassen sich nun die Systeme für Diagnose und Therapie integrieren?

Die gewünschte Integration erreicht man am besten durch Verwendung von autonomen Subsystemen, d.h. jedes Gerät ist auch ohne die Funktion der Gesamtheit einzeln funktionsfähig.

Wir haben in der Architektur des Systems 3 Grundbausteine, nämlich die Therapieeinheiten – hierunter im speziellen den Ventilator zusammen mit Anfeuchtung, seinem für die Autonomie notwendigen Atemwegsmonitoring, dem Maschinenmonitoring und den Display- und Kontrolleinheiten. Gleiches gilt für Infusionspumpen und Injektionspumpen. Wir haben auf der anderen Seite den Patientenmonitor. Darzustellende Parameter sind: Blutdrücke – invasiv oder nichtinvasiv –, das Elektrokardiogramm, Temperaturen, Atemwegsdruck und Atemwegsfluß sowie die exspiratorische CO_2-Konzentration und andere Größen. Verknüpft werden Therapieeinheiten und Patientenmonitor über einen Rechner. Seine Funktion ist das zentrale Interface zum Nutzer. Er sollte eine einfache Eingabemöglichkeit, z.B. ein Touchscreen, erhalten, ein intelligentes Display und die Möglichkeit zur Gewinnung von abgeleiteten Parametern eröffnen. Die Alarme werden im Rechner zusammengefaßt zu Alarmhierarchien. Von ihm wird die Protokollierung sowie die Kalibrierung von Sensoren und die Selbsttests der gesamten Funktionseinheit übernommen.

Die Integration sollte, um den Platz am Arbeitsplatz „Intensivbett" optimal zu gestalten, sowohl physikalisch als auch kommunikationstechnisch erfolgen können. Dennoch ist nicht in jedem Fall die volle Aufrüstung des Systems notwendig, und es sind daher sehr wohl Kombinationen denkbar, die so eine flexible Ausnutzung der Therapie- und Diagnosegeräte erlauben.

Bei zentraler Darstellung und Steuerung durch einen Rechner sind sicherlich neue Gesichtspunkte bezüglich der Datenreduktion und Darstellungsform anzuwenden.

Denkt man an die Vorbereitung für „Autopilotfunktionen", so ist es notwendig, mit Hilfe von Modellrechnungen und Vergleichen zwischen Patient und Modell entsprechende Korrektursignale an die Therapieeinheiten zu geben.

Eine Verbesserung der heutigen Alarmsituation kann in mehreren Stufen erfolgen. Durch Verarbeitung der Alarme besteht die Möglichkeit einer Reduktion der Alarmkonfusion. Wenn an einem Gerät ein Parameter direkt einen Alarm auslösen kann, so ist die Alarmkonfusion hoch. Das entspricht dem heutigen Zustand.

Alarme lassen sich durch Einführen von Prioritäten ordnen. Dieses ist z.B. im Respirator EV-A geschehen, indem man eine Rangordnung für die verschiedenen Alarme eingeführt hat. Die Konfusion sinkt, da im Klartext und nach der Hierarchie angegeben wird, um welchen Alarm es sich handelt und jeweils der höchstpriorisierte Alarm dargestellt wird. Es ist jedoch denkbar, die Alarmkonfusion noch weiter zu senken. Dies kann z.B. dadurch geschehen, daß man verschiedene Signalparameter miteinander verknüpft. Ein so gewonnener Alarm ist weniger fehleranfällig in bezug auf die Alltagsroutine.

Analysen des heutigen Ist-Zustands am Arbeitsplatz „Intensivbett" führen zwangsläufig zu der Forderung eines systematischen Ansatzes zur Eliminierung der Schwachstellen in diesem historisch gewachsenen Konzept. Einen Lösungsansatz

hierzu bieten die folgenden zusammengestellten technischen Konzeptideen. Das Personal wird in seiner originären Tätigkeit entlastet durch:
- physikalische Integration der „Standardgeräte“,
- modulare Erweiterbarkeit von optionalen Geräten,
- ergonomische Gestaltung,
- datentechnische Verkopplung (sowohl nach innen als auch zum Zentralrechner),
- nach Bedeutung geordnete zentrale Bedien- und Anzeigeebenen,
- autonom betreibbare Gerätesubeinheiten,
- Signalverknüpfungen, Plausibilitätskontrollen und Trends,
- geordnete aussagekräftige Alarmhierarchie.

Literatur

Knaus A MD (1984) BBI-Seminar. George Washington University, Medical Centre

Konzepte der Entwöhnung von der maschinellen Beatmung

I. SCHWIEGER und P. M. SUTER

Obwohl während den letzten 10 Jahre raffiniertere Überwachungsmethoden und neue Verfahren der assistierten Beatmung eingeführt wurden, bleibt die Entwöhnung vom Respirator noch häufig eine Herausforderung in der klinischen Praxis [20]. Für die Übergangsphase von der maschinellen zur Spontanatmung trifft dies sowohl nach kurzzeitiger wie auch nach längerfristiger Respiratorbehandlung zu [3].

Die erfolgreiche Passage von der assistierten zur spontanen Atmung bedeutet die Erholung von einem respiratorischen Versagen. Da die Gefahren und Nebenwirkungen der Langzeitintubation durch eine frühe Entwöhnung verhindert oder wenigstens gemildert werden können, müssen alle Mitarbeiter des behandelnden Teams, d.h. Krankenschwestern, Ärzte und Atemphysiotherapeuten, die Notwendigkeit einer ventilatorischen Assistenz täglich beurteilen. Diese sollte so früh wie möglich vermindert und abgesetzt werden, ohne jedoch für den Patienten unnötige Gefahren und Belastungen einzugehen. Die Übersicht zeigt Kriterien für den Beginn der Entwöhnung [5, 9, 25, 30):

1. *Wichtig*

Klinischer Zustand:		adäquat; stabil oder Tendenz zur Besserung
Atemfrequenz:		< 45/min
F_IO_2:		$< 0{,}8$
Blutgase:	P_aO_2:	$> 50-60$ mmHg (7–8 kPa)
	pH_a:	$> 7{,}3$
	P_aCO_2:	stabil
Neurologischer Status:		stabil oder Tendenz zur Besserung; intrakranieller Druck unter 20 mmHg

2. *Weniger wichtig*

Atemzugvolumen:	> 5 ml/kg KG
Vitalkapazität:	> 10 ml/kg KG
Inspiratorische Kraft:	$\leqslant -20$ cm H_2O
Atemminutenvolumen:	$\leqslant 10$ l/min
Herzminutenvolumen:	adäquat

Diese Kriterien können in „wichtige“ und „weniger wichtige“ unterteilt werden. Dazu muß in Erinnerung gerufen werden, daß gewisse dieser Variablen, wie z. B. Vitalkapazität, Minutenvolumen und inspiratorische Kraft, z. T. von der Mitarbeit des Patienten abhängen. Alle genannten Faktoren sind jedoch nur Entscheidungshilfen und müssen im Zusammenhang mit dem klinischen Zustand evaluiert werden.

Konzepte der Entwöhnung

Für die vorliegende Übersicht sollen die therapeutischen Techniken in 3 Abschnitte eingeteilt werden:

- direkter Übergang von der maschinellen Beatmung zur Spontanatmung, mit oder ohne Belassung eines positiven Atemwegsdrucks;
- augmentierende Beatmungsverfahren, d. h. Mischformen mechanischer Assistenz und spontaner Atmung;
- spezifische pharmakologische und metabolische Therapiemaßnahmen.

Entsprechend dem vorliegenden Krankheitsbild sowie den Erfahrungen des Therapeuten werden die 3 Konzepte einzeln oder in einer Kombination eingesetzt, um möglichst alle Schwachstellen und Risikofaktoren richtig anzugehen [22, 27].

Direkter Übergang von der maschinellen Beatmung zur Spontanatmung

Trotz der Einführung einer Vielzahl eigentlicher „Techniken zur Entwöhnung“ [7, 14, 26] bleibt der direkte Übergang vom Respirator zu einem T-Stück oder zu einem System mit kontinuierlich positivem Atemwegsdruck (“continuous positive airway pressure”, CPAP) eine praktische und häufig effiziente Methode zur Entwöhnung.

Durch das *T-Stück* wird ein gut angefeuchteter Frischgasstrom geleitet. Dabei muß die Resistenz durch Anwendung von weitlumigen Atemschläuchen möglichst tief gehalten werden; die inspiratorische O_2-Fraktion (F_IO_2) soll so dosiert werden, daß eine arterielle O_2-Spannung (P_aO_2) von 50–75 mmHg (6,7–10 kPa) erreicht wird. Der Frischgasfluß soll genügend groß und der exspiratorische Schenkel kurz sein, um eine Rückatmung zu verhindern. Eine regelmäßige Überwachung von Herzfrequenz, Blutdruck und respiratorischer Frequenz ist unerläßlich, wenn nach maschineller Beatmung direkt auf volle Spontanatmung übergegangen wird. Bei stabilem klinischem Zustand wird nach 10–15 min eine Blutgasanalyse durchgeführt. Entsprechend der Entwicklung der Klinik und der genannten Meßgrößen wird die Zeitspanne am T-Stück progressiv verlängert, bis der Patient extubiert werden kann. Dieser Punkt ist dann erreicht, wenn nach einer oder mehreren Stunden keine Zeichen einer respiratorischen Verschlechterung auftreten, wie z. B. Dyspnoe, ein Abfall des PaO_2, eine Tachykardie oder Tachypnoe.

Überwachung des Patienten während T-Stück-Versuch und Indikationen für eine erneute maschinelle Beatmung

Überwachung	Maschinelle Beatmung indiziert
Klinische Zeichen:	Schwitzen Dyspnoe Einsatz der Atemhilfsmuskulatur Zyanose Verschlechterung des zerebralen Zustands Angina pectoris
Physiologische Variablen:	
EKG:	neue Arrhythmien, Ischämiezeichen
Herzfrequenz:	Tachykardie – Bradykardie
Blutdruck:	Hypertension – Hypotension
Atemfrequenz:	$>$ 45/min
Blutgasanalyse:	$paO_2 < 50$ mmHg (7 kPa) $paCO_2 > 45$ mmHg (6 kPa) *und* ansteigend pH $< 7{,}30$

Ein kontinuierlicher positiver Atemwegsdruck während Spontanatmung ("continuous positive airway pressure", *CPAP*) wird häufig in der Entwöhnungsphase eingesetzt, da dieser Modus einerseits die spontane Atemaktivität erhalten läßt, andererseits gegenüber dem T-Stück eine Anzahl von Vorteilen bietet [6, 9, 34]:

- Die funktionelle Residualkapazität und damit die alveolokapillare Gasaustauschoberfläche sind vergrößert.
- Die arterielle Oxygenation wird verbessert.
- Der Atemmodus (Frequenz, Atemminutenvolumen) wird besonders bei Lungenparenchymschäden durch CPAP verbessert.

Diese Technik erfordert jedoch ein funktionell intaktes Atemzentrum, effiziente Atembewegungen und eine ausreichende alveoläre Ventilation. Ähnlich wie beim T-Stück-Versuch muß der Patient bei CPAP klinisch gut überwacht werden, und es müssen regelmäßige Blutgaskontrollen durchgeführt werden. Am besten kann diese Technik bei akuten restriktiven Lungenveränderungen, z.B. Atelektasen und Lungenödem, eingesetzt werden, sowie in *den* Situationen, wo der intrathorakale Druck beim Übergang von der maschinellen Beatmung zur Spontanatmung langsam und progressiv reduziert werden muß. Am wenigsten indiziert ist der CPAP bei obstruktiven Lungenerkrankungen und Emphysem.

Ein positiver Atemwegsdruck kann auch nur während der Exspirationsphase eingesetzt werden und wird dann als EPAP bezeichnet. Der EPAP führt zu einer geringeren Reduktion des venösen Rückstroms in den Thorax als der CPAP, einem größeren Abfall des inspiratorischen Pleuradrucks, einer größeren Atemarbeit, sowie einer geringeren endexspiratorischen transpulmonalen Druckdifferenz und damit einer tieferen funktionellen Residualkapazität [32].

In den meisten kommerziell erhältlichen Respiratoren ist ein CPAP-Modus eingebaut. Entsprechend der angewandten Technik sind jedoch inspiratorische Resistenz und aufzubringende Atemarbeit sehr unterschiedlich [10, 18]. Dies kann je nach Anforderungsideen unterschiedlich beurteilt werden; so schreibt z.B. Mathru [24]: „Das ideale CPAP-System ist dasjenige, welches minimale inspiratorische und exspiratorische Flußwiderstände aufweist, den positiven Atemwegsdruck konstant hält und die geringste Atemarbeit erfordert". Andere Autoren sehen die CPAP-Phase als eine Test- oder sogar Streßphase unmittelbar vor der Extubation an, wobei die aufzubringende Arbeit des Patienten mindestens derjenigen nach der Extubation, inklusive Seufzeraktivität und Husten, entsprechen sollte. Diese beiden Ansichten schließen sich nicht unbedingt aus, sollten aber in die praktischen Überlegungen bei der Anwendung dieser Technik einbezogen werden.

Der CPAP kann nach der Extubation auch mittels einer dicht sitzenden Maske appliziert werden. Dies erlaubt, wenigstens vorübergehend, dem nach der Extubation häufig beobachteten Abfall der funktionellen Residualkapazität entgegenzuwirken [29, 33].

Augmentierende Beatmungsverfahren, d. h. Mischformen mechanischer Assistenz und spontaner Atmung

Die augmentierenden Beatmungsverfahren wurden alle zur Entwöhnung oder Teilunterstützung der Ventilation in die Klinik eingeführt. In diese Kategorie gehören:

a) intermittierende maschinelle Ventilation ("intermittent mandatory ventilation", IMV),
b) obligatorisches Atemminutenvolumen ("mandatory minute volume", MMV; "extended mandatory minute volume", EMMV),
c) Hochfrequenzbeatmung (HFV) während Spontanatmung (HFV-Sb),
d) inspiratorische Druckassistenz (IA).

Im folgenden sollen diese Verfahren – mit Vor- und Nachteilen – kurz skizziert werden.

a) IMV (intermittierende maschinelle Ventilation)

Die IMV wurde vor 15 Jahren erstmals für die ventilatorische Assistenz von Neugeborenen mit idiopathischem Lungenversagen beschrieben [21]. Nach der Einführung zur Entwöhnung des Erwachsenen [7] gewann diese Technik rasch einen enthusiastischen Einzug in die eigentliche Therapie des akuten Lungenversagens [23]. Nur sehr wenige gute kontrollierte Studien wurden durchgeführt, um den Stellenwert dieser Technik zu evaluieren [8, 12, 35]. So gibt es heute, nach Jahren der klinischen und wissenschaftlichen Evaluation, nur wenige harte Daten, um die theoretischen Vor- und Nachteile dieser Technik zu beurteilen. Es bleiben ein paar wenige Punkte, die eine klare Stellungnahme ergeben. Vorteile bezüglich Dauer von Entwöhnung, maschineller Ventilation oder des Krankenhausaufenthaltes konnten bislang nicht gezeigt werden [11, 31, 35]. Die nachfolgende Übersicht zeigt die Vor- und Nachteile der IMV und des EMMV:

Vorteile	*Nachteile*
IMV	
– Progressiver Übergang von rein maschineller auf spontane Atmung	– Erhöhte Totraumventilation bei kleinen Spontanatemzugvolumina
• langsame Adaptation des Patienten an die Atemarbeit möglich	– Verlängerte Entwöhnungszeit, wenn die maschinelle Assistenz zu langsam reduziert wird
• progressive Reduktion des positiven intrathorakalen Drucks	
– Weniger intensive Überwachung notwendig	
EMMV	
– Kontinuierliche Adaptation der maschinellen Unterstützung an die Spontanatemkapazität	– Evaluation des Status und der Entwicklung der Entwöhnung schwierig
– Schnelle Entwöhnung bei guter Überwachung	– Gefahr von Hypo- und Hyperventilation bei Fehleinschätzung der Bedürfnisse

b) MMV (obligatorisches Atemminutenvolumen),
EMMV (erweitertes obligatorisches Atemminutenvolumen)

Das MMV wurde von Hewlett 1977 eingeführt [14]; es sichert dem Patienten ein minimales und konstantes Atemminutenvolumen.

Diese Technik erlaubt eine kontinuierliche und fließende Adaptation der maschinellen Unterstützung an die Spontanatemmöglichkeiten des Patienten ohne die Intervention des Pflegepersonals. Die Nachteile des MMV sind in erster Linie die Unmöglichkeit einer Veränderung des Atemminutenvolumens infolge veränderter metabolischer Bedürfnisse, sowie eine schwierige Evaluation des Entwöhnungsstatus und seiner Entwicklung (s. die vorige Übersicht).

Der Modus EMMV hingegen erlaubt dem Patienten, ein größeres Minutenvolumen als eingestellt zu erhalten [26]. Diese letztgenannte Technik kommt bei den meisten modernen Respiratoren zur Anwendung und stellt eine deutliche Verbesserung von des MMV dar. Der Stellenwert dieser Technik ist noch nicht endgültig festgelegt, besonders bezüglich seiner Vorteile gegenüber dem IMV.

c) HFV-SB (Hochfrequenzventilation während Spontanatmung)

Hochfrequenzbeatmungstechniken wurden öfters als „Assistenz" bei Spontanatmung und zur Entwöhnung von der maschinellen Beatmung vorgeschlagen und angewendet. Klinisch interessant scheint zu diesem Zeitpunkt v. a. die externe, d. h. auf die Thoraxwand applizierte Hochfrequenzoszillation [4]. Mit dieser Technik kann eine Verbesserung des Gasaustausches, wahrscheinlich durch eine verbesserte alveoläre Ventilation, erreicht werden. Zur Zeit fehlen allerdings ausreichende praktische Erfahrung in der Klinik und technisch ausgereifte Geräte, um eine Anwendung in einem breiten Rahmen vorzuschlagen. Noch mehr als andere moderne Entwöhnungsverfahren steckt diese Methode fest in der Phase der theoretischen Vorteile ohne klare Indikationen ("a treatment in search of a disease").

d) IA (inspiratorische Assistenz)

Eine Druckunterstützung der Inspirationsphase, ähnlich wie bei gewissen früher verwendeten druckbegrenzten Ventilatoren, kann während der Spontanatmung das Atemzugvolumen erhöhen und die Atemfrequenz senken. Dadurch kommt es zu einer deutlich verminderten Atemarbeit und zu einer Verbesserung des pulmonalen Gasaustausches. Diese Form der augmentierenden Ventilation ist mit dem IMV vergleichbar; die von der Maschine geleistete Unterstützung kann individuell dosiert und den Bedürfnissen des Patienten angepaßt werden. Bei einer optimalen Einstellung mit engmaschiger Überwachung kann die Entwöhnungszeit nach kurzzeitiger maschineller Ventilation mit Hilfe der IA verkürzt werden [28]. Diese Technik kann jedoch auch nach Langzeitbeatmung und besonders in Fällen mit erhöhter Atemarbeit den Übergang zur Spontanatmung erleichtern. Das Verfahren hat gegenüber dem IMV den Vorteil, daß der intrapleurale Druck entsprechend der kontinuierlichen Spontanatemsituation negativ oder relativ tief bleibt, was bei gewissen kardiovaskulären Situationen von Vorteil sein kann. Der endgültige Platz der IA in der Palette der Beatmungstechniken und der Entwöhnung ist mit Sicherheit noch nicht festgelegt, ihre Verwendung nimmt vorläufig zu.

Spezifische pharmakologische und metabolische Therapiemaßnahmen

Während der letzten Jahre sind einige spezifische medikamentöse, metabolische und ernährungsbezogene Therapiemaßnahmen näher untersucht und in den Behandlungsplan des Beatmungspatienten integriert worden.

Nach jahrzehntelanger Forschung nach einem effizienten Atemstimulans hat sich *Aminophyllin* als einziges Medikament in dieser Rolle bewährt. Bei guter Dosierung führt Aminophyllin zu einer zentralen Anregung der Atemzentren, einer Bronchodilatation sowie einer Verstärkung der Diaphragmakontraktion [1]. Der Effekt auf die Zwerchfellfunktion konnte sowohl am gesunden Menschen wie auch bei respiratorischer Insuffizienz nachgewiesen werden. In der Entwöhnungsphase ist Aminophyllin dann indiziert, wenn eine Verstärkung der Atemmuskelkontraktion erwünscht ist. Es wird dann als Infusion verabreicht mit einer initialen Bolusinjektion von 3–4 mg/kg KG und einer kontinuierlichen i. v.-Dosis von 12–15 mg/kg KG/24 h. Die Bestimmung der Blutspiegel (Normwerte 60–100 μmol/l) ist in gewissen Fällen indiziert und hilfreich zu optimalen Dosierung.

Die Bedeutung der *Ernährung* und des vorbestehenden Ernährungszustandes bei der respiratorischen Insuffizienz und ihrer Behandlung sowie bei der Entwöhnung wurde während der vergangenen Jahre besser erforscht [13, 15, 17, 22, 36]. Dadurch konnten wichtige Erkenntnisse für die metabolische Überwachung und die Zufuhr von Nährstoffen gewonnen werden, beispielsweise:

- Eine qualitative und/oder quantitative Unternährung besteht bei vielen Patienten mit chronischer oder akuter respiratorischer Insuffizienz, und diese Situation bestimmt die Reserven sowie die Effizienz der Atemmuskulatur.
- Gewisse spezifische Mangelzustände, wie z.B. die Hypophosphatämie [2], konnten als relativ häufige und klinisch relevante Auslösungsfaktoren der Atemmuskelschwäche und Entwöhnungsschwierigkeiten identifiziert werden.
- Eine massive Zufuhr von Kohlenhydraten kann durch die aus ihrem Metabolismus resultierende große CO_2-Produktion zu einer relativen ventilatorischen Insuffizienz und einer respiratorischen Azidose führen. Diese ungünstige Konstellation wird durch eine Reduktion der Glukosezufuhr oder durch einen teilweisen Ersatz der Kalorien in Form von Glukose durch Fettsäuren verbessert.

Als praktische Konsequenzen dieser Erkenntnisse sollten während der Entwöhnung von der maschinellen Beatmung die folgenden Richtlinien eingehalten werden:
- Die Ernährung, sei es nun durch eine Magensonde oder über den parenteralen Weg, sollte so gut wie möglich an die Bedürfnisse des Patienten angepaßt werden. Das ergibt in der Praxis eine Zufuhr von etwa:
  - 200–300 g Glukose pro Tag,
  - 1–2 g Eiweiß/kg KG pro Tag,
  - 1–2 g Fett/kg KG pro Tag,
  - Vitamine, Spurenelemente (im besonderen Phosphor und Magnesium) in ausreichender Menge.
- Die Kalorienzufuhr darf in dieser Phase keinesfalls erhöht, sie sollte eher etwas vermindert werden.
- Häufige, d.h. alle 2–3 Tage, Kontrolle von Elektrolyten, Phosphor und Magnesium im Plasma; eine wöchentliche Analyse der Leber- und Nierenfunktionsvariablen.

Literatur

1. Aubier M, De Troyer WA, Sampson M, Macklem PT, Roussos C (1981) Aminophylline improves diaphragmatic contractility. N Engl J Med 305: 249–252
2. Aubier M, Murciano D, Lecocguic Y, Viires N, Jacques Y, Squara P, Pariente R (1985) Effect of hypophosphatemia on diaphragmatic contractility in patients with acute respiratory failure. N Engl J Med 313: 420–424
3. Browne DRG (1984) Weaning patients from mechanical ventilation. Intensive Care Med 10: 55–58
4. Calverley PMA, Chang HK, Vartian V, Zidulka A (1986) Highfrequency chest wall oscillation. Assistance to ventilation in spontaneously breathing subjects. Chest 89: 218–223
5. Cane RD, Shapiro BA (1985) Mechanical ventilatory support. JAMA 254: 87–92
6. Cox D, Niblett J (1984) Studies on continuous positive airway pressure breathing systems. Br J Anaesth 56: 905–911
7. Downs JB, Klein EF, Desautels D, Modell JH, Kirby RR (1974) IMV: a new approach to weaning patients from mechanical ventilators. Chest 64: 331–335
8. Downs JB, Perkins HM, Modell JH (1974) IMV: an evaluation. Arch Surg 109: 519–523
9. Feeley TW, Hedley-White J (1975) Weaning from controlled ventilation and supplemental oxygen. N Engl J Med 292: 903–906
10. Gibney RTN, Wilson RS, Pontoppidan H (1982) Comparison of work of breathing of high gas flow and demand valve continuous positive airway pressure. Chest 82: 692–695

11. Hasting PR, Bushnell LS, Skillman JJ, Weintraub RM, Hedley-Whyte J (1980) Cardiorespiratory dynamics during weaning with IMV versus spontaneous ventilation in good-risk cardiac surgery patients. Anesthesiology 53: 429–431
12. Heenan TJ, Downs JB, Douglas ME, et al. (1980) Intermittent mandatory ventilation: Is synchronization important? Chest 77: 598–602
13. Herve P, Simonneau G, Girard P, Cerrina J, Mathieu M, Duroux P (1983) Total parenteral nutrition induces hypercapnia in mechanically ventilated patients with chronic respiratory insufficiency. Am Rev Respir Dis 127 [Suppl]: A 255
14. Hewlett AM, Platt AS, Terry VG (1977) Mandatory minute volume: a new concept in weaning from mechanical ventilation. Anesthesia 32: 163–169
15. Hooper RG, Browning M (1985) Acid-base changes and ventilator mode during maintenance ventilation. Crit Care Med 13: 44–45
16. Hudson LD, Hurlow RS, Craig KC, Pierson DJ (1985) Does intermittent mandatory ventilation correct respiratory alkalosis in patients receiving assisted mechanical ventilation? Am Rev Respir Dis 132: 1071–1074
17. Kanak R, Fahey PJ, Vanderwarf C (1985) Oxygen cost of breathing. Changes dependant upon mode of mechanical ventilation. Chest 87: 126–127
18. Katz JA, Kraemer RW, Gjerde GE (1985) Inspiratory work and airway pressure with continuous positive airway pressure delivery systems. Chest 88: 519–526
19. Katz JA, Marks JD (1985) Inspiratory work with and without continuous positive airway pressure in patients with acute respiratory failure. Anesthesiology 63: 598–607
20. Keller R (1986) Die Entwöhnung des Beatmungspatienten vom Respirator. Dtsch Med Wochenschr 111: 62–64
21. Kirby RR, Robinson EJ, Schulz J, de Lemos R (1971) A new pediatric volume ventilator. Anesth Analg 50: 533–537
22. Koretz RL (1984) Breathing and feeding: can you have one without the other? Chest 85: 258
23. Luce JM, Pierson DJ, Hudson LH (1981) Intermittent mandatory ventilation. Chest 79: 678–685
24. Mathru M, Venus B, Smith MS (1985) All positive airway pressures are not created equal! Chest 87: 137–138
25. Morganroth ML, Morganroth JL, Nett LM, Petty TL (1984) Criteria for weaning from prolonged mechanical ventilation. Arch Int Med 144: 1012–1016
26. Norlander O (1984) New concepts of ventilation. Acta Anaesth Bel 23: 221–234
27. Pontoppidan H, Wilson RS, Rie MA, Schneider RC (1977) Respiratory intensive care. Anesthesiology 47: 96–116
28. Prakash O, Meij S (1985) Cardiopulmonary response to inspiratory pressure support during spontaneous ventilation vs conventional ventilation. Chest 88: 403–408
29. Quan SF, Falltrick RT, Schlobohm RM (1984) Extubation from ambient or expiratory positive pressure in adults. Anesthesiology 55: 53–56
30. Sahn SA, Lakshminarayan S (1973) Bedside criteria for discontinuation of mechanical ventilation. Chest 63: 1002–1005
31. Schachter EN, Tucker D, Beck GJ (1981) Does intermittent mandatory ventilation accelerate weaning? JAMA 246: 1210–1214
32. Schlobohm RM, Falltrick RT, Quan SF, Katz JA (1981) Lung volumes, mechanics and oxygenation during spontaneous positive pressure ventilation: The advantage of CPAP over EPAP. Anesthesiology 55: 416–422
33. Suter PM (1981) Effets de la pression positive continue en respiration spontanée (CPAP) sur la fonction pulmonaire. Ann Anesth Franç XII: 411–414
34. Suter PM, Forster A (1982) Weaning after prolonged ventilation. Acta Anaesth Belg 33: 267–273
35. Weisman IM, Rinaldo JE, Rogers RM, Sanders MH (1983) State of the art: intermittent mandatory ventilation. Am Rev Respir Dis 127: 641–647
36. Weissman CH, Kemper M, Elwyn DH, Askanazi J, Hyman AI, Kinney JM (1986) The energy expenditure of the mechanically ventilated critically ill patient. An analysis. Chest 89: 254–259

Lungenfunktion nach abgeschlossener Beatmung

M. MUTZ, M. BAUM, H. BENZER, W. KOLLER und G. KROESEN

Innerhalb intensivmedizinischer Maßnahmen nimmt die künstliche Beatmung eine zentrale Stellung ein. Infolge verbesserter Voraussetzungen, erweiterter Überwachungsmöglichkeiten und der umfassenden Entwicklung differenzierter Beatmungsmethoden ist es möglich geworden, auch schwere Störungen der Lunge erfolgreich zu behandeln.

Gerade die erweiterten, aggressiven Behandlungsmethoden intensivmedizinischen Vorgehens, welche die Überlebensrate anscheinend verbessern, führen zunehmend zur Frage nach funktionellen Störungen der Lunge nach abgeschlossener Beatmung. Die besondere Bedeutung gerade dieser Problematik wird durch Ergebnisse einer psychosozialen Nachuntersuchung bei ehemaligen Beatmungspatienten in den Vordergrund gestellt [7]. 21,8% der befragten Patienten geben bei der Frage nach körperlichen Reststörungen das subjektive Empfinden „Atemnot" an und weisen damit statistisch signifikant häufiger diese Beschwerde auf als vergleichbare ehemalige Intensivpatienten, die nicht beatmet wurden.

Diese zunächst nicht objektivierte körperliche Beschwerde weist prinzipiell auf Spät- oder Residualschäden der Lunge nach erfolgreich abgeschlossener Beatmung hin. Als prinzipiell verantwortlich für solche Spätschäden an der Lunge können folgende kausale Faktoren nominiert werden:
- die primäre Erkrankung,
- die künstliche Beatmung.

Die Manifestation einer Noxe an der Lunge (akutes Lungenversagen, Thorax- und Lungenverletzungen) führt zu primären funktionellen Störungen des Organs, welche eine Respiratortherapie notwendig machen. Diese Störungen gehen mit morphologischen Veränderungen einher, welche in weiterer Folge Spätschäden auch nach Beendigung der Beatmungstherapie induzieren können. Faktoren, welche aufgrund primärer Noxen nachfolgende Dysfunktionen von Atemmechanik und Gasaustausch bewirken, sind in der Folge angeführt [1, 3]:
- starre Thoraxwand,
- Pleuraschwarten,
- Rippendeformationen,
- Zwerchfellminderleistungen,
- Fibrosen,
- Emphysem,
- Atelektasen,
- Minderperfusion.

Darüber hinaus lassen auch Störungen der Gasverteilung und mikromorphologische Veränderungen in der Akutphase, aber auch nachfolgende Kompensations- und Reparationsvorgänge entsprechende Spätfolgen erwarten.

Die notwendige künstliche Beatmung, welche durch ihr unphysiologisches Wirkungsprinzip besonders in einer sehr vulnerablen Phase auf das geschädigte Organ Lunge einwirkt, kann ebenfalls einen Trigger für evtl. sich entwickelnde Spätfolgen nach der eigentlichen Behandlungsperiode darstellen. Insbesondere Veränderungen der Atemmittellage und hohe Beatmungsdrücke, aber auch die unphysiologische Gasverteilung stellen kausale Faktoren für mögliche Spätveränderungen der Lunge dar. Diese manifestieren sich vorwiegend als restriktive oder sekundär obstruktive Ventilationsstörungen, als sekundäre Gasverteilungsstörungen, aber auch als Störungen von Diffusion und Perfusion [1, 3, 4].

Lassen die erwähnten, in der Akutphase der pulmonalen Dysfunktion auf die Lunge direkt und indirekt einwirkenden Störfaktoren eine ausgeprägte Spätmorbidität bei ehemaligen Beatmungspatienten erwarten, so sind die Ergebnisse entsprechender Nachuntersuchungen nicht einheitlich. Während einerseits das Ausmaß der Beeinträchtigung pulmonaler Funktionen den Erwartungen durchaus entspricht [2, 4, 10], sind andererseits Veränderungen der Lunge nach abgeschlossener Beatmung lediglich geringfügig oder gar fehlend [5, 8, 9]. Als Ursache für diese, einander widersprechenden Ergebnisse bei annähernd vergleichbaren Patienten sind möglicherweise die Zeiträume zwischen abgeschlossener Respiratorbehandlung und Nachuntersuchung verantwortlich zu machen. Diese differieren in der entsprechenden Literatur in Bereichen von 1 bis 36 Monaten.

Wir haben im eigenen Bereich ebenfalls Nachuntersuchungen bei ehemaligen beatmeten Intensivpatienten angestellt und dabei besonderes Augenmerk auf den Zeitraum zwischen Beendigung der Respiratorbehandlung und der Kontrolluntersuchung gelegt. Dabei ist zu beobachten, daß insbesondere nach kürzerem Intervall nach abgeschlossener Behandlung die Störung der Lungenfunktion durchaus mit dem Schweregrad des Geschehens, welches die Einleitung der Beatmungstherapie ausgelöst hat, korrelliert.

Einleitend soll anhand einer Kasuistik im Detail auf diese Problematik eingegangen werden.

Die Patientin B.E., 33 Jahre alt, erlitt im Rahmen eines Verkehrsunfalls ein Polytrauma (Contusio cerebri, Serienrippenfraktur beidseits, Sternumfraktur, Hämatopneumothorax links, Lungenkontusion). Nach entsprechender operativer Versorgung und Maßnahmen der primären Schockbehandlung wurde die Patientin über einen Zeitraum von 2 Monaten einer differenzierten Respiratortherapie unterzogen. Infolge einer im Anschluß an eine Tracheostomie sich entwickelnden Trachealstenose mußte nach Beendigung der Beatmung eine Trachealresektion vorgenommen werden. Darüber hinaus trat noch während der Beatmung bei der Patientin eine Lungenfibrose auf, welche mit antiproliferativen Maßnahmen (Penicillamin) behandelt wurde.

Nach Entlassung der Patientin von der Intensivstation wurden in regelmäßigen Abständen atemphysiologische Kontrollen zur Überprüfung des weiteren Verlaufs durchgeführt.

Wie aus Abb. 1 hervorgeht, restituiert sich das Residualvolumen der Patientin innerhalb eines Zeitraums von 5 Monaten auf subnormale Werte. Hingegen bleibt die

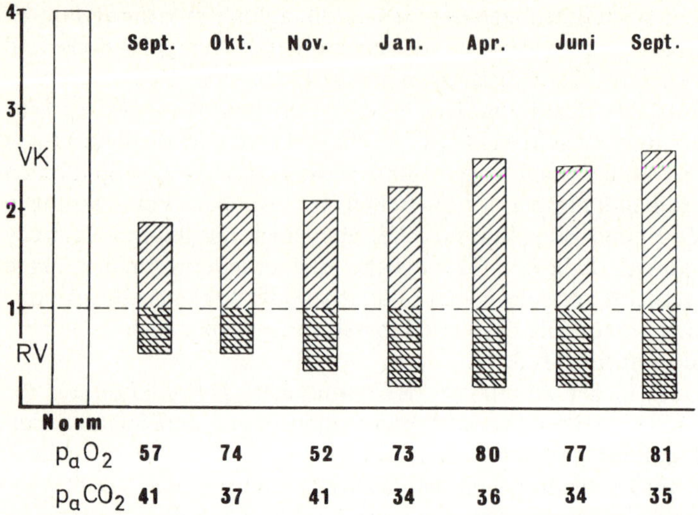

Abb. 1. Lungenfunktionsparameter (Vitalkapazität *VK*, Residualvolumen *RV*, p_aO_2, p_aCO_2) bei einer Patientin (33 Jahre) nach abgeschlossener Beatmung über einen Beobachtungszeitraum von 1 Jahr. Deutliche Verbesserung der Parameter gegenüber den Ausgangswerten, jedoch Persistieren einer klinisch relevanten Funktionseinschränkung der Lunge

Vitalkapazität auch nach einem Jahr nach Entlassung der Patientin von der Intensivstation deutlich hinter dem geforderten Volumen von 4 l zurück. Als Folge der Diffusionsstörung ist auch der Partialdruck des arteriellen O_2 ($F_IO_2 = 0,21$) deutlich erniedrigt, und der Diffusionskoeffizient für CO_2 betrug lediglich 7,05 ml/min/mm Hg. Diese Befunde weisen damit auf eine ausgeprägte restriktive Ventilationsstörung mit Verminderung der Vitalkapazität und der Totalkapazität in Verbindung mit einer Störung der Diffusion hin.

Allerdings ist, wie auf Abb. 1 erkennbar, ein gewisser Trend zur Wiederherstellung der Lungenfunktion zu erkennen. Diese Beobachtung der Lungenschädigung nach einem Zeitraum von 1 Jahr nach abgeschlossener Beatmung war für uns der Anlaß, Patienten mit ähnlichem Verletzungsmuster auch nach längerem Zeitintervall einer entsprechenden Nachuntersuchung zu unterziehen.

Diese Nachuntersuchungen erfolgten 3 Jahre nach abgeschlossener Behandlung bei insgesamt 38 Patienten (mittleres Alter 59 Jahre), welche ein Thoraxtrauma erlitten hatten. Je nach dem Schweregrad der Verletzung und der daraus resultierenden Vorgehensweise der Behandlung nach der Erstversorgung haben wir 3 Patientengruppen gebildet (Tabelle 1).

Abgesehen vom Ausmaß der jeweiligen Verletzung von Lunge und Thorax korrelierte auch die Anzahl der Begleitverletzungen mit der Methodik und dem individuellen Aufwand der notwendigen Atemhilfe, wie aus Tabelle 1 hervorgeht.

Wie in Abb. 2 gezeigt wird, ist im Verhalten des arteriellen O_2-Partialdrucks (p_aO_2) im Vergleich der 3 von uns untersuchten Patientengruppen unmittelbar nach Aufnahme ein deutlicher Unterschied zu beobachten. Während bei Gruppe 1 (Beat-

Tabelle 1. Verschiedene Behandlungsmethoden der 3 Patientengruppen mit Thoraxtrauma (n = 38)

Gruppe 1	Gruppe 2	Gruppe 3
(11 Patienten)	(17 Patienten)	(10 Patienten)
	Begleitverletzungen ($\bar{x}$):	
2,3	1,3	0,2
	Behandlung der Atemstörung:	
Differenzierte Methoden der künstlichen Beatmung (PEEP, IRV)	Differenzierte Methoden der Atemtherapie	Ambulante Behandlung

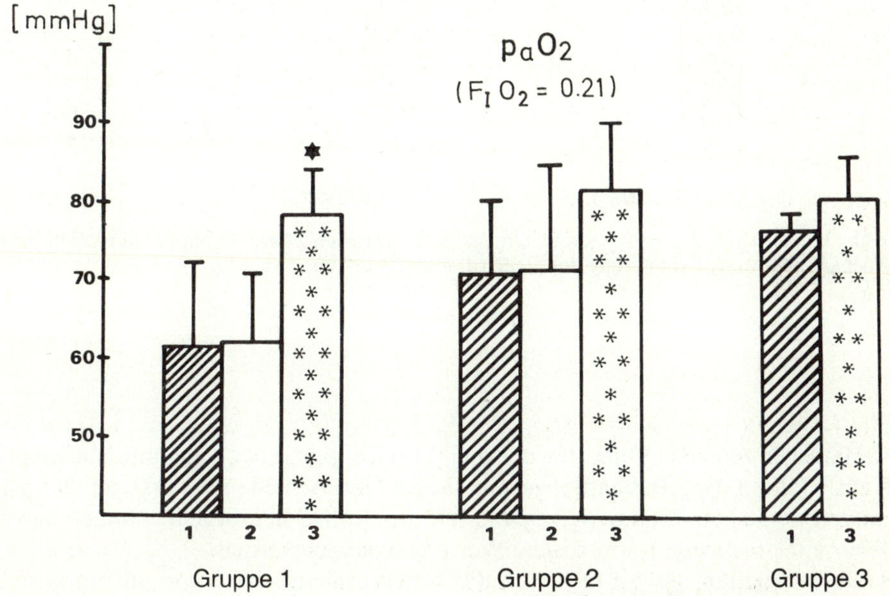

Abb. 2. Gegenüberstellung der Werte des p_aO_2 der 3 nachuntersuchten Patientengruppen zum Zeitpunkt der Aufnahme unmittelbar nach erlittenem Thoraxtrauma (*1*) und zum Zeitpunkt der Nachuntersuchung (*3*). Die jeweils mittlere Säule (*2*) (Gruppe 1 und 2) gibt den p_aO_2 nach abgeschlossener Behandlung (Beatmung – Gruppe 1; unmittelbar vor Entlassung – Gruppe 2) wieder. Zum Zeitpunkt der Nachuntersuchung ist der p_aO_2 bei allen Patientengruppen im Normbereich

mungspatienten) als Ausdruck der schweren, traumatisch bedingten Lungenfunktionseinschränkung ein deutlich erniedrigter p_aO_2 (F_IO_2 = 0,21) registriert werden muß, ist in Gruppe 2 (Atemtherapiepatienten) der Gasaustausch für O_2 wesentlich geringer beeinträchtigt. Hingegen befindet sich der p_aO_2 in Gruppe 3 (ambulante Behandlung) nahezu im Normbereich.

Noch unmittelbar nach Entwöhnung vom Respirator ist bei Gruppe 1 eine deutliche Hypoxämie zu bemerken, welche als Ausdruck der Lungenfunktion auch nach abgeschlossener Beatmung gewertet werden muß. Auch in Gruppe 2, also bei Patienten mit geringfügigerem Verletzungsmuster, ist vor deren Entlassung in häusliche Pflege die vollständige Restitution der Lungenfunktion noch nicht erreicht.

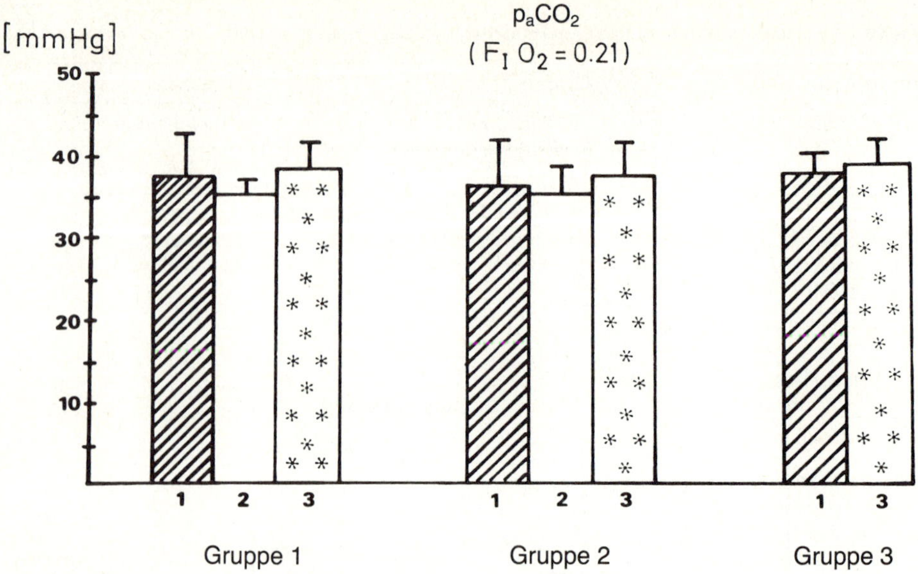

Abb. 3. Verhalten des p_aO_2. Keine Unterschiede zwischen den 3 Gruppen zum Zeitpunkt der Nachuntersuchung. Erläuterung der Säulen 1, 2 und 3 s. Abb. 2

Hingegen zeigt das Verhalten des p_aO_2 zum Zeitpunkt der Nachuntersuchung, also nach 3 Jahren nach Behandlungsende, keine Unterschiede im Vergleich der primär unterschiedlichen Patientengruppen. Wie aus Abb. 2 hervorgeht, können hier dem Alter entsprechende normoxische Werte beobachtet werden.

Das Verhalten des p_aCO_2 ist im direkten Vergleich der 3 von uns untersuchten Patienten unauffällig (Abb. 3).

Im Kontrast zu den Untersuchungen, welche kurze Zeit nach abgeschlossener künstlicher Beatmung durchgeführt wurden, konnten wir bei den von uns beobachteten Patienten 3 Jahre nach Beendigung der Behandlung keine ausgeprägten Veränderungen im Verhalten weiterführender Lungenfunktionsparameter beobachten. In Abb. 4 und 5 sind spirometrisch und plethysmographisch ermittelte Parameter der Lungenfunktion der 3 von uns untersuchten Patientengruppen zum Zeitpunkt der Nachuntersuchung aufgetragen.

Wie aus den Abb. 4 und 5 hervorgeht, haben sich nach einem Zeitraum von 3 Jahren nach Therapieende die Lungenvolumina auch bei Patienten mit primär schwer beeinträchtigter Lungenfunktion (beatmungspflichtige Thoraxtraumen) bis zur Norm restituiert. In gleicher Weise wie die statischen Lungenvolumina normalisieren sich bei diesen Patienten auch die dynamischen Lungenfunktionswerte (FEV_1, Atemminutenvolumen) und der Atemwegswiderstand. Es besteht daher objektiv bei diesen Patienten keine durch primäre Schädigung der Atmungsorgane (Thorax, Lunge, Zwerchfell), oder durch die in der Folge notwendige Respiratorbehandlung induzierte Residualstörung der Lungenfunktion.

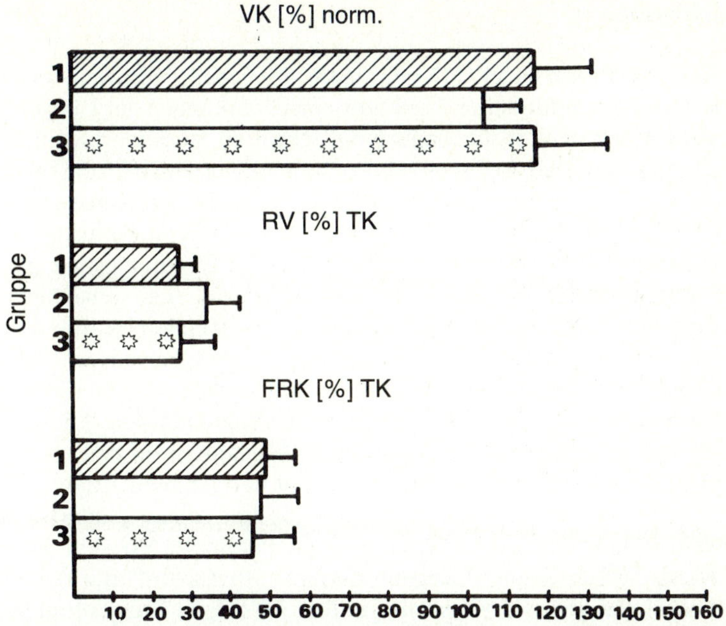

Abb. 4. Verhalten der statischen Lungenvolumina (Vitalkapazität *VK,* Totalkapazität *TK,* funktionelle Residualkapazität *FRK,* Residualvolumen *RV*) 3 Jahre nach Ende der Behandlung. Sämtliche Parameter befinden sich im Normbereich

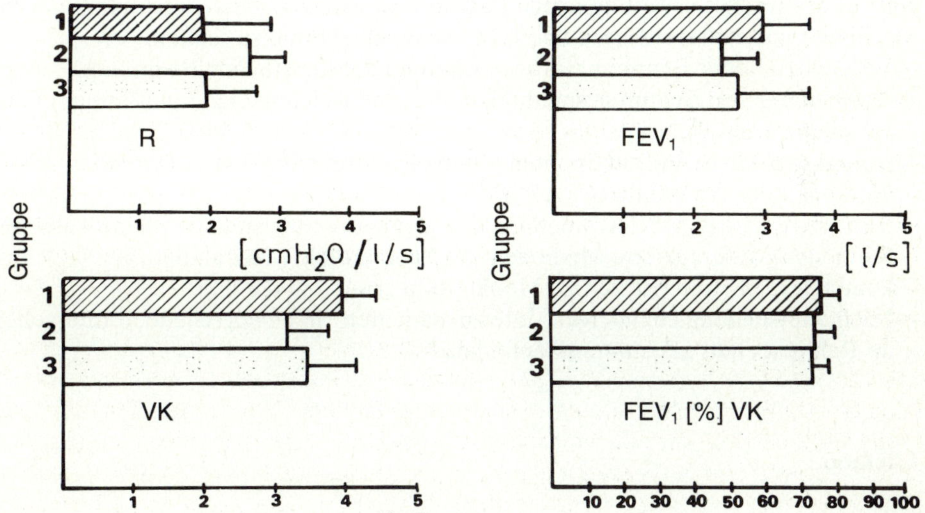

Abb. 5. Verhalten von Resistance *R,* Vitalkapazität *VK* und FEV_1 3 Jahre nach Ende der Behandlung. Bei den beobachteten Patienten befinden sich sämtliche Parameter im Normbereich

Diskussion

Die von Braun et al. [1] bei einem ähnlichen, mit dem unserem vergleichbaren Krankengut gefundenen Funktionseinschränkungen der Lungenfunktion können wir nicht bestätigen. Insbesondere die schweren Veränderungen der Lungenvolumina auch 5 Jahre nach abgeschlossener Behandlung sind bei keinem der von uns beobachteten Patienten aufgetreten. Die Diskrepanz der Ergebnisse ist entweder mit Unterschieden im primären Schweregrad des Verletzungsmusters oder mit möglichen Unterschieden in der Vorgangsweise bei der Beatmungstechnik zu erklären.

Offensichtlich ist gerade das differenzierte, dem jeweiligen Bedarf angepaßte Vorgehen während einer notwendigen maschinellen Beatmung zur Behandlung der Atemstörung wesentlicher Bestandteil für eine spätere Restitution pulmonaler Funktionen. Von besonderer Bedeutung dürfte dabei das methodische Vorgehen beim Einsatz unterschiedlicher Verfahren zur Atemhilfe sein. Diese Vorgangsweise, welche die „Aggressivität" des jeweiligen Verfahrens an den jeweiligen Grad der Lungenfunktionsstörung anpaßt, basiert auf der genauen Analyse des vorherrschenden Lungenzustandes, Orientierungshilfe für eine solche „bedarfsadaptierte" Vorgangsweise könnte der von Koller entwickelte Parameter PIF sein. Dabei wird auf einfache Weise die Beziehung: Lungenfunktion – „Invasivität" der Atemhilfe dargestellt [6]. Ausgehend von der Kenntnis um den jeweiligen Lungenfunktionszustand zielt das Konzept der stufenweisen Vorgangsweise innerhalb des „respiratorischen Managements" auf die frühzeitige Reduktion der Aggressivität der angewendeten Verfahren zur Atemhilfe [6]. Wir erachten es für eine besonders dringliche Aufgabe, frühzeitig die Spontanatmung des Patienten herbeizuführen und von Methoden kontrollierender Beatmung auf solche zur „Augmentierung" der Spontanatmung überzugehen (IMV, CPAP, etc.)

Nach unserer Meinung sind während der primären Behandlung von Atemstörungen auf der Intensivstation folgende Faktoren von wesentlicher Bedeutung, um die Morbidität von Patienten nach abgeschlossener Beatmung zu senken:
- Vermeiden hoher Beatmungsdrücke während der künstlichen Beatmung,
- Anwendung von Beatmungsmethoden, die eine gleichmäßige („uniforme") Gasverteilung ermöglichen,
- frühzeitiger Übergang auf Spontanatmung – Anwendung von „augmentierenden" Methoden der Atemhilfe (CPAP, IMV),
- frühzeitige und gezielte Anwendung atemgymnastischer und atemtherapeutischer Methoden (differenzierte Methoden) als flankierende Maßnahmen,
- kontinuierliche und frühzeitige Mobilisation „rund um die Uhr",
- Nachuntersuchung ehemaliger „Intensivpatienten" in entsprechenden Intervallen im Rahmen einer „Postintensivambulanz".

Literatur

1. Braun U, Munz E, Voigt E, Fassolt A (1981) Veränderungen der Lungenfunktion nach Thoraxtrauma. Anästhesist 30: 595
2. Buchser E, Leuenberger P, Chiolero R, Perret C, Freeman J (1985) Reduced pulmonary capillary blood volume as a long-term sequel of ARDS. Chest 87: 608

3. Christensson P, Giesselson L, Lecerof H, Malm AJ, Ohlsson NM (1979) Early and late results of controlled ventilation in flail chest. Chest 75: 456
4. Downs JB, Olsen GN (1974) Pulmonary function following adult respiratory distress syndrome. Chest 65: 92
5. Klein JJ, van Haeringen JR, Sluiter HJ, Holloway R, Peset R (1976) Pulmonary function after recovery from the adult respiratory distress syndrome. Chest 69: 350
6. Koller W, Benzer H, Duma S, Mutz N, Pauser G (1983) Ein Modell zur einheitlichen Behandlung und Therapieauswertung beim schweren ARDS. Anaesthesist 32: 576
7. Pauser G, Benzer H, Bunzel B, Kubinger KD, Riegler R (1984) Die Intensivmedizin – und was ist danach? Anaesthesist 33: 189
8. Rotman HH, Lavelle TF, Dimcheff DG, VandenBelt RJ, Weg JG (1977) Long-term physiologic consequences of the adult respiratory distress syndrome. Chest 72: 190
9. Yahav J, Lieberman P, Molho M (1978) Pulmonary function following the adult respiratory distress syndrome. Chest 74: 247
10. Yernault JC, Englert M, Sergysels R, DeCoster A (1975) Pulmonary mechanics and diffusion after "shock lung". Thorax 30: 252

Schnittstellen der Verantwortungsbereiche zwischen Hersteller, Betreiber und Anwender medizinisch-technischer Geräte

W. Weissauer

Hochleistungsmedizin basiert auf einer Ehe zwischen Medizin und Technik oder – personalisiert gesehen – zwischen den „Herstellern" der medizinisch-technischen Geräte und den „Anwendern", also Ärzten und ihrem Hilfspersonal.

Bei der Behandlung im Krankenhaus wird aus dieser Verbindung eine Ehe zu Dritt: Der Krankenhausträger beschafft einerseits die Geräte und beschäftigt andererseits als Arbeitgeber die Ärzte und die Hilfspersonen, die diese Geräte anwenden. Er ist organisatorisch und rechtlich für den Betrieb des gesamten Krankenhauses und damit auch für den Einsatz der Geräte verantwortlich. Der Krankenhausträger ist, um das Szenario der Akteure terminologisch zu komplettieren, der „Betreiber" der Geräte. Seine organisatorische und rechtliche Verantwortung umfaßt die ausreichende Ausstattung mit Geräten, ihre Wartung und Pflege, aber auch ihre ordnungsgemäße Anwendung durch alle Mitarbeiter.

Die 3 Akteure sind unentbehrlich; jeder hat seine abgegrenzte Rolle in diesem Szenario. Die Gefahrenpunkte der Hochleistungsmedizin, die das Zusammenwirken der 3 Akteure ermöglicht, liegen wie in jeder Spezialisierung und Arbeitsteilung v. a. in den Schnittstellen, in denen Aufgaben- und Verantwortungsbereiche der Akteure sich überschneiden.

Diese Schnittstellen sind um so gefährlicher, als zwar der Arzt dem Techniker die Wünsche und die Anforderungen mitteilen kann, die ein Gerät aus medizinischer Sicht erfüllen soll. Auf der anderen Seite aber kann der Techniker dem Arzt nicht das technische Wissen vermitteln, das er benötigen würde, um frühzeitig Mängel oder Fehlfunktionen des Geräts zu erkennen. Die Gebrauchsanweisung ist eine Brücke der Verständigung zwischen Hersteller und Anwender, nicht mehr.

Dem Betreiber schließlich und seinen Organen fehlt sowohl der technische Sachverstand des Herstellers, als auch der medizinische der Anwender. Dies muß jedenfalls für den Regelfall gelten.

Juristische Abgrenzung der jeweiligen Verantwortungsbereiche

Betrachten wir zunächst die 3 Bereiche isoliert, so haftet der *Hersteller* straf- und zivilrechtlich für Schäden an Leib oder Leben, die auf seinem Verschulden bei der Planung, Konstruktion oder Herstellung des Gerätes oder der Abfassung der Gebrauchsanweisung oder bei der Einweisung der Anwender beruhen. Der Hersteller handelt schuldhaft, wenn er bei Wahrung der im Verkehr erforderlichen Sorgfalt den Fehler hätte erkennen können, so daß der Schaden für ihn voraussehbar und vermeidbar war.

Dem Patienten haftet der Hersteller aus unerlaubter Handlung (§ 823 BGB) auf Schadensersatz, wobei das Gerätesicherheitsgesetz und die MedGV, die am 01.01.1986 in Kraft tritt, als Schutzgesetze zu gelten haben. Der Hersteller haftet deshalb schon dann, wenn er bei Wahrung der erforderlichen Sorgfalt hätte erkennen können, daß das Gerät den speziellen Anforderungen des Gesetzes oder der MedGV nicht genügte.

Der *Anwender* haftet straf- und zivilrechtlich dafür, daß er den Patienten nach den Sorgfaltsanforderungen seines Fachgebietes behandelt. Zu dem Leistungsstandard, dem er genügen muß, gehören auch die fachspezifischen Kenntnisse und Erfahrungen im Umgang mit den Geräten. Diese Sorgfalt muß um so größer sein, je bedrohlicher Anwendungsfehler sich für den Patienten auswirken können.

Juristisches Verständnis der jeweiligen Verantwortung

Die Anästhesiologie gehört insoweit ersichtlich zu den am stärksten exponierten Fächern. In einem Fall, in dem es infolge der Einklemmung eines oder beider zum Vapor führenden Schläuche zu einem Hypoxieschaden kam, hat der Bundesgerichtshof 1977 in einem Urteil hervorgehoben, daß an die Sorgfaltspflicht bei Verwendung von Narkosegeräten sehr strenge Anforderungen zu stellen sind und auch doppelte Kontrollen erforderlich sein können.

Der Bundesgerichtshof verkennt nicht, daß die Situation des Anwenders an der Schnittstelle zwischen Technik und Medizin schwierig ist. Ich zitiere aus dem Urteil:

„Zwar bringt es die zunehmende Technisierung der modernen Medizin mit sich, daß der Arzt nicht mehr alle technischen Einzelheiten der ihm verfügbaren Geräte zu erfassen und gegenwärtig zu haben vermag. Das befreit ihn aber nicht von der Pflicht, sich mit der Funktionsweise, insbesondere von Geräten, deren Einsatz für den Patienten vitale Bedeutung hat, wenigstens insoweit vertraut zu machen, wie dies einem naturwissenschaftlichen und technisch aufgeschlossenen Menschen (diese Fähigkeiten müssen v. a. bei einem Anästhesisten vorausgesetzt werden) möglich und zumutbar ist."

Schuldnachweis im Schadensfall

Im allgemeinen hat zwar im Arzthaftungsprozeß der Geschädigte die Voraussetzungen seines Anspruchs darzulegen und zu beweisen. Dazu gehört die schuldhafte Fehlleistung des Arztes oder seiner Hilfspersonen und ihre Kausalität für den eingetretenen Schaden. Ist der Zwischenfall jedoch auf ein schadhaftes Gerät zurückzuführen, so kommt es zu einer Umkehr der Beweislast. Derjenige, der das Gerät benutzt hat, wird beweisen müssen, daß der ordnungswidrige Zustand des Gerätes von ihm nicht verschuldet war und daß er die erforderlichen Funktionskontrollen durchgeführt hat.

Wenden wir uns dem *Betreiber* zu, so ist nicht zu verkennen, daß es der Krankenhausträger bei der zivilrechtlichen Haftung schwer hat. Er ist Vertragspartner des

Patienten und haftet für Schäden aufgrund schuldhafter Bedienungsfehler seiner Ärzte und des Hilfspersonals nach der neuesten Rechtsprechung des Bundesgerichtshofs im Regelfall selbst noch dann aus Vertrag auf Schadensersatz, wenn es um die Behandlung von Wahlleistungspatienten geht.

Darüber hinaus haftet er nach dem gleichen Urteil vom Juni 1985 bei sinngemäßer Interpretation seiner grundsätzlichen Aussagen für Ausstattungsmängel aus seinem eigenen Verschulden, wenn er erkennt oder bei gehöriger Sorgfalt erkennen kann, daß die Geräteausstattung nicht mehr dem gegenwärtigen Standard entspricht, daß die vorhandenen Geräte Mängel aufweisen oder daß sie überaltert sind, aber auch für Mängel bei der Wartung und der technischen Überprüfung, die darauf zurückzuführen sind, daß er keine ausreichenden Wartungsverträge mit Dritten abgeschlossen und selbst kein ausreichend qualifiziertes technisches Personal angestellt hat.

Nehmen wir alles in allem, so scheinen Bedienungsfehler die häufigste Ursache der Zwischenfälle zu sein, mit weitem Vorsprung vor den Produktionsfehlern und den Wartungsfehlern. Wie sehr diese Fehlerquellen aber im Einzelfall ineinander verwoben sein können, demonstriert der vom Bundesgerichtshof entschiedene Fall mit der Einklemmung des oder der zum Vapor führenden Schläuche. Anhaltspunkte ergaben sich hier sowohl für einen Herstellungsfehler, weil der Flowmeter vor dem Oberdruckventil angebracht war, wie für einen Instruktionsfehler, weil nämlich der Hersteller nicht auf diesen Umstand hingewiesen hatte, als schließlich auch für einen Wartungsfehler, weil bei der Wartung die kurzen Schläuche, die nicht einklemmen konnten, durch längere ersetzt worden waren.

Die zivilrechtliche Haftung und v.a. die strafrechtliche Verurteilung eines der 3 Akteure für schuldhafte Fehlleistungen ist eine Reaktion des Rechts auf eine Schädigung des Patienten an Leib oder Leben. Vorbeugen ist aber nicht nur besser als Heilen, sondern auch besser als Strafen. Der präventiven Gefahrenabwehr dient das Gerätesicherheitsgesetz (GSG), das in seinem § 8a den Erlaß besonderer Vorschriften für medizinisch-technische Geräte vorsieht, die für den Hersteller gelten, und der § 24 der Gewerbeordnung. Auf den Ermächtigungen des GSG und der Gewerbeordnung beruht die Medizingeräteverordnung (MedGV) vom 14.01.1985, die am 01.01.1986 in Kraft tritt.

Es mag zweifelhaft sein, ob die hier eingeräumte Übergangszeit für Hersteller, Betreiber und Anwender ausreichte. Noch zweifelhafter erscheint mir aber, ob diese Zeit auf Seiten der Betreiber und Anwender hinreichend genutzt wurde oder ob sie nicht doch das Datum vom 01.01.1986 mehr erschreckt und aufscheucht durch die Fülle neuer Pflichten, als sie wohlgerüstet und wohlvorbereitet zu treffen. Vielleicht liegt dies mit daran, daß sich die MedGV so merkwürdig trocken liest und so substanzlos erscheint, falls man nicht die Substanz in der Fülle neuer administrativer Anforderungen sehen will, mit denen sie den Betreiber und mittelbar auch die Anwender konfrontiert.

Kritik an der Medizingeräteordnung

Die erste Überraschung bei näherer Lektüre: Die Medizingeräteverordnung spricht zwar wiederholt von den Pflichten des Anwenders, so z.B. in § 6 Abs. 3 und 4. Dies geschieht aber gleichsam nur reflektorisch, um den Betreiber in Pflicht zu nehmen.

Normadressaten sind, wie § 1 der Verordnung deutlich macht, die Hersteller und Betreiber, nicht die Anwender. Diese Begrenzung erklärt sich schon aus dem Inhalt der zitierten Ermächtigungen. Die notwendige Folge ist, daß auch die Bußgeld- und Strafvorschriften der Verordnung sich unmittelbar nur an den Hersteller und Betreiber wenden.

Einteilung der Gerätearten

Der 1. Abschnitt der Verordnung, der für Hersteller und Betreiber gilt, enthält in § 2 die Einteilung der Geräte, für welche die Verordnung gilt. Erfaßt sind in:

Gruppe 1 energetisch betriebene Geräte, die in der Anlage der Verordnung aufgeführt sind; dazu gehören z.B. Defibrillatoren, Infusionspumpen, nichtmanuelle Beatmungsgeräte, Inhalationsnarkosegeräte,

Gruppe 2 implantierbare Herzschrittmacher und sonstige energetisch betriebene medizinisch-technische Implantate,

Gruppe 3 energetisch betriebene medizinisch-technische Geräte, die nicht unter die Gruppe 1 und 2 fallen,

Gruppe 4 alle sonstigen medizinischen Geräte.

Diese Gruppeneinteilung hat den Sinn, zwar alle medizinisch-technischen Geräte zu erfassen, aber bei der Intensität der Pflichten für Hersteller und Betreiber nach der Art der Geräte und dem Risiko differenzieren zu können, das von ihnen ausgehen kann.

Allgemeine Bedingungen

Der 2. Abschnitt formuliert in § 3 Abs. 1 die allgemeinen Anforderungen, denen die medizinisch-technischen Geräte genügen müssen. Man vermißt hier eine konkrete, substanzielle Aussage. Der Verordnungsgeber verweist, soweit er nicht die Bestimmungen der Verordnung selbst in Bezug nimmt, im wesentlichen auf die allgemein anerkannten Regeln der Technik sowie auf die Arbeitsschutz- und Unfallverhütungsvorschriften. Es handelt sich bei § 3 Abs. 1 also im wesentlichen um ein Blankett, das den Hersteller verpflichtet sicherzustellen, daß Patienten, Beschäftigte und Dritte bei der bestimmungsgemäßen Verwendung der Geräte gegen Gefahren für Leben und Gesundheit so weit geschützt sind, wie es die Art der bestimmungsgemäßen Verwendung gestattet.

Konkreter wird die Verordnung in § 3 Abs. 2. Danach müssen Geräte der Gruppen 1 und 3 zur dosierten Anwendung von Energie und Arzneimitteln mit Warneinrichtungen für den Fall einer gerätebedingten Fehldosierung ausgerüstet sein. Die Freude an der konkreten Aussage ist freilich rasch getrübt, wenn man sieht, welche Probleme sich bei der Umsetzung dieser Vorschrift ergeben (vgl. dazu Kilian et al. 1985).

Wichtig ist – gerade für die Risikobewältigung im Bereich der Schnittstellen – § 4 der Verordnung, der den Hersteller verpflichtet, für jedes Gerät eine Gebrauchsanweisung in deutscher Sprache mitzuliefern, in der die notwendigen Angaben über Verwendungszweck, Funktionsweise, Kombinationsmöglichkeiten mit anderen Geräten, Reinigung, Desinfektion, Sterilisation, Zusammenbau, Funktionsprüfung sowie Wartung des Gerätes enthalten sind. Ob und inwieweit dies bei den Geräten der Gruppe 4 praktikabel ist, vermag ich nicht zu beurteilen.

Einen absoluten Schutz gegen Fehlanwendungen wird freilich weder die Ausrüstung mit Warneinrichtungen noch die Gebrauchsanweisung geben können. Narrensicher kann kein Gerät sein, denn Narren sind bekanntlich so erfinderisch.

In § 5 wird für die Geräte der Gruppen 1 und 2 die Bauartzulassung vorgeschrieben. Näher brauche ich darauf nicht einzugehen; die Gerätehersteller sind bei dieser Verordnung mitten in ihrem Metier und für ihre Anwendung sicher in jeder Richtung am besten gerüstet, auch wenn sie ihnen sehr erhebliche Probleme aufgeben mag.

Der Betreiber, der durch den 3. Abschnitt (§§ 6–16) angesprochen wird, und die Anwender, auf die sich die Vorschriften der Verordnung praktisch auswirken, haben es insoweit viel schwerer.

Zunächst beginnen die Bestimmungen für den *Betreiber,* ähnlich wie § 3 Abs. 1 für den *Hersteller,* mit einer recht dürren Blankettnorm, die für die Errichtung und den Betrieb der Geräte der Gruppen 1, 3 und 4 auf die Bestimmungen der Verordnung, die allgemein anerkannten Regeln der Technik sowie auf die Arbeitsschutz- und Unfallverhütungsvorschriften verweisen. Geräte dürfen nicht betrieben werden, wenn sie Mängel aufweisen, durch die Patienten, Dritte oder Beschäftigte gefährdet werden könnten, oder wenn bei Geräten der Gruppe 1 die Bauartzulassung fehlt.

Konkreter wird § 6 Abs. 3: Danach dürfen Geräte nur von Personen angewendet werden, die aufgrund ihrer Ausbildung oder ihrer Kenntnisse und praktischen Erfahrungen die Gewähr für eine fachgerechte Handhabung bieten.

Nach § 6 Abs. 4 hat sich der Anwender von der Funktionssicherheit und dem ordnungsgemäßen Zustand des Gerätes zu überzeugen, wobei fraglich sein kann, ob die Prüfung einmal am Tag genügt oder ob vor jeder Anwendung – etwa eines Narkosegeräts – erneut zu prüfen ist, wofür meines Erachtens manches spricht.

Nach § 9 dürfen Geräte der Gruppe 1 erst in Betrieb genommen werden, wenn der Hersteller oder Lieferant das Gerät am *Betriebsort* einer Funktionsprüfung unterzogen hat und den für den Betrieb des Gerätes Verantwortlichen anhand der Gebrauchsanweisung in die Handhabung des Gerätes eingewiesen hat.

Nach § 10 dürfen Geräte der Gruppen 1 und 3 nur von Personen angewendet werden, die am Gerät unter Berücksichtigung der Gebrauchsanweisung in die sachgerechte Handhabung eingewiesen worden sind. Einweisen dürfen nur Personen, die aufgrund ihrer Kenntnisse und praktischen Erfahrungen für die Einweisung und die Handhabung dieser Geräte befähigt sind.

In § 11 werden dem Betreiber bei den Geräten der Gruppe 1 sicherheitstechnische Kontrollen vorgeschrieben, in § 12 ein Bestandsverzeichnis für die Geräte der Gruppen 1 und 3 , in § 13 ein Gerätebuch für jedes Gerät der Gruppe 1, in das u.a. Zeitpunkt der Einweisungen und Namen der eingewiesenen Personen einzutragen sind. Die Fülle des damit verbundenen administrativen Aufwands wird deutlich, wenn in einer Abteilung 100 Geräte der Gruppe 1 zur Verfügung stehen, an denen 100 Mitarbeiter tätig werden.

Nach § 15 hat der Betreiber Funktionsausfälle oder Störungen an Geräten der Gruppen 1 und 3, die zu einem Personenschaden geführt haben, der zuständigen Behörde unverzüglich anzuzeigen.

Anwendung der Verantwortungsabgrenzung in der Anästhesiologie

Werten wir die Verordnung an ihren unmittelbaren Auswirkungen auf die Anästhesiologie, so müssen wir, so meine ich, 2 große Fragenkomplexe unterscheiden:

1. Genügt die MedGV den Anforderungen an die Transparenz der Pflichten vom Hersteller, Betreiber und Anwender, um das zu schaffen, was sie schaffen sollte, nämlich mehr Sicherheit für den Patienten und einen besseren Überblick über die Aufgaben der Akteure?
   Dazu meine ich, daß die MedGV dem Fach genügend Freiraum läßt, um durch Entschließungen und Empfehlungen zu verdeutlichen, welche Anforderungen an die Hersteller, Betreiber und Anwender im Interesse der Patientensicherheit zu stellen sind. Der Anwender befindet sich insoweit in der dominierenden Position. Er kann und muß dem Hersteller sagen, welchen Anforderungen die Geräte genügen müssen, und dem Betreiber, welche Geräte er braucht.
   Die Anästhesie hat diese Schlüsselposition erkannt und in ihren Empfehlungen zur Gerätesicherheit das formuliert, was quer über alle Überschneidungszonen hinweg für die Beteiligten gelten muß. Im Ergebnis haben diese Empfehlungen die Wirkung einer Kunstregel, an der aber auch die Anästhesisten selbst als Anwender gemessen werden.
2. Als weiteren Fragenkomplex, den es aufzuarbeiten gilt, sehe ich die *Aufgabenverteilung* nach der MedGV.
   Hier hat der Krankenhausträger das Sagen. Wer das Kreuz hat segnet sich zuerst. Je drängender die Termine und je schlechter die Vorbereitung ist, desto näher liegt die Tendenz, so schnell und so viel auf die leitenden Ärzte der Fachabteilungen und ihr Personal zu delegieren, wie möglich, und nur so viel neues Personal anzustellen, wie unbedingt nötig. Dies bietet sich um so mehr an, als die Organisation der Krankenhäuser auf der Gliederung in Fachabteilungen unter Leitung von Chefärzten beruht, die für den Gesamtbereich ihrer Abteilungen die Verantwortung übernehmen.

Es liegt ebenso nahe, daß die Leiter der Fachabteilungen genau die entgegengesetzte Tendenz verfolgen, also versuchen, die Aufgabenzuweisung abzuwenden. Es fragt sich freilich, ob dies die richtige Politik ist, und wenn ja, ob ein möglichst striktes Sperren gegen eine Delegation von Aufgaben durch den Krankenhausträger auf die leitenden Ärzte die richtige Strategie wäre.

Wie geht man im praktischen Falle vor?

Notwendig erscheint mir zunächst einmal eine Selektion zwischen Streitigem und Unstreitigem. Es gibt in der MedGV eine Gruppe von Aufgaben, die auf jeden Fall durch Dritte oder durch hauseigene Techniker wahrgenommen werden müssen. Dazu gehören m. E. die sicherheitstechnischen Kontrollen und die in den Gebrauchsanweisungen vorgesehenen Wartungsdienste. Es gibt eine andere große Gruppe, die primär von den Leitern der Fachabteilungen wahrzunehmen sein wird. Zu dieser letzteren Gruppe gehören die Aufgaben, die sich auf die Prüfung der Qualifikation der Anwender und ihre Einweisung sowie auf die ihnen obliegende Prüfung der Funktionsfähigkeit und des ordnungsgemäßen Zustandes der Geräte beziehen.

Die Übernahme von Aufgaben durch die Leiter der Fachabteilungen, v.a. im Bereich des § 6 Abs. 3 und 4 und § 10 der MedGV, sollte man in der Intensität der neuen, auf die Fachabteilung zukommenden Belastungen nicht überbewerten. Letztlich wird hier nicht mehr gefordert als die Wahrung von Sorgfaltspflichten, die ohnehin wahrgenommen werden mußten, um den Anforderungen zu genügen, die aus straf- und zivilrechtlicher Sicht zu stellen sind.

Selbstverständlich muß hier auch die Subdelegation zugelassen werden. Sehen wir in dem leitenden Anästhesisten – in Anlehnung an die Terminologie des § 9 Nr. 2 – den „Geräteverantwortlichen" für den Bereich seiner Abteilung und der ihm unterstehenden interdisziplinären Intensiveinheit, so könnte man diejenigen, denen er die Wahrnehmung seiner Pflichten hinsichtlich bestimmter Geräte und Gerätegruppen überträgt, als „Gerätebeauftragte" bezeichnen.

Fach- oder Hilfspersonal

Diese Gerätebeauftragten müssen nicht notwendigerweise Ärzte sein, zumindest nicht hinsichtlich der gesamten Palette der Aufgaben. Ich darf dazu aus dem „Tubus-Hernienurteil" des Bundesgerichtshofs zitieren: „Die Verwendung nichtärztlicher Hilfspersonen ist aus der modernen Medizin und insbesondere aus dem heutigen Klinikwesen nicht wegzudenken. Es ist auch unvermeidlich, daß diesen Hilfspersonen im Einzelfall ein hohes Maß von Verantwortung zufällt, so im gesamten Bereich der Aseptik, bei hochentwickelten technischen Geräten, deren Funktionen verläßlich oft nur von einem Techniker zu kontrollieren sind ... In all diesen Bereichen ist dem Arzt ein persönliches Tätigwerden im Einzelfall teils aus Gründen der wirtschaftlichen Arbeitsteilung nicht zumutbar, teils auch wegen der Grenzen seiner fachlichen Kenntnisse gar nicht möglich."

Greifen wir diese letztere Begründung auf, so sehe ich das strategische Konzept darin, im Bereich der Anwendung der Geräte weitgehend die Verantwortung zu übernehmen, aber vom Krankenhausträger Techniker zur Unterstützung bei der Wahrnehmung dieser Aufgabe zu fordern. Bei einem strikten „Nein" verschließt man sich selbst die Möglichkeit einer Diskussion um die Modalitäten.

Schwachstellen

Bei der skizzierten Selektion der Aufgaben bleibt die Zuweisung der breiten Mittelzone offen, mit denen die MedGV den Krankenhausträger konfrontiert. Ich denke hier insbesondere an das Bestandsverzeichnis (§ 12) und an das Gerätebuch (§ 13). Es liegt nahe, diese Aufgabe der Verwaltung zuzuweisen, also ihre Übertragung auf die Fachabteilungen abzulehnen. Dabei ist freilich nicht zu verkennen, daß beim Gerätebuch die Masse der einzutragenden Fakten aus den Fachabteilungen kommen muß, nämlich die Namen der eingewiesenen Personen und der Zeitpunkt der Einweisungen (§ 13 Abs. 2 Nr. 2), aber auch die Mitteilungen über Zeitpunkt, Art und Folgen von Funktionsstörungen und wiederholter gleichartiger Bedienungsfehler (§ 13 Abs. 2 Nr. 4). Das gleiche gilt für die Unfall- und Schadensanzeigen nach § 15.

Per saldo erscheint mir die disponible Masse der administrativen Arbeit kleiner, als sie zunächst den Anschein haben mag. Auch bei einer Delegation der neuen administrativen Aufgaben auf die Verwaltung, die von der Sache her zwingend geboten ist, verbleibt eine Fülle von bürokratischem Schreibwerk bei den Fachabteilungen; die Zuweisung von Schreibkräften, aber auch von Technikern, wird in vielen Abteilungen unerläßlich sein.

Verschiebung der Verantwortungslast

Die Tendenz zu einer möglichst umfassenden Übertragung aller Aufgaben auf die leitenden Ärzte wird um so stärker in Erscheinung treten, je kleiner das Krankenhaus ist. Größeren Krankenhäusern wird es leichter fallen, einen eigenen technischen Dienst für die Medizingeräte aufzubauen, der auch bei der Einweisung der ärztlichen und nichtärztlichen Mitarbeiter mitwirken kann. Erforderlich erscheint ein klares Konzept des Fachgebietes, das die Leistungsgrenzen der Anästhesisten bei der Übernahme der in der MedGV vorgesehenen Aufgaben klar aufzeigt.

Auf die Übergangsvorschriften der MedGV brauche ich nicht näher einzugehen; § 22 erbringt für den hier interessierenden Bereich nicht viel.

Auslegung des juristischen Begriffs der Haftung

Noch eine kleine Richtigstellung zum Schluß: Die MedGV wendet sich auch in ihren Ordnungswidrigkeiten- und Strafvorschriften an die Hersteller und Betreiber und nicht an die Anwender. Eine juristische Person, und das sind in aller Regel die Krankenhausträger, kann selbst nicht Täter sein. Dem Normadressaten stehen aber die Mitglieder des vertretungsberechtigten Organs gleich. Es haftet also das zuständige Vorstandsmitglied einer Aktiengesellschaft oder der Geschäftsführer der GmbH.

Der Kreis derjenigen, die zur Verantwortung gezogen werden können, wird durch § 9 Abs. 2 OWiG erweitert auf diejenigen, die vom Leiter des Betriebs beauftragt sind, den Betrieb ganz oder teilweise zu leiten, sowie auf diejenigen, die ausdrücklich beauftragt sind, die Pflichten zu erfüllen, die den Inhaber des Betriebes treffen.

Die Delegation der Aufgaben bringt also den leitenden Arzt und die von ihm Beauftragten in die unmittelbare Reichweite der Sanktionen der MedGV. Weit gefährlicher sind aber wohl die Schadensersatzansprüche und die Strafverfahren, wenn Vorschriften der MedGV, die dem Schutze der Patienten dienen, nicht eingehalten werden und es zu einem folgenschweren Zwischenfall kommt.

Gerade unter diesem letzteren Aspekt halte ich es für gefährlich, die Anforderungen der MedGV als bürokratischen Perfektionismus abtun zu wollen und bei ihrem Vollzug dilatorisch zu verfahren. Andererseits müssen aber gerade deshalb alle Möglichkeiten genutzt werden, um die administrativen Anforderungen auf möglichst einfache Weise zu erfüllen. Dies gilt insbesondere für die Einweisung der Mitarbeiter, die zum Zeitpunkt des Inkrafttretens der MedGV bereits mit den Geräten arbeiten. Es wäre unsinnig, jeden Mitarbeiter nun formal an jedem einzelnen Gerät einweisen zu wollen. Hier muß die pauschale Bestätigung genügen, daß er die Befähigung für bestimmte Geräte und Gerätegruppen besitzt.

Das Ziel von Betreibern und Anwendern muß es sein, den administrativen Aufwand beim Vollzug der MedGV möglichst gering zu halten, um aber mit aller Intensität dafür zu sorgen, daß der Schutz des Patienten vor Anwendungsfehlern verbessert wird.

Literatur

Kilian J, Ahnefeld FW, Lotz, Friesdorf (1985) Verordnung über die Sicherheit medizinisch-technischer Geräte. Anästh Intensivmed 10/85: 361–363

Diskussion

Vortrag van Ackern

Frage: Bei welchen Patienten soll eine Lungenfunktionsprüfung durchgeführt werden? Welche Entscheidungskriterien gibt es?

Antwort van Ackern: Hierzu ein klinisches Beispiel: Eine alte Patientin, 85 Jahre alt, hat eine Oberschenkelhalsfraktur erlitten. Sie wird in die Klinik eingeliefert und steht zur operativen Versorgung an. Es stellt sich nun die Frage, ob vor Operation und Narkose eine Lungenfunktionsprüfung durchgeführt werden soll. Die geistig rege Patientin gibt anamnestisch an, daß sie bei normaler Belastung der Lunge nicht außer Atem kommt. Sie würde im 3. Stock wohnen und sich selber versorgen. Bei dieser Patientin wäre es nicht indiziert, eine Lungenfunktionsprüfung durchzuführen. In eigenen Untersuchungen bei 20 Patienten zwischen 90 und 96 Jahren fiel auf, daß bei diesen Patienten, die vorher nicht bettlägerig waren, eine völlig normale Hämodynamik zu finden war. Das Herzzeitvolumen lag im Normbereich, der Blutdruck war mäßig erhöht, die Frequenz etwas erniedrigt. Allerdings war ihre hämodynamische Reaktionsbereitschaft bei Belastung durch Operation und Narkose vermindert. Es ist erstaunlich, daß entgegen den Aussagen in den Lehrbüchern die Hämodynamik alter Patienten in Ruhe nicht verändert ist.

Wir führen bei elektiven Eingriffen präoperativ eine Lungenfunktionsprüfung durch, insbesondere wenn eine Lungenfunktionsstörung vorliegt, wie z. B. bei chronischer obstruktiver Bronchitis. Außerordentlich wichtig ist die Lungenfunktionsprüfung vor pulmonalen Operationen, vor allen Dingen bei Operationen, wo größere Areale der Lunge reseziert werden müssen. Diese Lungenresektionen sind nicht ganz unproblematisch, weil bei großen bronchialen Tumoren, die eine ganze Lunge befallen haben, die andere scheinbar gesunde Lunge keine ausreichende Ventilation sicherstellt. Wenn das der Fall ist, entschließen wir uns gemeinsam mit unseren operativen Kollegen, nicht zu operieren.

Frage: Wenn ich Sie richtig verstanden habe, machen Sie keine Lungenfunktionsprüfung bei unauffälliger Anamnese. Man muß doch festhalten, daß es z. B. obstruktive Atemwegserkrankungen gibt, die exzellent präoperativ durch Atemtherapie zu therapieren sind. Insofern kann es uns nicht gleichgültig sein, ob man eine Lungenfunktionsprüfung wegläßt oder doch eine macht, insbesondere zur späteren Beurteilung der Lungenfunktion.

Antwort VAN ACKERN: Das ist vollkommen richtig, und das sind die Patienten, die eine Anamnese in der Vorgeschichte haben. Bei diesen Patienten, speziell bei denen mit obstruktiver Erkrankung, hat die präoperative Atemtherapie ganz besondere Erfolge nicht nur für die Narkose, sondern auch für die postoperative Phase zu verzeichnen. Anamnestisch auffällige Patienten, die z. B. eine massive Obstruktion haben, werden bei uns präoperativ durch eine Atemtherapie behandelt. Dieses hängt von der Art des Eingriffs ab, z. B. Oberbaucheingriffe. Bei diesen Operationen kommt es intraoperativ zur Ausbildung von vielen Mikroatelektasen, was Bendixen bereits 1963 vermutet hatte. Wir führen deshalb im Hinblick auf die postoperative Schädigung eine sorgfältige Lungenfunktionsprüfung und eine entsprechende vorhergehende Therapie bei diesen Patienten durch.

Kommentator: Es ist zweifellos richtig, daß insbesondere durch die Operation nur restriktive Veränderungen stattfinden, so daß nur bei Patienten mit obstruktiven Veränderungen präoperativ eine wirklich gute Chance zur Lungenfunktionsverbesserung besteht.

Frage: Ist es nicht doch wichtig, bei jedem Patienten eine Lungenfunktionsprüfung zu haben, um einen Ausgangswert bei postoperativen Ventilationsstörungen zu besitzen?

Antwort VAN ACKERN: Einen Ausgangswert zu haben und damit zu wissen, wo man mit seiner Therapie liegt und welche Prognose der Patient hat, ist sicherlich ganz entscheidend. Das Problem ist die Diskrepanz zwischen dem, was wir in großen Kliniken machen können, und dem, was man in der normalen Durchschnittsversorgung machen kann. In einer großen Klinik bereitet es keine Schwierigkeit, bei Verdacht auf eine Lungenfunktionsstörung z. B. den internistischen Kollegen für eine Lungenfunktionsprüfung zu rufen. Dieses ist den Kollegen in den kleineren Krankenhäusern jedoch nicht möglich. Aus forensischen Gründen will ich dabei bleiben, daß nur durch eine Anamnese belastete Patienten einer Lungenfunktionsprüfung zu unterziehen sind.

Frage: Welche Lungenfunktionsprüfung sollte gemacht werden und wo liegen die Grenzen? Sollten hierfür die Empfehlungen der Deutschen Gesellschaft für Pulmonologie und Tuberkulose für die präoperative Lungenfunktion gelten? Dies würde bedeuten, daß ein Atemstoßtest durchgeführt wird, die Vitalkapazität gemessen und nur in einzelnen Fällen eine Blutgasanalyse gemacht wird. Ist die Blutgasanalyse in der präoperativen Beurteilung besonders wichtig?

Antwort VAN ACKERN: Atemstoßtest und Vitalkapazität sind ganz einfache Werte, die sicherlich in jeder Klinik gemacht werden können. Darüber hinaus sollte bei alten Patienten und bei allen Patienten vor größeren operativen Eingriffen grundsätzlich eine arterielle Blutgasanalyse gemacht werden, weil wir damit einen Ausgangswert für eine eventuelle intraoperative Kontrolle haben und zum anderen die Blutgasanalyse ein einfach zu messender Parameter ist.

Frage: Wie sehen Sie den Stellenwert des Thoraxröntgenbildes?

Antwort VAN ACKERN: Was man sieht, ist eine entsprechende Lungenzeichnung bei mehr oder weniger aufgeblähter Lunge. Viel sieht man nicht. Es ist als diagnostische Maßnahme einer pulmonalen Störung sicher nicht ausreichend. Mikroatelektasen sind niemals im Röntgenbild zu erkennen. In diesem Fall gibt die Blutgasanalyse die entsprechende Information. Zusammenfassend kann gesagt werden, daß wir uns mit einem einfachen Lungenfunktionsprogramm begnügen können.

Frage: Es sollen ja auch Zukunftsaspekte angesprochen werden. Soll denn in Zukunft unter besonderen Aspekten z. B. das "closing volume" gemessen werden?

Antwort VAN ACKERN: Das ist sehr schwierig technisch durchzuführen und es bleibt nur besonderen Kliniken vorbehalten. Deshalb sollten diese Untersuchungen zunächst einmal denen vorbehalten bleiben, die die Methode beherrschen. Wenn längere Erfahrungen und entsprechende Ergebnisse vorliegen, kann diese Frage noch einmal gestellt werden.

Frage: Sollten während der Narkose bestimmte Beatmungsparameter, vielleicht auch Inhalationsnarkotika, gemessen werden oder was sollen wir tun, um möglicherweise pulmonale Funktionseinbußen, z. B. Reduktion der Vitalkapazität, Reduktion der FRK, Zunahme des Shunts durch die intraoperativen Maßnahmen zu begrenzen oder sogar zu verbessern?

Antwort VAN ACKERN: Es sollten präoperative Blutgasanalysen gemacht werden, um intraoperativ mit den dann vorliegenden Blutgasanalysen die Lungenfunktionsstörungen intraoperativ bewerten zu können. Ob PEEP einen Effekt hat oder nicht, ist nicht vorhersagbar. Dies läßt sich jedoch anhand der Blutgasanalysen leicht messen. Angesichts des gewählten Beispiels der alten Dame mit Oberschenkelhalsfraktur, im 3. Stock wohnend, würde ich folgendes Narkoseverfahren wählen: Bei uns bekommen derartige Patienten eine Periduralanästhesie, um atemdepressive Medikamente zu vermeiden. Sie werden zur Operation intubiert und postoperativ nachbeatmet. Diese Patienten haben signifikant bessere CO_2-Werte und sind postoperativ deutlich besser zu betreuen, als wenn wir eine reine Periduralanästhesie durchführen würden. Die Kombination von Allgemeinanästhesie und Periduralanästhesie vermeidet einen psychischen Streß des Patienten während der Operation und postoperativ die verminderte Ansprechbarkeit des Atemzentrums auf CO_2 durch die Prämedikation. So kann eine schleichende Hypoxie während der Operation vermieden werden.

Frage: 1. Zur Technik der Beatmung gibt es Empfehlungen, die über die allgemein verwendeten 10 ml/kg KG hinausgehen. Wie stehen Sie dazu?
2. Sollen wir routinemäßig PEEP operativ anwenden?

Antwort: Zu 2. Die Empfehlung, routinemäßig PEEP anzuwenden, kann man nicht geben.
Zu 1. Es gibt Untersuchungen, die eindeutig belegen, daß ein Atemhubvolumen über 8 ml/kg KG unbedingt einzuhalten ist. Man hat eine deutliche Besserung der Lungenfunktion bei 10–12 ml/kg KG. Man hat aber eine deutliche Verschlechterung

gesehen, wenn das Atemzugvolumen unter 8 ml/kg KG gegeben wurde. Als Frequenz wird i. allg. 10–12 pro min empfohlen. Zum PEEP intraoperativ muß ergänzt werden, daß intraoperativ die FRK deutlich verbessert werden kann; allerdings läßt sich der Effekt für die postoperative Phase nicht konservieren.

Frage: Dennoch gibt es eine Indikation für eine Vordehnung der Lunge intraoperativ. Es gibt sehr gute Untersuchungen von Shapiro aus Chicago, die besagen, daß bei Bestehen einer Schocksituation PEEP hilft, ein ARDS zu vermeiden, abhängig von der Kreislaufsituation. Durch die eingeschränkte Hämodynamik ist der Anästhesist gezwungen, den PEEP gewissermaßen zu titrieren. Die Indikation von PEEP bei solchen Patienten besteht unabhängig von der Art des Traumas. Es ist ganz gleich, ob es sich um polytraumatisierte Patienten oder um Patienten in einem septischen Zustand handelt oder auch um Patienten, die eine unmittelbare postoperative Beatmung brauchen.

Antwort van Ackern: Ich sehe das ganz genau so, ich wehre mich nur dagegen, grundsätzlich zu sagen, daß PEEP allgemein und ohne Probleme anzuwenden ist. Das Problem sind die hämodynamischen Einschränkungen aufgrund der erhöhten intrathorakalen Drücke, was ich hier gezeigt habe. Ein weiteres Problem, wo PEEP ganz sicher nichts nützt, ist der Thoraxeingriff. Bei offenem Thorax funktioniert PEEP nicht.

Vortrag Kilian

Frage: Ich möchte auf 2 Schwerpunkte in der Diskussion eingehen: Einmal die Frage: Wann wird postoperativ sediert und analgesiert? Heißt das zugleich postoperative Beatmung? Zum anderen, es wird weniger über das „Muß" der prophylaktischen postoperativen Beatmung diskutiert als vielmehr über die Zeitdauer. Sie haben die Arbeiten referiert, in denen 3 h vs. 18 h postoperative Beatmung gegenübergestellt wurden. Es handelte sich um geriatrische Patienten mit Risikofaktoren bzw. koronarchirurgische Patienten.
Zum 1): Postoperative systemische Morphinapplikationen führen zumindest bei etwas älteren Leuten fast regelmäßig zu unbemerkten Apnoephasen mit erheblichem Abfall der O_2-Sättigung unter 80%. Würde das aus Ihrer Sicht, und zwar im Gegensatz zur Regionalanästhesie, bedeuten, daß man, wenn man sediert oder/und analgesiert, auch auf jeden Fall prophylaktisch beatmen sollte? Dann könnten wir unsere Aufwachräume auf die Kapazität der Operationszahlen erweitern, was prinzipiell natürlich nicht geht.

Antwort Kilian: Es läßt sich auf der einen Seite die postoperative Analgesie nicht vermeiden. Auf der anderen Seite müssen wir die Patienten auch überwachen. In einer Studie, die postoperativ im Aufwachraum gemacht wurde, bei einem nicht selektierten Patientenkollektiv, konnten PaO_2-Werte von unter 60 mmHg bei 25% der Patienten gemessen werden. Diese Phase ist also zu fürchten, zumal man es den Patienten nicht ansehen kann, ob sie hypoxämisch sind. Das war überraschend. Man kann sich nunmehr auf den Standpunkt stellen, daß, solange die Atemmechanik des intubierten Patienten in Ordnung ist, man die Hypoxämie mit 2–3 l O_2 therapieren kann. Dies ist bei kardialen Risikopatienten aber eine nicht ausreichende Maßnahme.

Mit der postoperativen Analgesie muß man vorsichtig sein. Ob die Regionalanästhesie eine Alternative ist, bezweifele ich sehr. Wir haben Untersuchungen gemacht, wonach die Unterschiede zwischen der normalen postoperativen Anästhesie bzw. Analgesie gegenüber einen periduralen, sogar einer thorakalen periduralen Analgesie überhaupt nichts brachten.

Frage: Systemische Applikation von Analgetika oder Periduralanästhesie? Welche Kriterien würden Sie jetzt sehen? Sind es nur die Lungenfunktionsparameter, oder ist es auch das allgemeine Wohlbefinden des Patienten, die frühe Mobilisierung?

Antwort KILIAN: Die Indikation für Periduralanästhesie in Kombination mit Vollnarkose ist immer dann gegeben, wenn der Patient Oberbaucheingriffe hatte, die ihn über Tage hinweg wegen seiner Schmerzen respiratorisch eingeschränkt sein lassen. Es hat sich gezeigt, daß offensichtlich nicht allein die Schmerzen, sondern die Störung der muskulären Koordination zu dieser mechanischen Einschränkung der FRK führen.

Zwischenbemerkung: In der Frage systemische Analgesie vs. peridurale Analgesie ist für mich weniger das Entscheidende die Hypoxämie, die sich z. T. durch O_2-Gabe beheben läßt, sondern eine Inzidenz von nahezu 500 Apnoephasen bei 16 Patienten innerhalb von 4 h postoperativ unter Spontanatmung bei systemischer Morphinanalgesie. Die traten bei der Regionalanästhesie nicht auf.

Frage: Es gelingt sicher durch Erhöhung der F_IO_2 z. T. diese „Diffusionsstörungen" der unmittelbaren postnarkotischen Phase zu beheben. Kausaler wäre es, da Mikroatelektasen vorliegen, als Ursache dieser Erniedrigung des arteriellen P_aO_2, Überdruck in welcher Form auch immer anzuwenden. Es ist ja bereits 1970 nachgewiesen worden, daß die Anwendung von Raumluft mit Überdruck in der Lage ist, diese Störung zu beseitigen.

Antwort KILIAN: Ihre Ergänzung ist durchaus richtig. Es ist aber so, daß alle Verfahren, die mit einem Überdruck arbeiten, die Kooperation des Patienten erfordern. Diese Kooperation ist postoperativ nicht gegeben. Sie hatten gesagt, daß Hypothermie und "shivering" eine Indikation für Beatmung ist. Ich glaube, daß man "shivering" auch durch niedrige Dosen von Analgetika beseitigen kann, ohne daß man gleich einen Respirator einsetzen muß. Ich möchte meine Aussage ergänzen. Es war in dem Zusammenhang wichtig, einmal darauf hinzuweisen, daß unter "shivering" der O_2-Verbrauch oder O_2-Bedarf stark ansteigt. Wenn der Patient dieses toleriert, stört mich das nicht. Aber der koronarsklerotische Patient oder der Patient mit Hypothermie können diesen erhöhten O_2-Bedarf nicht mehr kompensieren.

Frage LAWIN: Sie hatten als Atemmuster angegeben: IPPV, IMV, ASB und CPAP. Welche Respiratoren sind Ihrer Meinung nach notwendig in einem Aufwachraum? Muß es ein großer Respirator sein oder kann es ein sog. Minirespirator sein? Was brauchen wir im Aufwachraum?

Antwort KILIAN: Es müßte ein Gerät sein, das sehr empfindlich auf Atemzüge des Patienten anspricht. Das Gerät darf nur eine sehr geringe Verzögerungszeit haben, so daß wirklich eine assistierte Beatmung ermöglicht wird. Es muß druckbegrenzt beatmen können, damit der Patient nicht gegen das Gerät kämpfen muß. Darüber hinaus muß es adaptationsfähig sein. Deshalb gefällt mir das Atemmuster ASB oder IFA so gut, da das Gerät wirklich dem Patienten die Mitatmung ermöglicht. Alles, was mechanisch zu sehr festgelegt ist, ist in der postoperativen Phase von Übel. Es ist falsch, wenn wir den Patienten sedieren müssen, um ihn an das Gerät zu adaptieren.

Frage BURCHARDI: Es gibt eine Untersuchung, die deutlich belegt, daß es zwischen der regionalen Analgesie mittels PDA mit Carbostesin und einer regionalen Anwendung der PDA mit Morphin oder anderen Opiaten wohl Unterschiede gibt, und zwar postoperativ hinsichtlich der Motilität des Zwerchfells. Es scheint so, daß die Schmerzbeseitigung die Zwerchfellfunktion nicht restituieren kann, sondern offensichtlich abdominelle Reflexe eine Rolle spielen. Die PDA mit Carbostesin kann in der Tat die Zwerchfellbeeinträchtigung weitgehend verbessern. Dies ist ein interessanter Unterschied zwischen der reinen Analgesie und zum anderen der Reflexausschaltung. In Ergänzung zum bereits genannten “shivering”: Man kann das “shivering” zwar optisch durch Medikamente beseitigen, aber der erhöhte O_2-Verbrauch verschwindet erst unter relativ höheren Dosen. Damit kann bereits wieder eine Indikation zur Beatmung, zumindest zur Unterstützung der Atmung, gegeben sein.

Frage FALKE: Wir haben gesehen, daß man den O_2-Verbrauch mit kleinen Dosen Dolantin deutlich senken kann.

Antwort KILIAN: Es ist überhaupt keine Frage, daß man das kann. Ich wollte jedoch eine Alternative vorstellen, die ja von Herrn Karliczek diskutiert wird, daß man diese Phase postoperativ mit Lachgas innerhalb von Minuten überwinden kann, im Gegensatz zur intravenösen Analgesie, die evtl. um Stunden nachhängt.

Ergänzung: Das Durchbrechen des “shivering” funktioniert nur mit Dolantin.

Frage: Ich möchte die Frage ansprechen, wie lange prophylaktisch beatmet werden sollte. Kann man sich noch darauf einigen, daß eine Beatmung über 3 h hinaus nur noch von Fall zu Fall Vorteile hat?

Antwort KILIAN: Wir haben dieses vor kurzem untersucht. Eine Gruppe hatte keine postoperative Nachbeatmung, die andere wurde 24 h lang nachbeatmet. Die pulmonale Komplikationsrate der 24-h-Gruppe war nicht gesenkt gegenüber der Gruppe mit früher Extubation. Bei näherer Betrachtung stellte sich heraus, daß die Gruppe mit Frühextubation, d.h. nach 4–5 h, vorher hypotherm und kreislaufinstabil war. Sie war eine postoperative Nachbeatmungsgruppe und war genauso gut oder genauso schlecht wie die Gruppe, die 24 h lang nachbeatmet wurde. Demnach ist wieder nichts bewiesen worden. Es hängt vom Patienten ab, ob er eine Nachbeatmung braucht oder auch nicht. Ist ein Patient instabil, sollte man ihn u. a. von der Vitalfunktion Respiration her stabilisieren. Es ergibt sich folgendes Fazit: Die Indikation zur postoperativen Beatmung sollte großzügig gestellt werden, wenn Risikofaktoren da sind. Nach 3 h könnte man sich neu orientieren, ob nun eine Extubation möglich ist. Es ist nicht anzustreben, mindestens 24 h, wie es z.T. in der Herzchirurgie gemacht worden ist, nachzubeatmen. Es gibt einige Untersuchungen, die belegt haben, daß eine Beatmung von 6 h gegenüber 3–4 h keinen positiven Effekt hatte. Hierzu noch einige Zahlen. In der allgemeinen Chirurgie werden bei uns 8% der Patienten nachbeatmet, aber nur wenige werden auf die Intensivstation zur längeren Nachbeatmung verlegt. In diesem Kollektiv sind keine herzchirurgischen und keine neurochirurgischen Patienten vorhanden.

Frage LAWIN: Es sollten 2 Dinge speziell festgehalten werden.

1. Die Frage der Zwerchfellaktivität und deren reflektorische Beeinflussung nach Operation im oberen Abdomen.
2. Es wurde gesagt, daß kleine Dosen von Opiaten zur Behandlung des "shivering" ausreichen würden. Es wurde entgegengehalten, daß kleine Dosen zwar zur Beseitigung der klinischen Symptome führen können, aber den durch "shivering" erhöhten O_2-Bedarf nicht beeinflussen können. Dieses erscheint mir klärungsbedürftig.

Antwort: Diese Untersuchungen von Turner wurden mit hohen Dosen Fentanyl gemacht. Nur hohe Dosen konnten überhaupt den O_2-Bedarf reduzieren. Mit kleinen Dosen Dolantin kann jedoch auch das "shivering" reduziert werden. Es scheint demnach noch eine andere Komponente zu geben.

Vortrag Rügheimer

Frage: Die Atemtherapie ist vielerorts ein Stiefkind der postoperativen Behandlung. Liegt es nicht auch daran, daß der Effekt der Atemtherapie umstritten bzw. überhaupt nicht zu messen ist?

Antwort RÜGHEIMER: Ich glaube, das hängt davon ab, ob eine Therapie angeordnet wird und jemand dahinter steht, der mit dieser Therapie wirklich etwas erreichen will. Ich habe gesagt, daß die präoperative Atemtherapie bereits bei allen obstruktiven chronischen Erkrankungen betrieben werden muß. Sie muß bei jedem betrieben werden, der sie im Anschluß an eine Operation wegen des Langzeiteffekts braucht. Wird erst postoperativ damit angefangen, sperren sich die Patienten häufig aufgrund ihrer Schmerzen gegen jede weitere ärztliche Maßnahme. Es sind Atemvolumina erreichbar, die 25% über dem Normalwert liegen, wenn die Therapie korrekt durchgeführt wird. Dies gilt insbesondere für die IPPB-Behandlung, d.h. tiefes Einatmen soweit wie möglich, wobei die behandelnde Assistentin gegen die Wunde drückt, um Schmerzen zu verhindern. Mit dieser Methode erzielt man bessere Ergebnisse als mit Spontanatemverfahren. Ansonsten stimme ich mit der Literatur überein, daß bei reiner IPPB-Beatmung eines nicht fürsorglich behandelten Patienten die Nachteile eher überwiegen.

Frage LAWIN: Ich muß Herrn Rügheimer recht geben, daß sich diese Form der Atemtherapie mit den uns zur Verfügung stehenden Lungenfunktionsparametern nur schwer dokumentieren läßt. Eigentlich müßten diese Patienten in den Bodyplethysmographen. Die Blutgasanalyse kann nicht der Parameter sein, um die Atemtherapie in ihrem Erfolg zu bewerten, da hier eher atemmechanische Verbesserungen zu erzielen sind. Der Vorteil liegt hier im Trainingseffekt, präoperativ und postoperativ, um eine bessere Adaptation zwischen Patienten und Maschine zu erreichen.

Antwort Rügheimer: Unsere Messungen haben ergeben, daß nach einmal erfolgter IPPB-Ventilation nach diesem Muster, wie geschildert, eine deutliche Verbesserung der Ventilationsparameter vorliegt. Eine Verbesserung der Blutgasanalyse, wenn auch nicht sofort, aber etwas später, ist meßbar. Dies ist ein Indiz dafür, daß vielleicht doch gewisse Alveolarräume durch eine solche Beatmungstherapie zusätzlich belüftet werden. Zumindest sollte es genutzt werden, um Medikamente in diesen Lungenabschnitt zu bringen. Ohne Medikamente ist eine nutzbare Verbesserung auf die Dauer nicht meßbar.

Frage Peter: Entsprechend dem internationalen Schrifttum stellt sich nunmehr die Frage, ob die Atemtherapie oder auch die Inhalationstherapie einen Sinn hat oder keinen. Nach dem, was hier gesagt wurde, und entsprechend unseren Verfahren hat sie vom Klinischen her gesehen durchaus einen Sinn, obwohl wir keine meßbaren Parameter haben. Der wichtigste Hinweis, den Herr Rügheimer uns gegeben hat, besteht in der Aussage, daß man sich exakt um die Atemtherapie kümmern muß.

Antwort Rügheimer: Ich möchte noch einmal erwähnen, daß diese Verbesserung der Ventilation durch IPPB- oder PEEP-Beatmung mit Medikamenten, insbesondere in der ersten postoperativen Phase, wirksam ist. Wenn es dann doch zu einer sekretorischen Obstruktion gekommen ist, dann ist die Absaugung von Bronchialsekret, und zwar mit der blinden Bronchoskopie, indiziert. Der Wert solcher Methoden, Sekret abzusaugen, kann nicht hoch genug eingeschätzt werden. Darüber hinaus kann der Wiederanschluß von Lungenarealen an die Belüftung durch so einfache mechanischen Maßnahmen wie die Überblähung erreicht werden.

Frage Kilian: Es sind einige Dinge notwendigerweise zu definieren.
1. Der Patient muß präoperativ mit der Atemtherapie vertraut gemacht werden.
2. Man muß unterscheiden zwischen Routinemaßnahmen, um Komplikationen zu verhüten, und der Atemtherapie. Routinemaßnahmen müssen vom Patienten selbst durchgeführt werden können. Das bedeutet, daß jemand zum Patienten kommt, ihm den Apparat hinstellt, den Apparat überprüft und ab diesem Zeitpunkt macht der Patient allein die Therapie. Diese Forderung möchte ich erheben.

Antwort Rügheimer: Man sollte sich vielleicht darauf beschränken, so bei Patienten mit Operationen an den Extremitäten zu verfahren. Damit könnten sie versuchen, die Ventilationseinschränkung aufgrund der Narkose zu therapieren. Bestehen jedoch so massive Ventilationsstörungen, wie in den szintigraphischen Untersuchungen gezeigt wurde, ist es aussichtslos, daß der Patient eine Atemtherapie allein bewerkstelligen kann. In einem solchen Fall braucht ein Patient die Anleitung und Hilfe bei der Atemtherapie. Sonst hat dieses Verfahren keinen Erfolg.

Frage: Das ist Atemtherapie aufgrund eines pathologischen Befundes. Dies möchte ich ganz streng trennen von dem, was ich als Routinemaßnahme postoperativ anwende, um eine Komplikation zu verhindern. Wir müssen uns allerdings darüber im klaren sein, daß eine derartige postoperative Atemtherapie wiederum sehr personalintensiv ist. Dies bedeutet Personal, das wir effektiv nicht haben. Der Kampf geht vielmehr darum, überhaupt Aufwachräume zu bekommen. Wir sind schon einen ganzen Schritt weiter und sind dabei, Atemtherapie bereits im Aufwachraum zu machen. Ich glaube, daß man dieses real fordern kann. In der Realität ist es aber in vielen Bereichen nicht möglich.

Antwort RÜGHEIMER: Wir lassen Atemtherapie nicht von jedem durchführen. Sie haben vielleicht nicht überhört, daß diese Veränderungen mit pulmonalen Funktionseinbußen über 2–3 Wochen anhalten können, d.h. daß der Patient auch noch nach Verlassen der Intensivstation etwa 3–5 Tage auf der Station weiter behandelt werden muß, wenn Sie ihn nicht übermorgen als Rückverlegung wieder auf der Intensivstation haben möchten.

Frage FALKE: Ich möchte einen Kommentar abgeben, weil sich unser Vorgehen in einem Punkt von dem Ihren grundsätzlich unterscheidet. Wir haben vor 4 Jahren die IPPB zur Behandlung einfacher postoperativer Lungenkomplikationen abgeschafft. Wir waren damals der Meinung, daß keine ausreichenden Daten vorlagen, die den Nutzen der IPPB gezeigt hätten. Wir haben die IPPB ersetzt durch intermittierende Anwendung des Masken-CPAP in der Größenordnung bis maximal 20 cm H_2O. Ich kann Ihnen allerdings über den Effekt keine Daten liefern, und zwar deshalb nicht, weil diese Untersuchungen schon gemacht worden sind, und zwar von Andersen aus Kopenhagen. Ich glaube, daß unsere Ergebnisse ebenso gut sind. In dem von Ihnen gezeigten Patienten mit der Atelektase hätten wir 2 h lang im Abstand von 1–20 min den Patienten mit 15 cm H_2O Masken-CPAP behandelt, evtl. auch in Verbindung mit der Aerosoltherapie. Daraufhin hätten wir eine Röntgenaufnahme gemacht, ob die Atelektase noch da ist, und ich möchte jetzt postulieren, daß dann die Atelektase tatsächlich verschwunden wäre, und zwar ohne Bronchoskopie.

Antwort RÜGHEIMER: In diesem Fall wurde alles mögliche versucht, und die Atelektase war nicht zu therapieren. Selbst bei der Bronchoskopie mit starrem Bronchoskop war es nur schwer möglich, dieses zähe dickflüssige Sekret herauszubekommen. Es ist in solchen Fällen ein einfaches Verfahren. Man saugt das Sekret ab, man bläst den atelektatischen Bezirk mit CO_2 auf und hat daraufhin den Wiederanschluß. Unmittelbar danach kann der Erfolg durch eine Röntgenkontrolle und eine Blutgasanalyse dokumentiert werden. Es ist nach meiner Ansicht ein einfacheres Verfahren als das, was Sie geschildert haben. Selbstverständlich steht außer Zweifel, daß es viele Wege gibt, um zum Erfolg zu kommen.

Frage LACHMANN: Ich möchte einen kleinen Kommentar dazu abgeben, was den rationellen Hintergrund dieser Therapie betrifft. Es gibt heute keinen Zweifel mehr, daß es ein bronchiales Surfactantsystem gibt. Die Funktion des bronchialen Surfactant besteht auf der einen Seite in der Stabilisierung der nicht durch Knorpel gestützten Atemwege und auf der anderen Seite sowohl im nichtziliaren wie im ziliaren Mukustransport. Es kommt zu einer Erhöhung des "closing volume". Die Ursachen liegen wahrscheinlich darin, daß durch volatile Anästhetika das bronchiale Surfactantsystem sehr leicht irritiert werden kann. Auf der anderen Seite ist bekannt, daß durch tiefe Atembewegungen das alveolare Surfactant in die Bronchien und damit in die Atemwege transportiert wird. Das heißt, daß durch massive Aufblähung oder überhaupt durch Offenhalten der Atemwege das alveolare Surfactant die Möglichkeit hat, wieder in die Atemwege einzutreten. Damit werden diese kleinen Atemwege stabilisiert und die Möglichkeit geschaffen, den Mukus weiter nach außen zu transportieren. Alle genannten Therapien, ob CPAP, tiefe Atemzüge oder andere, halten die kleinen Atemwege auf und führen zu einem verstärkten Surfactanttransport von der Alveole in die kleinen Atemwege und damit in die großen Atemwege.

Antwort RÜGHEIMER: Ich habe versucht, Ihnen die Meinung von Herrn Lazarus hiermit darzustellen. Er hat gesagt und Messungen dazu gemacht, nach denen angeblich nach Narkose bei peripheren Operationen 2–3 h nach der Operation FRK und VK (Vitalkapazität) wieder ansteigen. Er hält gerade das als eine mögliche Verbesserung durch Surfactant. Den darauf folgenden Abfall interpretiert er über andere Mechanismen. Dieser biphasische Verlauf wurde von uns nicht gefunden, so daß ein dauerhafter Effekt dieser kurzfristigen angeblichen Verbesserung von uns nicht festgestellt wurde. Ich würde dem also nicht zustimmen.

Frage PETER: Wie stellt man sich die Beeinflussung des bronchialen Surfactant durch Inhalationsanästhetika vor?

Antwort LACHMANN: Es ist prinzipiell der gleiche Effekt wie mit dem alveolaren Surfactant.

Wenn die Faser wirklich verändert ist, kommt eine Zunahme nur über eine Surfactantbeeinflussung zustande. Im gleichen Sinne gilt dies auch für das bronchiale Surfactant, was natürlich viel empfindlicher ist, weil keine Speicher vorhanden sind. Das alveolare Surfactant kann bei einem Leck sofort von den Typ-2-Zellen nachproduziert und ausgeschüttet werden, so daß es sogar zu einem Feedbackmechanismus kommt. Dies trifft aber nicht für das bronchiale Surfactant zu, so daß es viel empfindlicher auf geringe Noxen von außen reagiert.

Frage: Ich möchte noch einmal die Frage stellen, welche Rolle spielen die Inhalationsanästhetika?

Antwort LACHMANN: Es gibt sehr wenig darüber bzw. mir ist sehr wenig bekannt.

Vortrag Burchardi

Frage WENDT: Ich würde gern generell den Faktor Atemarbeit als Überschrift sehen, für das, was Sie als ventilatorische Insuffizienz bezeichnet haben. Welchen Parameter Sie auch nehmen, es ist alles Atemarbeit, wobei der Patient nur nicht in der Lage ist, die Atemarbeit zu leisten. Von diesem Ansatz her kann man besser verstehen, daß man z. B. intermittierend beatmen kann. Man sollte deshalb das Augenmerk mehr auf das interkostale Elektromyogramm (EMG) richten oder auf ähnliche Parameter. Die reine Atemmechanik gibt nur schwer einen Ansatzpunkt. In Untersuchungen konnte bereits gezeigt werden, daß Frequenzverschiebungen im interkostalen EMG als Erschöpfung zu deuten sind. Diese Erschöpfungszeichen sind wieder reversibel.

Antwort BURCHARDI: Sie haben völlig recht. Der Begriff Atemarbeit steht über alledem, was mit ventilatorischer Insuffizienz überschrieben ist. Das Problem ist allerdings, daß man klinisch-praktisch Atemarbeit noch nicht verifizieren kann. Sie erwähnten bereits das EMG. Eine andere Möglichkeit hat Herr Suter entwickelt, die der getrennten Messung der thorakalen und abdominellen Atmung mit Stretchrezeptoren Rechnung trägt. Hier gibt es interessante Ansätze auch in der Frage der Diskoordination der Atemmuskulatur. Diese ist vielleicht häufiger, als wir es wahrhaben wollen und den Klinikern geläufig ist. Wenn Sie sehen, wie ein Patient seine Schaukelatmung bekommt, dann wissen Sie, daß diese Atmung nicht effizient sein kann.

Frage LAWIN: Herr Burchardi, es gab in Ihrem schönen Vortrag Indikationen zur Beatmung, aber nicht das Wort Kontraindikation. Ich möchte jetzt nicht auf die ethische Kontraindikation der Beatmung, sondern auf die organische zu sprechen kommen. Gibt es Kontraindikationen für die Beatmung? Ich denke insbesondere an degenerative Lungenveränderungen als Kontraindikation für die Beatmung, wo die Überbrückung keinen Sinn gibt und auch die kausale Therapie wegfällt.

Antwort BURCHARDI: Ich habe die traurige Pflicht, diese Frage als erstes beantworten zu müssen. Es sollten sich noch einige anschließen. Es gibt in diesem Sinne keine Kontraindikation. Wir wissen aber alle, wie sehr wir das subtile Gleichgewicht zwischen Ventilation und Perfusion stören. Insofern zielt diese Frage, wenn es mal möglich sein wird, auf das Prinzip der "motionless lung". Die Lunge ist bestimmt besser versorgt, wenn wir nicht beatmen. Zur Zeit haben wir keine Methode, diesen Zustand vital aufrecht zu erhalten. Insofern gibt es keine Kontraindikation, wenn wir von den ethischen Problemen absehen.

Frage LAWIN: Bezogen auf den Einzelfall muß man das nicht anwenden, wenn es keinen kausalen Sinn gibt. Ich denke jetzt insbesondere an die degenerativen Veränderungen wie obstruktives Lungenleiden.

Antwort SCHUSTER: Das ist nur Heiltherapie. Ich würde das nicht Kontraindikation, sondern Nichtindikation nennen. Bei einer fortgeschrittenen Lungenfibrose, die nicht durch zusätzliche Komplikationen belastet ist, ist diese die Ursache für die ineffiziente Atmung.

Kommentar BURSZTEIN: I just wanted to suggest answer to Lawins question. And this is, what is written in textbooks for digitalis, the device is, that there is a contraindication to ventilate patients each time, when there is not a real indication. A real problem is, that the indication is not always clear.

Antwort BURCHARDI: Ich möchte hinzufügen, daß wir nicht mehr von der prophylaktischen Beatmung sprechen, sondern daß eine gründliche frühzeitige Beatmung in vielen Fällen indiziert ist. Das erleichtert auch die Argumentation gegenüber anderen Fachdisziplinen.

Vortrag Dick

Frage Lawin: Es gibt Herrn Shapiro in San Diego. Er hat den Begriff der Titration des PEEP hinsichtlich Hirndruck eingeführt. Danach kann man durchaus den PEEP anwenden, ohne den Hirndruck zu erhöhen. Herr Shapiro aus Chicago hat den "Early-PEEP" während der intraoperativen Versorgung eines Polytraumatisierten empfohlen. Es ergibt sich daraus die Frage, ob ein Narkosegerät die Möglichkeit eines PEEP haben muß. Dieses ist bei uns ein weniger großes Problem als in Amerika.

Antwort Dick: Beide Herren Shapiro meinen das gleiche. Sie sind beide für PEEP eingestellt, fordern aber eine gewisse Feinfühligkeit im Sinne einer Titration des PEEP.

Frage Lawin: Gibt es eine Indikation für eine Frühbeatmung mit PEEP bereits im Operationsraum? Es gibt keine Untersuchungen, die eine wirkliche Indikation für den frühen PEEP bei der Versorgung Polytraumatisierter feststellen. Aus dem Grunde muß man daran denken, daß möglicherweise intrakranielle Folgen bei Anwendung von PEEP zu befürchten sind.

Antwort Dick: Es ist sicher sehr schwierig, fast unmöglich, für jeden Patienten im Vorhinein eine Generalregel aufzustellen. Es gibt nicht den polytraumatisierten Patienten, sondern es gibt einen mit einem Schädel-Hirn-Trauma, es gibt einen anderen ohne Schädel-Hirn-Trauma, aber im schwersten hämorrhagischen Schock. Ein polytraumatisierter Patient ist nicht gleich einem polytraumatisierten Patienten. Insofern muß auch die Indikation zum PEEP abgewogen werden und ein PEEP mit der nötigen Sorgfalt titriert werden.

Ergänzung: Ich möchte darauf hinweisen, daß Shapiro aus San Diego deutlich gezeigt hat, daß ein PEEP keinen Effekt auf den Hirndruck hat, wenn der Patient in einer Oberkörperhochlagerung von ca. 30° sich befindet.

Antwort Dick: Es ist sicher nicht immer möglich, einen Polytraumatisierten in eine Oberkörperhochlage von 30°–45° zu bringen. Deshalb kann man die Ergebnisse am isolierten Schädel-Hirn-Traumatisierten nicht ohne weiteres auf den polytraumatisierten Patienten übertragen.

Frage Suter: Es gibt 2 Indikationen für den PEEP, von denen nicht bekannt ist, ob sie wissenschaftlich haltbar sind. Das eine ist die Frage der Massentransfusionen, zu der ich keine Arbeit kenne, die gezeigt hat, daß die prophylaktische Intubation oder Beatmung etwas nutzt. Zweitens: Die Grenze des p_aO_2 unter 60 mm Hg erscheint mir heute klinisch sehr hoch für den p_aO_2. Wir intubieren nie bei einem derartigen Wert. Wir intubieren viel später.

Antwort Dick: Die Frage nach der Massentransfusion kann man nicht isoliert sehen, sondern man muß auch den Hintergrund des Polytraumas sehen. So ist auch diese Indikation gemeint. Zur zweiten Frage: Ich bin mir nicht ganz sicher, ob wir diese Grenze von 60 mm Hg nach unten verschieben sollten. Sie wird für vorbestehende pulmonale Erkrankungen ohnehin auf 50 mm Hg nach unten verschoben.

Die Grenzen sind auch in der Literatur ohnehin nach unten verschoben. Wenn eine Vorschädigung da ist, geht man eher von 50 mm Hg oder weniger aus. Darüber hinaus ist es eine Frage der Zusatzkriterien, inwieweit man einen derartigen p_aO_2 bewerten muß. Jeder Parameter kann immer nur ein Mosaiksteinchen im gesamten Brett sein. Alles zusammen ergibt erst die Indikation.

Frage LACHMANN: Hinsichtlich Ihrer gezeigten Tabelle zur Flüssigkeitssubstitution bei Polytraumatisierten taucht die Frage auf, was soll man den Patienten geben. Kolloidale oder kristalloide Flüssigkeiten? Sobald eine kapillare Permeabilitätsstörung da ist, ist es praktisch für die Lunge tödlich, wenn Sie Kolloide oder Albumin geben. Dies haben wir mit radioaktiven Substanzen nachgewiesen, die innerhalb von Sekunden in der Lunge nachweisbar sind und dort liegen bleiben. Ich meine deshalb, daß man gerade bei solchen Patienten mit einer solchen Infusionstherapie vorsichtig sein soll.

Antwort DICK: Die Tabelle stammt aus einer Untersuchung der Hannoveraner Arbeitsgruppe. Zu Ihren Ausführungen hinsichtlich Volumensubstitution mit kolloidalen Substanzen und Auslösen eines ARDS gibt es genauso viele Untersuchungen, die das Gegenteil beweisen.

Frage: Wann sollte man eine Beatmung nach Polytrauma beenden?

Antwort: Das bietet eigentlich größere Probleme als die Beendigung der Beatmung nach ARDS, wenn ein Patient dieses Krankheitsbild übersteht. Man kann die Frühbeatmung dann beenden, wenn innerhalb des kritischen Zeitraumes von 3 Tagen nichts aufgetreten ist.

Vortrag Bursztein

Frage: Ich stimme zu, daß man im Einzelfall nur den Respirator benötigt, der für den Patienten passend ist. Bei der Narkosebeatmung haben wir in 90% der Fälle lungengesunde Patienten. Diese benötigen auch nur einfache Respiratoren. Das gleiche dürfte im Aufwachraum der Fall sein. Dagegen ist es in der Intensivtherapie meist so, daß wir schwer lungenfunktionsgeschädigte Patienten haben. Hier werden diese einfachen Respiratoren oft nicht ausreichen.

Antwort BURSZTEIN: I am sorry, but you are absolutely right and I have forgotten to say that perhaps not 90% but 80% of our patients will be very happy with less sophisticated equipment. And I think, that one of the problems is the fact that those 80% of patients we could manage with smaller equipment, are in fact connected to big respirators. I think, it is all over the world the same thing that most of the patients will be ventilated 2 or 3 days more than would be necessary, so I totally agree to that what you said.

Frage WENDT: Ich möchte der anderen Frage widersprechen. Ich glaube, daß wir auch im intensivmedizinischen Bereich viele Patienten haben, deren vorrangiges Problem in der zu applizierenden Atemarbeit besteht. Gibt es mehr Probleme über die Atemarbeit hinaus, dann gibt es in der Tat eine Indikation für größere Respiratoren. Aber ich glaube, daß es nicht notwendig ist, für jeden Patienten einen so großen Respirator zu haben. In einem Vergleich zwischen intensivtherapiebedürftigen Patienten eines kommunalen Krankenhauses und einer Universitätsklinik haben wir als Ergebnis gefunden, daß 85% der beatmungsbedürftigen Patienten keinen sog. „sophisticated ventilator" benötigen und nur 15% einen so großen Respirator brauchen. Nur 15% der Patienten sind so schwer erkrankt, daß sie ein hochdifferenziertes Beatmungsgerät benötigen.

Frage Hartenauer: Zu den Minirespiratoren möchte ich noch etwas anmerken. Wir haben selbst vor einigen Jahren Untersuchungen gemacht mit dem Draeger-Oxylog und mit einem französischen Minirespirator, dem Ramerce. Beide Geräte ähneln sich. Ich möchte jedoch davor warnen, im Hospital Transporte von Patienten mit solchen Minirespiratoren zu machen, wenn eine schon fortgeschrittenere Form des ARDS vorliegt. Aus technischen Gründen kann es vorkommen, daß solche Patienten in kritischen Situationen hypoventiliert werden und entsprechend hypoxämisch werden.

Antwort Bursztein: Könnte es sein, daß ein technischer Fehler Ihrer Geräte vorlag? Wir benutzen Minirespiratoren sehr häufig in der Ambulanz und in Helikoptern. Ich glaube wirklich, daß kleine Respiratoren die Arbeit bei Transporten übernehmen können.

Ergänzung Hartenauer: Ich möchte das noch präzisieren. Bei Patienten, die bereits ein Atemminutenvolumen von mehr als 14–15 l brauchen, waren sowohl das Oxylog wie auch das Ramerce-Gerät nicht mehr in der Lage, die Patienten adäquat zu ventilieren.

Frage Kalff: Ich möchte zurückkommen auf die Grenzen der Minirespiratoren. Es klang eben an, daß 15% der Patienten einen anderen Respirator benötigen. Die wichtigste Aufgabe ist die Übernahme der Atemarbeit. Wenn nun die Atemarbeit ein bestimmtes Maß überschreitet, ist der Minirespirator an den Grenzen der Leistungsfähigkeit, d.h. 15% der Patienten liegen in ihrer Leistungsanforderung weit über dem, was ein Minirespirator zu leisten vermag. Dann ist er auch nicht mehr für den Transport eines derartigen Patienten zu gebrauchen. Es gibt immer noch das einfachste und leistungsfähigste Gerät, das ist der Ambu-Beutel.

Antwort Bursztein: Ich glaube, daß es in der Tat noch eine Notwendigkeit für einen sog. „sophisticated ventilator" gibt, zumindest in bezug auf den Komfort des Patienten. Es gibt nicht nur die Notwendigkeit, dem Patienten genügend O_2 anzubieten.

Vortrag Neuhof

Frage Lawin: Was ist in der nächsten Zukunft zu erwarten? Wo kann man einen Ansatz finden für eine medikamentöse Behandlung bzw. Blockierung dieser Systeme?

Antwort NEUHOF: Ich möchte mit der akuten pulmonalen Hypertension beginnen, die zwar nicht das typische Merkmal des ARDS ist, aber in vielen Fällen spielen pulmonale hypertensive Phasen eine große Rolle. Auch bei einem echten Permeabilitätsödem wird durch zusätzliche Erhöhung des Filtrationsdrucks die Ödembildung verstärkt. Hier ist sicher die Möglichkeit gegeben, durch Thromboxanrezeptorantagonisten oder Thromboxansynthetasehemmer eine Inhibierung oder eine Verbesserung der pulmonalen Hypertension zu erreichen, falls diese durch Thromboxan (mit)verursacht ist. Es gibt Phasen, z. B. bei der Sepsis oder beim anaphylaktischen Schock, wo dieser Pathomechanismus zu Beginn eine Rolle spielt. In der Endphase der Sepsis, bei manifestem Schock, ist dagegen von diesem Pharmakon keine Wirkung mehr zu erwarten. Thromboxan spielt in diesen Phasen keine Rolle mehr als Mediator, sondern morphologische Veränderungen treten mehr in den Vordergrund.

Frage LAWIN: Können Sie etwas sagen über den neuen Stoff OKY?

Antwort NEUHOF: OKY ist ein typischer Thromboxansynthetasehemmer. Da die Stoffwechselwege der Arachidonsäure einerseits über eine Cyclooxygenase und andererseits über die Lipoxygenase gehen, ist es nachteilig, wenn der Cyclooxygenaseweg blockiert wird, weil dann ausschließlich Lipoxygenaseprodukte gebildet werden. Der Cyclooxygenaseweg verzweigt sich über verschiedene Synthetasen, welche die Bildung des Thromboxans und der anderen Prostaglandine bewirken. An dieser Stelle läßt sich der Stoffwechselweg der Arachidonsäure durch OKY hemmen. Wird auf diese Weise die Thromboxanbildung blockiert, so wird die Metabolisierung der Arachidonsäure über den Cyclooxygenaseweg zu dem vasodilatatorisch günstig wirkenden Prostacyclin umgeleitet.

Frage LAWIN: Kann man sagen, daß dieses Thromboxan mitverantwortlich für die Entstehung der pulmonalen Hypertension ist?

Antwort NEUHOF: Man weiß sehr wohl, daß beim septischen Schock akute hypertensive Phasen in der Frühphase durch Thromboxan verursacht sind. Das gleiche gilt für die Anaphylaxie.

Frage LAWIN: Ist dieser Stoff OKY 046 beim Menschen anwendbar?

Antwort NEUHOF: Er wird klinisch noch nicht angewendet, tierexperimentell ist er bereits im großen Einsatz. Eine andere Substanz, die selektiv als Rezeptorantagonist die Wirkung von Thromboxan (und PGF_2) inhibiert, ist BM 13.177. Hier laufen bereits die ersten klinischen Studien an. Es wäre aber sicher falsch und verfrüht zu sagen, daß man durch diese Medikamente die Schocklunge verhindern kann.

Frage LAWIN: Gibt es einen Sinn, daß man diesen Stoff oder beide Stoffe klinisch anwendet?

Antwort NEUHOF: Ja, sicherlich bei einer akuten Rechtsherzbelastung infolge einer akuten pulmonalen Hypertension, die durch eine Thromboxanbildung verursacht oder verstärkt wird, wie z. B. bei der akuten Lungenembolie.

Frage: Endothel hat im Prinzip 4 Funktionen. Das sind 1. eine Barrierenfunktion, 2. eine Funktion im Rahmen der CO_2-Abgabe, 3. Vermittlung von Konstriktion und Dilatation und 4. antithrombogene luminale Oberfläche. Meine Frage geht dahin: Welche Rolle geben Sie den intakten oder nicht intakten Endothelzellen? Thromboxan wirkt ja nur als Mediator über die Endothelzellen. Also muß sie intakt sein. Was weiß man darüber?

Antwort NEUHOF: Ich möchte dem Thromboxan nicht eine dominierende Bedeutung zumessen für das, was wir als Schocklunge bezeichnen. Es sind sicher noch viele andere Substanzen beteiligt. Für die Integrität der Gefäßwände und die Flowbedingungen in der Mikrozirkulation ist die Prostacyclinbildung des Endothels sicherlich von entscheidender Bedeutung. Wenn eine Stimulation oder Irritation des Endothels stattfindet, egal welcher Art, antwortet die intakte Endohelzelle sofort mit einer Prostacyclinbildung. Prostacyclin wirkt als Gegenspieler des Thromboxans, bewirkt eine Vasodilatation und hemmt die Aggregation und die Freisetzung von Thromboxan aus den Thrombozyten.

Frage: Ich möchte noch einmal auf die Granulozyten zurückkommen. Ich glaube, man darf die Anforderungen an die Inhibitoren solcher Mediatoren nicht zu hoch setzen. Selbst wenn keine Granulozyten anwesend sind, wie z. B. im agranulozytotischen Tier, haben Sie längst nicht diese ausgeprägten Permeabilitätsstörungen, die bei Vorhandensein der Granulozyten bestehen. Es ist auch ein räumliches Problem. Die Inhibitoren kommen nicht zum Zuge, solange diese Granulozyten an der Wand kleben.

Antwort NEUHOF: Ohne Zweifel spielt das Endothel eine ganz zentrale Rolle. Bei der Interaktion der Granulozyten mit dem Endothel muß man heute annehmen, daß der Stimulus einerseits von den Granulozyten ausgehen kann, so daß sie an einem intakten Endothel haften. Umgekehrt können auch Vorgänge in der Lunge das Endothel so präformieren oder verändern, daß primär unstimulierte Granulozyten dort haften bleiben. Das Haften von Granulozyten in der Lungenstrombahn, die pulmonale Leukostase, muß noch keine Schädigung verursachen, es sei denn, daß die adhärierenden Granulozyten zur Bildung von O_2-Radikalen, von Leukotrienen und zur Freisetzung ihrer Inhaltstoffe, v. a. ihrer proteolytischen Enzyme stimuliert werden. Ein guter Indikator für eine Freisetzungsreaktion ist die Elastase. Es besteht nach tierexperimentellen Studien kein Zweifel, daß liberierte Elastase endotheliale Strukturen zerstören kann. Es scheint, daß die im Blut zirkulierenden natürlichen Inhibitoren keinen Zugang zu den im engen Kontakt mit der Gefäßwand freigesetzten Proteasen haben, so daß diese ungehindert an den Kontaktstellen ihre destruierende Wirkung entfalten können. Inwieweit neue Proteaseninhibitoren therapeutisch nutzbar sein werden, bleibt abzuwarten. Eine sichere Wirkung wäre nur dann von ihnen zu erwarten, wenn sie in die Granulozyten oder Endothelzellen eindringen könnten.

Frage KALFF: Ist dieser von Ihnen jetzt geschilderte Ablauf die Folge oder ist er die Ursache einer Hypoxie? Es ist doch so, daß durch den Ablauf dieses Geschehens es zum Ödem kommt. Die Folge ist eine Hypoxie. Auf der anderen Seite haben wir gewisse Endothelstrukturen, die in sich bereits alteriert sein können. Sie sagten, daß solche endothelialen Zellstrukturen auch wiederum durch Hypoxie verändert werden können. Mit anderen Worten, man kann wahrscheinlich Ursache und Wirkung nicht trennen. Wenn dem so ist, sehe ich allerdingSchwierigkeiten in der Frühdiagnostik bzw. in der Indikation zu einer frühen Therapie.

Antwort NEUHOF: Hypoxie ist ein starker Stimulus, kann das Arachidonsäuresystem stimulieren und verursacht eine pulmonale Hypertension. Nur, primär hypoxische Patienten sterben nicht an einem ARDS. Bei einer primären Hypoxie kommt es zwar zu einer Aktivierung des pulmonalen Arachidonsäuremetabolismus, aber nicht zu einer Aktivierung der 3 klassischen Kaskadensysteme. Es kommt auch nicht zur Aktivierung von Granulozyten und zu einer Freisetzung von Proteasen. Diese Komplexität findet man nur bei solchen Krankheiten und Affektionen, die mit einem ARDS einhergehen oder häufig ein solches zur Folge haben. Ich kann nicht sagen, wie die Systeme gewichtet werden müssen und welcher Metabolismus der Hauptmediator ist, falls es überhaupt einen solchen gibt. Viele Mediatoren scheinen beteiligt zu sein.

Frage: Wie steht es mit den ACE-Hemmern, z. B. Captopril? ACE-Hemmer beeinflussen Bradykinin und Angiotensin. Die Vasokonstriktion kommt ja nicht nur zustande durch Angiotensin II, sondern auch durch Spaltung von Bradykinin in seine Spaltprodukte. Wie steht es mit dem Captopril?

Antwort NEUHOF: Wir haben in unseren Tierexperimenten ACE-Hemmer nicht untersucht.

Frage LAWIN: Hat die Beatmung irgendwie einen störenden oder positiv beeinflußten Effekt auf diese Mechanismen?

Antwort NEUHOF: In dem Sinne, in dem man eine Hypoxie beseitigt, entfällt ein Triggermechanismus. Es muß die Strategie bleiben, die auslösende Ursache zu beseitigen.

Vortrag Lachmann

Frage NEUHOF: Es stehen soviel Fragen noch offen, wenn wir die Surfactanttherapie besprechen. Die Frage: Welcher Art, was soll man nehmen, kann man künstlichen oder muß man natürlichen Surfactant nehmen? Wie sieht das aus mit den Inhibitoren? Wie lange wirkt eine solche Therapie? Zunächst aber mal eine konkrete Frage: Bei allen Fällen, wo es sich um einen Surfactantmangel handelt, ist es einleuchtend, den Surfactant zu ersetzen, z. B. beim Neugeborenen. Bei einem Teil Ihrer Modelle handelt es sich da nicht um eine Störung der Surfactantbildung, z. B. bei der Viruspneumonie? War das nicht einfach eine Störung der Surfactantfunktion und Surfactantbildungsstörung, die Sie da therapiert haben?

Antwort LACHMANN: Es ist bekannt, daß wir die Typ-2-Zelle und damit die Surfactantsynthese und Surfactantfreisetzung schädigen. Das Resultat ist wiederum die akute respiratorische Insuffizienz. Wie ich aber bei der bakteriellen Pneumonie oder bei den O_2-Radikalen oder bei dem Antilungenserum gezeigt habe, sind die Ursachen so vielfältig, und trotzdem bekommen Sie mit diesem Surfactant immer den gleichen Effekt. Bei der Frage nach natürlichem oder künstlichem Surfactant muß man eindeutig sagen, daß künstlicher Surfactant nicht wirkt.

Frage: Die von Ihnen gezeigten Kurven sind sehr eindrucksvoll, aber sind das wirklich Defekte? Sie applizieren akut eine Oberflächenspannung. Sie zeigen z.B. bei dem Kind, daß es nur eine kurze Zeit anhielt. Dies bedeutet doch, daß Sie eigentlich nicht richtig interveniert haben, sondern daß Sie Symptome verändert haben.

Antwort LACHMANN: Wenn ich postuliere, daß das Surfactant in der Pathogenese involviert ist, und ich bekomme eine Verbesserung, dann kann ich sagen, daß das System involviert ist. Und die nächste Frage, die sich dann stellt: Welches sind die Faktoren, die zu einem Funktionsverlust des Surfactant in solchen Lungen bei Pneumonie führen? Das ist bereits wieder eine sekundäre Frage. Ich meine aber gerade dieses Kind, was ich zeigen konnte, ist ein so phantastischer Beweis, daß Surfactant involviert ist. Die Gabe von Surfactant hatte einen therapeutischen Effekt.

Frage: Wie schaffen Sie es, daß Surfactant überall in die Alveolen kommt?

Antwort LACHMANN: Das Surfactant breitet sich wie ein Benzintropfen auf der Wasseroberfläche aus, weil es einen sehr hohen Oberflächendruck hat. Es gibt deshalb keine Probleme, daß es in die Peripherie kommt.

Frage: Ist Surfactant analysiert?

Antwort LACHMANN: Soweit es sich chemisch identifizieren läßt, ist es charakterisiert. Es gibt allerdings noch 2–3% Bestandteile, die bisher nicht charakterisiert werden konnten.

Vortrag Jensen

Frage: Ich möchte wissen, ob man bei einem ausgebildeten ARDS-Syndrom das Herzzeitvolumen (HZV) bei jedem Patienten messen sollte. Zweite Frage: Soll man das HZV grundsätzlich durch eine Volumengabe aufrechterhalten?

Antwort JENSEN: Ich glaube nicht, daß man dauernd das HZV messen muß, da es auch schwierigere ARDS-Formen gibt, die mit guten Kreislaufverhältnissen und guter Nierenfunktion einhergehen. Wenn man eine erfolgreiche Beatmungstherapie durchführen kann, besteht kein Grund für ein Muß der HZV-Messung, solange der Patient in seiner Kreislauffunktion unauffällig ist. Volumen sollte man nur geben, wenn der Kreislauf in irgendeiner Form bedroht ist, d.h. indirekt eine gestörte Kreislauffunktion mit einer gestörten Lungenfunktion einhergeht, was sich auch indirekt in der Minderung der Nierenfunktion ausdrückt.

Frage: Wenn wir das HZV nicht invasiv messen, können wir uns leichter für diese Messung entschließen. Sie haben in Ihrer Übersicht über die einzelnen Faktoren, die die HZV-Abnahme beeinflussen, die rechtsventrikuläre Belastung mit der Linksverschiebung des Septums gezeigt. Wir haben selbst eindimensionale echokardiographische Messungen gemacht und haben Veränderungen der Septumbeweglichkeit und paradoxe Beweglichkeiten des Septums gesehen. Das würde mit Ihren Ergebnissen übereinstimmen. Ich glaube, das ist eine voll anerkannte Teilfunktion des HZV-Abfalls durch PEEP.

Antwort JENSEN: Ja, aber mehr auf theoretischem Boden und dann bei einzelnen Patienten nachgewiesen.

Frage: Es gibt eine Sonde, die man einfach in den Muskel einbringen kann. Wäre das eine weitere repräsentative Untersuchung, um beispielsweise die Transportkapazität für O_2 zu messen?

Antwort JENSEN: Nein, ich glaube nicht, daß die Antwort in der Transportmessung liegt. Falls man jemals mit dieser Methode Schwierigkeiten überwindet, könnte man gleich die Mikroperfusion messen. Dafür gibt es ja die Möglichkeiten der Doppler-Laserflowmetrie, die gerade anfängt, in der klinischen Anwendung erprobt zu werden.

Frage: Ist es denn nicht besser, wenigstens die Bilanz, also den Gewebe-pO_2 zu messen, als beispielsweise nur den Flow? Der sagt ja noch nichts aus über die Verwertung von O_2.

Antwort JENSEN: Die Lösung wäre, beides zu messen.

Frage: Bei einem PEEP von 15 cm H_2O wurden keine Septumverschiebungen gefunden. Wieviel PEEP braucht man, d.h. der Patient oder der Hund, um eine Septumverschiebung zu bekommen? Dazu noch eine zweite Frage: Sie haben sehr schön gezeigt, daß sich das Volumen des rechten Ventrikels erhöht, das des linken Ventrikels sich erniedrigt. Ist wirklich das Septum hier die Ursache? Es könnten auch andere Faktoren, z.B. der pulmonalvaskuläre Widerstand, mit eingehen.

Antwort JENSEN: Ich stimme beidem zu. Ich bin ebenfalls der Meinung, daß die Ursache der Septumverschiebung noch nicht ganz klar ist.

Frage: Gibt es eine Korrelation von schlechtem Flow und hohem Laktat?

Antwort JENSEN: In den Arbeiten von Bauer und Messmer, die Laktat gemessen haben, stieg es im Tierversuch an. Die Hunde waren unter extremen Bedingungen. Die Hunde wurden mit einem PEEP von 20 cm Wassersäule beatmet und hatten nach den heutigen Erkenntnissen kein ausreichendes Volumen. Ideal wäre es, wenn wir den Zustand der Laktatazidose, d.h. die bereits eingetretene Verschlechterung des Kreislaufs, vermeiden könnten. Deshalb ist das Laktat für mich kein Parameter.

Frage: Ist es denn nun wirklich so, daß bei einem ausgebildeten ARDS mit schlechter Compliance die Wirkung des hohen PEEP auf die hämodynamische Situation vernachlässigt werden kann?

Antwort Jensen: Wenn das Herz gut ist, ja.

Suter: Beim schweren ARDS und richtig aufgefüllten Patienten werden die hämodynamischen Auswirkungen des PEEP praktisch nicht gesehen.

Frage Mutz: Um die Organperfusion zu prüfen, welche Wertigkeit würden Sie in dem Zusammenhang der Temperaturdifferenzmessung geben?

Antwort Jensen: Ungefähr wie dem Laktat. Ich halte es nicht für eine relevante Methode. Indirekt kann es stimmen, aber es muß nicht.

Vortrag Schuster

Frage: Man liest immer wieder, daß man bei Patienten mit Infarkt und Lungenödem etwas Gutes täte, wenn man ihnen die Atemarbeit ersparte. Wir beatmen diese Patienten aber, weil sie Diffusionsstörungen haben und weil wir ihnen eine normale Oxygenierung zukommen lassen wollen. Weiß man überhaupt, wie hoch das Verhältnis von myokardialem O_2-Bedarf zur Menge der Atemarbeit ist? Eine zweite Frage: Ich habe nicht ganz verstanden, warum es gut ist, daß unter den Bedingungen des PEEP das Herz klein wird. Dies würde doch bei einem insuffizienten Herzen bedeuten, daß es eine höhere enddiastolische Vorlast bekommt. Das Herz wird nur dann eng, wenn wir entweder das Herz positiv inotrop unterstützen, oder wenn wir es entlasten. Das bedeutet, daß es sich weniger kontrahieren muß.

Antwort Schuster: Ich glaube nicht, daß Diffusionsstörungen die Ursache für die Hypoxie beim kardialen Lungenödem sind, sondern daß es eher zu Verteilungsstörungen kommt. Ich glaube ebenso wenig, daß die Beatmung ein Problem der Atemarbeit ist. Diese Patienten könnten wahrscheinlich ihre Atemarbeit noch steigern, aber auch diese Atemarbeit ist nicht ausreichend, das hämodynamische Problem vergessen zu lassen. Zu Ihrer zweiten Frage: Spekulativ ist es so, daß bei diesen Patienten mit Lungenödem und Schock dieser Starling-Mechanismus mit seinen adaptiven Möglichkeiten überschritten ist. Ich kann mir deshalb gut vorstellen, daß eine Verkleinerung des Herzens durch Druck von außen eine Verbesserung bewirkt.

Frage Lawin: Nach den gängigen Lehrmeinungen von Bartels, Rodewald und Harms ist das Lungenödem das Paradebeispiel für eine Diffusionsstörung für O_2. Diese Störung kann man in den weitaus meisten Fällen durch Erhöhung des inspiratorischen O_2-Anteils beheben. Ist es mit PEEP möglich, das Lungenwasser zurückzudrängen?

Antwort Schuster: Es gibt nur wenige Messungen, allerdings gute, zu diesem Thema. Die Diffusionsstörung spielt fast keine Rolle für die Hypoxämie beim Lungenödem. Am schönsten hat das Herr Burchardi auseinandergesetzt.

Antwort BURCHARDI: Es ist in der Tat so, daß die Gasaustauschstörung beim Lungenödem ein Shunt ist und keine Diffusionsstörung. Der Mechanismus der Verbesserung des Gasaustausches durch PEEP und Beatmung ist der, daß aus dem Interstitium das Wasser in Bereiche gedrängt wird, wo es nicht mehr für den Gasaustausch schädlich ist und somit Alveolen wieder eröffnet werden. Es ist ein reines oder überwiegendes Shuntproblem. Trotzdem hilft O_2 noch etwas.

Vortrag Hansen und Falke

Frage LAWIN: Wie sieht die Zukunft aus, wird es für die Klinik verwertbare Parameter für die Atemarbeit geben? Herr Hansen hat das angedeutet mit dem EMG, allerdings ist das natürlich eine aufwendige Sache. Würden sie es für wichtig halten, so etwas zu haben?

Antwort FALKE: Es ist immer ein Problem, Ergebnisse aus diesen Versuchen auf Patienten zu übertragen. Natürlich kann man nicht einen Ösophagusballon stunden- oder tagelang im Patienten lassen, aber für kurze Phasen, mindestens zur Abklärung einer wissenschaftlichen Fragestellung innerhalb einer gewissen Zeitspanne von vielleicht 1–2 h, kann man diese Methode mit Sicherheit anwenden. Ich sehe deshalb diese Meßmethode nicht so pessimistisch wie Herr Hansen.

Frage: Herr Hansen, wie pessimistisch sehen Sie die Methode der Ösophagusdruckmessung?

Antwort HANSEN: Ich möchte bei meiner Aussage bleiben, daß diese Meßmethode für einen Patienten, der sich in einer kritischen Phase, nämlich der Entwöhnungsphase befindet, routinemäßig nicht einsetzbar ist. Für den wissenschaftlichen Zweck ist sie einsetzbar, aber es wird immer schwierig sein, dafür Patienten zu finden.

Frage: Wie sehen Sie die Möglichkeiten des EMG?

Antwort HANSEN: Ich glaube, daß es die einzige Möglichkeit ist, um die Respirationsmuskulatur in ihrer Funktion und Veränderbarkeit zu überprüfen. Diese Meßmethode ist weniger belastend für den Patienten. Es bleibt allerdings noch ein großes Stück Arbeit, das EMG entsprechend zu analysieren.

Frage: Sind Sie davon ausgegangen, daß die Respiratoren wirklich den optimalen Einstellungen entsprachen, wie der Hersteller in dem Prospekt verspricht? Wir hatten das Glück, größere Mengen von Respiratoren gleichzeitig neu zu bekommen. Wir mußten feststellen, daß unter den Respiratoren Abweichungen von mehreren 100% gefunden wurden. Vielleicht 5% der Respiratoren entsprachen dem, was man eigentlich von ihnen verlangen sollte.

Antwort FALKE: Mit einer Ausnahme waren kompetente Vertreter der Firma anwesend, um den Einsatz der Geräte während der Versuche zu überwachen.

Frage: In der Frage, welche Drücke man messen soll, Ösophagusdruck, Pleuradruck, möchte ich die Möglichkeit der Messung des bronchialen Wedgedrucks erwähnen. Wenn Sie ein Kathetertipmanometer in die Bronchien hineinschieben, messen sie tatsächlich den intrapulmonalen Druck. Diese Methode halte ich für zumutbar.

Antwort FALKE: Daß Sie in diesem Fall den intrapulmonalen Druck messen, bin ich sicher. Ob sie zumutbar ist, dazu kann ich nichts sagen.

Moderator SUTER: Eine solche Methode in der Weaningphase? Ihr Patient hustet Ihre Sonde weit hinaus.

WENDT: Sie sagten, daß Demand-CPAP eigentlich immer noch schlechter ist als High-flow-CPAP. Auf Ihren Kurven kann ich das nicht erkennen. Haben Sie das so berechnet? Mir erscheint es so, abgesehen von einem bestimmten Gerät, daß keine signifikanten Unterschiede bestehen. Ich würde aufgrund dessen, was ich heute gehört habe, sagen, daß man ein Demandflowsystem verwendet mit einem gewissen "pressure support". Damit hat man die Gewißheit, daß der Patient keine nennenswerten systembedingten Widerstände überwinden muß.

Vortrag Lunkenheimer

Frage LAWIN: Könnten Sie noch einmal erklären, wie der Einfluß der "high-frequency" auf das Gerinnungssystem zustande kommt?

Antwort LUNKENHEIMER: Ich muß gestehen, daß ich kein Gerinnungsphysiologe bin. Ich kann nur beschreiben, daß heparinisierte Hunde innerhalb von 3 min mit Hochfrequenzatmung heparinfrei zu machen sind. Welche Komponente diese intravasale Gerinnung verursacht, ist mir nicht bekannt.

Frage RÜGHEIMER: Kann man mit der HF-Beatmung einen ausreichenden Gasaustausch bei Patienten erreichen, bei denen konventionelle Methoden versagt haben?

Antwort LUNKENHEIMER: Wir haben gerade in der Anfangsphase der Hochfrequenzbeatmung geglaubt, daß die Hochfrequenzbeatmung gerade beim terminalen ARDS etwas bewirken könnte. In der Tat konnte man gerade mit der Mehrfrequenzbeatmung sehen, daß diese Patienten sich mit dem Gasaustausch wieder stabilisierten und zumindest längere Zeit am Leben erhalten werden konnten. Ich kann jedoch nicht sagen, daß wir diesen Patienten eine Chance gegeben haben, sich soweit zu stabilisieren, daß sie das Leiden hätten überstehen können. Alle Patienten haben im Nachhinein hohes Fieber bekommen und entsprechend eine Infektion. Ich glaube, daß es zu früh ist, daß man mit der Ruhigstellung der Lunge, der Vermeidung von hohen Spitzendrücken, im Moment elementar weiterkommt. Es ist jedoch generell nicht unmöglich, mit Hochfrequenzbeatmung den Gasaustausch zu verbessern.

Frage: Ich möchte gern folgende Fakten erläutert haben. Wir haben gelernt, daß nach den letzten Aufzweigungen des Bronchialbaums keine Luftverschiebungen mehr stattfinden, sondern ein Gasaustausch nur noch über Diffusion geschieht.

Zweitens ist uns erläutert worden, daß die Beatmung das Herz beeinflußt. Umgekehrt wissen wir, daß die Herztätigkeit die Vermischung usw. in den unteren Lungen beeinflußt. Vermutlich spielt das Herz eine ganz gewichtige Rolle bei der Homogenisierung der Gasverteilung in den tieferen Generationen. Wieso kann man aus diesen verschiedenen Modellen, wo das Herz überhaupt keine Tätigkeit hat, irgendwelche Rückschlüsse auf den klinischen Einsatz ziehen?

Antwort LUNKENHEIMER: Es ist eigentlich nicht gezeigt worden, daß in der letzten Generation des Bronchialbaumes nichts passiert. Wir haben mit epipleuralen Kammern, in denen wir Strömungsgeschwindigkeiten gemessen haben, gezeigt, daß der oszillierende Fluß sicher an der Pleura ankommt. Die Frage nach dem Einfluß des Herzens können Sie ganz einfach so beantworten, daß bei erheblichem Einfluß des Herzens auf den Gasaustausch die apnoische Oxygenierung funktionieren müßte. Tatsächlich muß man aber bei der apnoischen Oxygenierung mit sehr hohen Strömungsgeschwindigkeiten arbeiten. Sie braucht also eine periphere Anregung. Wenn man in der Peripherie Druckoszillation, Volumenoszillation und am Ende sogar wechselnde Strömungsgeschwindigkeiten messen kann, dann müßte nachgewiesen sein, daß über die 10. Generation der Bronchien hinaus die Anregung reicht.

Frage SUTER: Die Hypothese der Ruhigstellung der Lunge ist erst aufgetaucht, seit wir Methoden haben, die Lunge ruhigzustellen. Vorher hat noch nie jemand gezeigt, daß die Ruhigstellung der Lunge irgendetwas bringt.

Antwort LUNKENHEIMER: Es gibt nur eine einzige Methode der Ventilation bei ruhigstehender Lunge, und das ist die Baroventilation, die in den 20er Jahren versucht worden ist. Ich habe diese Meinung nie geteilt, daß man die Lunge absolut ruhigstellen muß. Das Gas muß intrapulmonal angeregt werden, damit es zu einer Durchmischung kommt. Dabei kann nicht verhindert werden, daß die Lunge etwas wackelt. Der Unterschied ist nur in der Volumenamplitude zu suchen.

Frage: Wir sehen es eigentlich nicht so. Wir verwenden auch nicht den Begriff der Ruhigstellung der Lunge, sondern sehen das eher als eine Druckentlastung der Lunge.

Antwort MUTZ: Die Ruhigstellung der Lunge als Indikation zur Anwendung der Hochfrequenzbeatmung basiert z. T. auf Ergebnissen, die mit der extrakorporalen Membranoxygenation gewonnen wurden. Dabei ist es zunächst zu signifikanten Verbesserungen der Lungenfunktion durch absolute Ruhigstellung der Lunge und gleichzeitigen Übergang auf ein alternatives Verfahren für den Gasaustausch gekommen. Dieses Konzept hat zur sog. respiratorischen Beatmung geführt. Das bedeutet, daß hohe Druckamplituden vermieden wurden, damit es zu einer möglichen Verminderung des Surfactantumsatzes kam.

Frage HARTENAUER: Die sekundäre Bronchopneumonie ist die Todesursache bei fast 80% aller ARDS-Patienten. Wo gibt es Hinweise, wie wir aus dieser Kalamität herauskommen?

Antwort BURCHARDI: Solange wir invasiv mit Intubation, Bronchialtoilette usw. beatmen müssen, werden wir nur davon träumen können, Infektionen aus dem Bronchialtrakt bzw. der Lunge herauszuhalten, zumal auch die Ventilation die Ziliartätigkeit beeinträchtigt.

Frage: Wählen Sie als Patienten nicht immer wieder diejenigen mit schwerer Ateminsuffizienz und hohem Katabolismus aus? Bei diesen Patienten ist es doch immer wieder schwierig, das CO_2 heraus zu bekommen. Ist das unvermeidlich? Sind die verschiedenen Methoden unterschiedlich in ihrer Effizienz?

Antwort MUTZ: Es ist in der Tat so, daß wir mit den verschiedenen Verfahren der Hochfrequenzbeatmung verschiedene Effizienzen in der CO_2-Elimination haben. Wir wissen, daß Verfahren mit sehr kleinen Volumina und kleinen Gesamtvolumina relativ schnell ans Limit kommen, wenn es hohe CO_2-Produktionsraten gibt. Verfahren der Hochfrequenzjetventilation sind dort etwas günstiger, jedoch kommen wir damit schon in die Nähe der konventionellen Beatmung, wenn ich an die Verfahren von Herrn Klain erinnern darf. Die Oszillationsmethode könnte eine Verbesserung bringen, da wir damit ein Instrumentarium in der Hand haben, das auch mit einer erhöhten CO_2-Produktion fertig werden kann. Aber wir haben bisher nur Einzelpatienten untersucht, die höhere CO_2-Produktionsraten hatten.

Frage NEUHOF: Welche Rückwirkungen haben diese Oszillations- und Pulsationsverfahren auf das Kreislaufsystem, insbesondere auf den kleinen Kreislauf? Wie verhält sich der pulmonalvaskuläre Widerstand?

Antwort MUTZ: Bei allen Messungen innerhalb der Pulmonalarterie haben wir keine Veränderungen gefunden. Wir haben keinen Widerstandsanstieg gesehen. Weitere Antwort: Wir haben gegenüber konventionellen Methoden keine Veränderungen gesehen, müssen aber sagen, daß es zu einer Beruhigung der Kreislaufamplituden selbst kommt.

Vortrag Hecker

Frage WENDT: Sie wissen, wie schwierig es ist, z. B. Alarme zu normieren. In dem Moment, wo wir Vorschläge und Vorstellungen haben, z. B. im Rahmen von Normungsarbeiten, wird man diesen Vorschlägen recht schnell folgen. Im Augenblick ist unser Problem, daß jede Firma eigene Symbole hat. Wie sehen Sie den Weg aus diesem Dilemma heraus?

Antwort HECKER: Wir müssen zunächst einmal selbst Vorstellungen haben, was wir haben wollen. Wir müssen uns keine Alarmphilosophie und Hierarchie aufdrängen lassen, sondern wir müssen unsere Philosophie erkennbar machen. Daraus ergibt sich der weitere Weg.

Frage LAWIN: Sie haben eine Fülle von Dingen, die wir tun, hier vorgehalten, was uns gar nicht so bewußt ist. Ich glaube, daß wir an einem Zeitpunkt angekommen sind, wo wir uns fragen müssen, was wir wirklich brauchen oder was wir nur in speziellen Fällen brauchen. Ist nicht eine Reduktion auf die Essentials angebracht? Vielleicht würde so ein integrierter Arbeitsplatz modular nutzbar.

Antwort HECKER: Hier befinden wir uns, die Ingenieure und auch die Industrie, in einer sehr schwierigen Situation. Wir wissen nicht, was eigentlich passiert und wie häufig es notwendig ist. Diese Variabilitäten stehen einer Integration entgegen. Daraus folgt, daß ein standardisiertes Konzept gefunden werden muß, das sich am Patienten orientiert.

Frage: Sie haben die Ansteuerung eines Respirators im Sinne eines Closed-loop-Systems erwähnt. Closed-loop-Systeme sind in erster Linie belastet durch Artefakte. Wie können Sie sich vorstellen, Artefakte auszuschalten? Zweite Frage: Wie würden sie in der Zukunft die Regelung der Algorithmen sehen, um eine überschießende Reaktion des Gerätes durch den Input des Signals zu unterbinden.

Antwort HECKER: Man wird hier wie beim Flugzeug beginnen. Auch beim Flugzeug wurden zunächst einmal die schwierigsten Phasen, nämlich Start und Landung, nicht in eine solche Regelung einbezogen. Artefakte, die in Signalen auftreten, können wir erfassen, indem Sie sich anschauen, in welcher statistischen Streubreite einer vermeintlichen Situation eines "steady states" Sie sich eigentlich befinden. Sie können sich absichern durch Mehrfachverknüpfung, so daß Sie sich nicht an einem einzelnen Parameter orientieren müssen. Nur daraus kann man ableiten, ob es sich um einen "steady state" handelt und dann versuchen, diesen bestimmten Zustand zu halten. Sobald der Zustand verlassen wird, Sie also in irgendwelche Turbulenzen kommen, brauchen Sie den Arzt, der das Steuer übernimmt. Die Erkenntnis eines "steady states" ist sicherlich kein Vorgang, der in 3–5 Jahren erkennbar sein wird. Ich bin davon überzeugt, daß es über 10 Jahre und noch länger brauchen wird.

Frage: Ergibt sich eine Reduktion der Kosten durch einen integrierten Arbeitsplatz?

Antwort HECKER: Wenn man nicht mehr Funktionen will als der Arbeitsplatz schon heute hat, muß es eine Reduktion geben. Allerdings werden wahrscheinlich mehr Funktionen gefordert werden und ein dementsprechendes Mehr an Leistung. Inwieweit dieses die Kosten aufbläht, kann ich z. Z. nicht sagen. Es ist allerdings sicher, daß man eine Reihung und Gewichtung finden muß. Vielleicht kann man Dinge, die einfach nett zu haben, jedoch kostentragend sind, heraushalten.

Kommentar AHNEFELD: Wir bekommen manche Werte 5mal angezeigt, zahlen also dafür auch 5mal. Auf der anderen Seite muß ein ganz wesentlicher Schwerpunkt die Ergonomie sein. Das Hauptproblem, vor dem wir jedoch stehen, liegt darin, daß wir keine technischen Werte, sondern biologische Werte haben.

Vortrag Schwieger und Suter

Frage PETER: Wir sind uns einig mit Ihnen, daß es den Parameter oder die Parameter für den Beginn des Weanings nicht gibt. Der p_aCO_2 spielt kaum mehr eine Rolle.

Vielmehr ist der pH und der p_aO_2 entscheidend. Sie haben darauf hingewiesen, daß die Weaningphase von der Erfahrung des Arztes lebt, der die Patienten betreut. Würden Sie dem zustimmen?

Antwort SUTER: Ja, wenn wir vor 10 Jahren nie in der Nacht extubiert haben, können wir das heute besser tun, weil erfahrene Leute nicht nur im Pflegebereich, sondern auch unter den Kollegen zu finden sind.

Frage LAWIN: Es gibt immer noch Patienten, die nicht mit den genannten Methoden entwöhnt werden können. Ist es immer noch sinnvoll, mit dem manuell vom Arzt betriebenen Atembeutel Phasen der Spontanatmung zu verlängern? Manchmal klappt diese Methode. Vielleicht mag es auch nur der psychologische Effekt der Präsenz des Arztes sein.

Antwort SUTER: Ich glaube, daß beides eine Rolle spielt. Der psychologische Effekt ist sicher sehr wichtig, daß jemand neben dem Patienten steht und ihm im Bedarfsfall mit dem Atembeutel direkt hilft. Diese Methode kann durch keine noch so ausgeklügelte Technik komplett ersetzt werden.

Frage FALKE: Ich vertrete die Meinung, daß man in der Entwöhnung das T-Stück völlig eliminieren sollte. In einer Arbeit von Katz wurde gezeigt, daß bei der Entwöhnung der Schritt vom CPAP zum T-Stück und dann zur Extubation die Atmung am T-Stück, gemessen an den Lungenfunktionsparametern, am schlechtesten war. Hier spielt der inspiratorische Widerstand des Tubus eine Rolle. Deswegen sollte man das T-Stück eliminieren, wenn man nicht aus Gründen der Praktikabilität gezwungen ist, das T-Stück doch noch zu verwenden.

Antwort SUTER: Es ist richtig, aber es gibt beim Emphysematiker eine Kontraindikation gegen CPAP. Es gibt Emphysematiker oder überhaupt ältere Patienten, die ein höheres Atemvolumen ohne CPAP haben.

Frage WENDT: Wer benutzt denn noch häufig DMMV oder EMMV? Das würde mich interessieren. Kann man dieses Verfahren nicht eliminieren, bringt es überhaupt etwas?

Antwort SUTER: Es kommt darauf an, wozu Sie es brauchen. Zur Entwöhnung brauchen wir es nicht.

Frage BURCHARDI: $F_IO_2 < 0,8$. Ich möchte noch einmal eine Stellungnahme hören hinsichtlich dieses Definitionskriteriums für Weaning. Ich meine, daß eine F_IO_2 von 0,8 immer noch reichlich hoch ist.

Antwort SUTER: Das ist hoch, aber der Spontanatemeffekt scheint mir so wichtig, daß wir auch bei diesen Patienten mit IMV anfangen, wenn die Ventilation kein Problem ist. Es steht also provokativ etwas hoch, meistens gehen wir auf eine F_IO_2 von 0,6 zurück.

Vortrag Weißauer

Ich kann die positive Beurteilung von Herrn Weißauer nicht ganz übernehmen. Ohne die guten Absichten des Verordnungsgebers in Frage zu stellen, müssen wir feststellen, daß uns die Ministerialbürokratie eine Verordnung mit weit überzogenen administrativen Auflagen vorgelegt hat. Unsere Erfahrungen mit unseren Krankenhausträgern zeigen, daß er nicht daran denken wird, uns aktiv im Sinne einer Personalvermehrung zu unterstützen.

AHNEFELD: Es ist dringend an der Zeit, über die Deutsche Gesellschaft für Anästhesiologie und Intensivmedizin gegen diese Verordnung vorzugehen. Als Anwender sehe ich mich z. Z. außerstande, die Auflagen der MedGV zu erfüllen, ohne die dafür notwendigen Einrichtungen, Personal etc., zur Verfügung gestellt zu bekommen. Genauso schwierig ist es für die Hersteller. Ab 1. Januar können die Hersteller praktisch kein Gerät übergeben, weil die Darstellung sämtlicher Funktionen nicht möglich ist. Eine weitere Frage ist die: Ich stelle fest, daß ein Gerät nicht mal der vereinfachten sicherheitstechnischen Prüfung entspricht. Wer gibt mir das Geld dafür, ein Neues zu beschaffen?

SCHINKMANN: Aus der Sicht des Herstellers müssen wir genauso die MedGV als nicht real verurteilen. Die Übergangsfrist ist zu kurz, da niemand ein Gerät heutzutage so einfach herstellen und irgendwelche neuen Gesichtspunkte innerhalb eines Jahres verwirklichen kann. Die Übergangsfrist hätte 2, 3, ja sogar 4 Jahre laufen müssen. Bis heute kann uns noch niemand sagen, ob wir für die neuen Narkosegeräte Überwachungseinheiten für die Abgabe der Konzentration eines Vapors brauchen oder nicht. Sie als Anwender müssen im nächsten Jahr wissen, ob Sie ein Gerät kaufen wollen, das so ein Überwachungsgerät nicht hat. Der Gesetzgeber hat bisher nicht eindeutig gesagt, ob das sein muß oder nicht. Schließlich kommt die teuflische Situation, nämlich, wenn was passiert, was ist dann?

Antwort WEISSAUER: Ich habe diese Verordnung keineswegs gelobt. Ich bin der Meinung, daß es sich um eine Alibifunktion des Gesetzgebers handelt. Man hatte festgestellt, daß medizinisch-technische Geräte eine Unzahl von Mängeln aufweisen. Deshalb mußte der Verordnungsgeber aktiv werden und hat etwas getan, nämlich diese MedGV zu erlassen. Nunmehr ist die Verwaltung daran, sich mit diesen Dingen zu befassen.

SCHULTNER: Wenn wir hier in einem Workshop zusammensitzen und über die Zukunft der Respiratortechnik nachdenken, so haben wir auch verschiedene Ansätze. Wir haben hier einige Basteleien gesehen, mit denen versucht wurde, den Patienten zu helfen. Diese Basteleien sind schließlich und endlich Geräte geworden. Nach der MedGV sind solche Ansätze nicht mehr möglich. Selbst das kleinste Gerät muß eine Bauartzulassung haben.

Sachverzeichnis